나는
속피부에
화장한다

예쁜 피부 만드는 속피부의 비밀

나는 속피부에 화장한다

김민정·김유지·문연숙 지음

추천사

황완균 교수
(중앙대학교 약학대학장 및 의약식품대학원장)

최근 한국은 세계 화장품 시장을 리드하고 있다. 특히 2010년이 지나면서 단순한 화장품에서 더욱 전문화된 줄기세포화장품 및 이와 비슷한 바이오화장품까지 매년 15% 이상 성장하고 있다. 이런 화장품들은 생산에서 소비까지 각종 유통단계에서 세심한 주의가 필요하며 마지막 소비단계에서는 소비자가 전문가의 도움을 받아 화장품을 사용해야 한다. 비슷한 예로 의약품의 경우 2000년 의약분업을 시행하면서 소비자들이 약에 대한 상식과 이와 관련된 건강정보를 약사에게서 제공받음으로써 약에 대한 올바른 선택이 가능해지고 약을 잘못 조제해서 환자가 위험해지는 사고 등을 미연에 방지할 수 있게 되었다.

화장품은 2000년 이전에는 단순히 미와 관련된 제품이 그 후에는 한방, 유기농, 기능성 화장품이 출시되었고 최근에는 좀 더 기능성이 추가된 전문 화장품이 출시되고 있다. 이런 화장품들은 고기능성이고 고가인 만큼 약과 마찬가지로 적용하기 전에 이와 관련된 인체의 생리적인 현상과 변화 등 정확한 정보를 파악해야만 자신에게 알맞은 화장품을 선택하고 이에 따른 부작용을 방지할 수 있다. 따라서 앞으로 기능성화장품을 구매하기 전에 소비자는 자기 인체의 생리변화가 피부에 어떤 영향을 미치는지 정확히 파악함으로써 피부노화를 적절히 억제할 수 있고 또 문제가 되는 피부에 적합한 화장품을 스스로 선택할 수 있다. 이는 지금까지 화장품은 단지 피부에 바르는 것이고 많이 판매하기만 하면 되는 것으로 알려져왔으나 앞으로는 소비자가 올바른 기능성화장품을 선택하도록 해준다. 환경의 변화에 따라 인체가 어떠한 생리적 변화를 가져오고 이것이 피부에 어떤 영향을 미치는지 소비자가 스스로 파악함으로써 가능한 일이다. 최근 먹는 비타민제를 이너뷰티 제품으로 포커싱하는 것도 이런 맥락이라고 볼 수 있다.

이런 면에서 김민정, 김유지, 문연숙 선생의 책《나는 속피부에 화장한다》는 인간을 중심으로 한 환경인자들이 신체에 어떤 영향을 미치는지 그리고 이들이 피부 건강과 어떤 연관이 있는지를 피부생리적으로 잘 설명해준다. 또한 독자에게 젊은 피부를 유지하는 방법을 소개함으로써 올바른 화장품을 선택하도록 도와줄 뿐만 아니라 피부 속을 젊고 건강하게 유지할 수 있는 다양한 방법을 소개한다.

저자들의 연구와 노력이 이 책을 계기로 피부와 기능성화장품 관련 두 번째, 세 번째 책으로 이어지길 기대한다.

나이 들어도 건강한 사람의 얼굴에서는 광채가 난다. 몸속의 건강이 얼굴의 혈색으로 표현되기 때문일 것이다. 이 책은 속피부인 진짜 피부, 진피를 건강하게 관리하고 면역력을 키워 피부가 좋아질 수 있는 다양한 방법을 소개한다. 살아 숨 쉬는 피부를 위해 해야 할 것과 하지 말아야 할 것을 피부의 생리학적인 관점에서 잘 풀어냈다. 왜 피부가 좋아지지 않을까 고민하는 분들에게 이 책을 추천한다.

고윤석(거제시약사회장, 약학박사)

와인의 아로마는 향긋하고 건강하다. 때로는 섹시하고 감미롭기까지 하여 한껏 기분이 좋아진다. 속살로부터 배어져 나오는 윤기 나는 피부 미인을 보노라면 좋은 와인처럼 아름답다는 생각을 하게 된다. 저자들은 이 책에서 바로 그 속살을 얘기하고 있다. 10년 넘게 고객과 함께 해온 경험과 노하우로 속피부를 건강하게 해야 하는 이유와 방법을 밝혀놓았다. 외모지상주의에서 벗어나 속피부 지상주의로 피부 화장을 바꾸라고 이야기한다. 어떻게 이런 좋은 생각을 했을까? 독자들이 이 책을 통해 좋은 와인처럼 향긋하고 고운 피부를 갖게 되면 좋겠다.

김정미(와이니즈 대표, 와인전문가)

환경오염과 스트레스 등으로 현대인은 자연을 가까이하고 천연제품을 사용하려는 흐름에 많은 관심을 갖는다. 아로마테라피도 그중 하나다. 속피부를 살리고 건강도 살리는 아로마테라피는 정확히 알고 제대로 만들어 사용해야 한다. 이 책은 이런 흐름에 맞게 알맞은 지식과 정보를 준다. 피부 고민이 많은 사람에게 참으로 반가운 책이다.

이은정(대한아로마학회장, ICAA 영국아로마테라피센터장)

쇼호스트로 20년 가까이 방송활동을 하면서 거의 매일 화장하는 남자다. 햇빛에 피부가 그을리기도 하지만, 스튜디오 조명 때문에 얼굴이 타기도 한다. 피부가 늘 푸석하고 화장이 뜨고 뻣뻣한 느낌이었다. 늘 피부 상태를 걱정하면서도, 바쁜 일정이나 피곤함 때문에 제대로 신경을 쓰지 못했다. 그런데 이 책을 통해 속피부를 알게 되었다. 알고 보니 속피부가 말라 있고 영양이 부족했던 것이다. 겉에 보습하고 영양을 주면 되는 줄 알았는데 그게 아니었다. 저자들의 말처럼 겉피부에 물 주지 말고 속피부에 우물을 팠어야 했다. 겉만 보고, 겉에만 신경 썼던 무지함, 이제야 속피부의 진실을 알게 되니 그저 내 피부에게 미안할 따름이다. 속피부 만세!

박현태(쇼호스트, 20년간 매일 화장하는 남자)

책머리에

속피부를 아세요?

속피부 나이가 중요하다

 간혹 사람들이 "몇 살이세요?"라고 질문하면 오히려 "저 몇 살처럼 보여요?" 하며 반문하는 경우가 많다. 이때 상대는 시각적으로 가장 두드러지게 드러난 내 피부를 보며 나이를 가늠하게 된다.

 나이 들어 보이고 싶은 사람이 과연 한 명이라도 있을까? 나이보다 어려 보인다는 말을 듣는다면 그날따라 기분도 좋아진다.

 우리는 서로 각자의 분야에서 오랜 기간 피부와 관련된 일을 하고 공부를 하면서 다양한 피부 고민을 가진 고객들을 만나왔다. 피부를 젊고 깨끗하게 만들고 싶어 하면서도 오히려 피부를 괴롭히는 관리를 해온 고객들도 많았다. 혹은 주름에 좋다는 화장품은 화장대에 꼭 있어야 안심이 된다는 고객도 있었다. 누구나 예뻐지고 싶고 싱그러운 젊음을 유지하고 싶어 하는 욕구가 얼굴에 무언가를 계속 발라야 한다는 압박감을 가져다준다. 홈쇼핑에서 광고하는 화장품이 드라마틱한 효과를 가져다줄 것처럼 유혹하면 다음 날 어김없이 집으로 택배가 도착하기도 한다.

이렇듯 우리는 겉으로 드러나는 피부에 많은 화장품을 바른다. 화장 고치는 시간과 화장 지우고 관리하는 시간이 하루에 평균 2시간이라고 가정해보자. 수면시간 8시간을 제외했을 때 10년 중 1년 반 정도를 화장하는 시간으로 보내는 결과가 된다. 화장품을 사고 쇼핑하는 등의 시간까지 합산한다면 더욱 많은 시간을 화장을 위해 소비하는 셈이다.

그러나 적지 않은 시간을 피부에 투자했는데도 피부는 항상 적자다. 여드름이 나서 여드름에 좋다는 화장품을 발라도 여전히 여드름은 계속 올라오고 주름에 좋다는 기능성화장품을 써도 늘어난 주름이 줄어들지는 않는다.

이유는 간단하다. 겉에 드러난 피부에 공을 쏟는다고 피부 속 수분이 샘솟거나 탄력이 생기는 것이 아니기 때문이다. 가끔 잘못된 피부 관리를 계속해오던 고객과 이야기하다 격앙된 목소리로 열변을 토하면 잠자코 듣고 있던 고객이 그도 그럴 것이라고 고개를 끄덕인다.

특히 어린아이들이 조금이라도 건조해질까 봐 조바심 내는 부모를 보면 더욱 안타까워 피부에 무조건 발라주는 것만이 좋은 것은 아니라고 긴 시간 설득하느라 할 일을 잊은 적이 한두 번이 아니다. 그래도 피부 겉의 보습만이 최선은 아니라는 것을 이해하며 고마워할 때면 왠지 하루 종일 아무 일 못 했어도 제 할 일을 한 듯 뿌듯한 마음이 든다.

가끔 고객에게 피부와 화장품에 대해 설명할 때 비유적으로 소가죽 이야기를 종종 한다. 살아 있는 소의 가죽은 소가 잘 먹고 건강하면 윤기가 나지만, 죽은 소의 가죽은 관리제품을 바르고 잘 관리해야 광이 난다.

문득 요즘 많은 사람이 살아 있는 피부를 마치 죽은 소의 가죽처럼 관리하려고 하는 것은 아닌가 하는 어이없는 생각이 들 때도 있다.

피부란 죽어 있는 것이 아니다. 살아서 계속 허물을 벗는다. 인간의 피부 밖으로 보이는 세포는 약 4주 전에 겉피부의 제일 마지막 층인 기저층에서 만들어진 것이다. 이 세포는 우리가 시간과 돈을 들여서 바르는 많은 화장품들을 맛보고 먼지처럼 떨어져 나가 다시는 피부로 돌아오지 않는다. 엄밀히 말해서 우리가 공들여 바르는 많은 제품들은 어차피 떠날 연인을 위한 값비싼 선물과 크게 다르지 않다.

왜 속피부를 화장하면 예뻐지는가

'겉피부가 아무짝에도 쓸모없는 것이다.'라는 얘기는 아니다. 촉감과 탄력 등은 겉피부의 아름다움으로 시각화된다. 또한 피부는 몸속과 바깥 세계를 구분지어주는 경계이며 우리 몸을 보호하는 가장 중요한 역할을 하고 있다. 그래서 겉피부(표피)의 중요성을 더욱 강조해 온 것이 사실이다.

더 예쁘게 보이기 위해 화장을 하고 겉피부를 아름답게 꾸미고자 한다. 그러나 문득 화장을 지운 후 겉피부가 생기 없게 느껴지거나, 클렌징을 하고 보습을 했는데도 계속 당김이 지속되는 경험이 있을 것이다.

답은 바로 겉피부 아래에 자리 잡은 속피부(진피)에 있다. 우리가 겉피부의 아름다움에만 치중하는 동안 속피부에서는 예상치 못한 변화들이 일어나기 때문이다. 겉피부의 과한 보습으로 속피부에서 스스로 만들어낼 수 있는 보습 인자 생성이 줄어들고 무리한 클렌징으로 속피부가 수분을 빼앗겨 탄력을 잃기도 한다.

누구나 보습이 중요하다고 하지만 정작 보습이 내 피부에 어떤 변화를 주는지 얘기해주지 않는다. 화장하는 것보다 지우는 것이 중요하다고 하지만 지우는 과정에 내 피부에 어떠한 결과를 낳는지 자세히 알려주지 않는다.

꽃나무에 꽃이 싱그럽게 피려면 결국 뿌리가 튼튼하고 제 역할을 해야 한다. 뿌리가 부실한데 꽃잎에 물 준다고 꽃이 싱싱해지지는 않는다. 우리가 겉피부에 바르는 보습제도 정작 속피부에 수분을 샘솟게 하지는 못한다. 하지만 속피부에 수분을 만드는 능력을 키워주면 겉피부도 속피부와 더불어 좋아질 수 있다.

겉피부와 속피부 중 무엇이 더 중요하다는 우선순위는 없다. 다만 정작 중요한 속피부를 관리하지 않고 겉피부만 관리한다고 피부가 아름다워지지 않는다는 것을 말하고 싶다. 그래야 겉피부에 들인 공이 헛되지 않는다.

진정한 촉촉함이란 겉피부에 물 주는 것이 아니라 속피부에 우물을 만드는 것이 우선되어야 한다. 정작 지켜내야 할 속피부는 외면한 채 피부관리를 하는 많은 이들에게 이 책을 권한다. 이 책은 진정한 피부관리란 속피부를 위해 무엇을 해야 하고 하지 말아야 할지 스스로 판단할 수 있는 힘을 길러줄 것이다.

앞으로 이야기할 진정한 속피부 이야기가 낯설게 느껴질 수도 있다. 그러나 10여 년을 넘게 고객을 만나면서 진정으로 피부를 위한 관리에 대해 목청을 높여온 이야기들을 나누고자, 아니 꼭꼭 집어주고자 한다.

왜 속피부를 관리하면 피부가 예뻐지는가? 단순한 질문이지만 쉽게 알기 어려웠던 속피부에 대한 다양한 이야기와 속피부를 젊게 만드는 방법을 함께 나누고자 한다.

contents

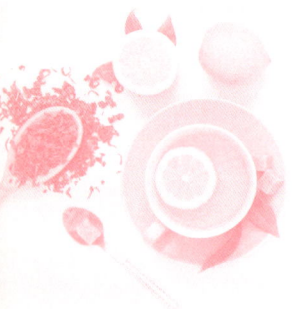

추천사 · 4
책머리에 _ 속피부를 아세요? · 9

Part 1
기적은 속피부에서 일어난다

지금 누구 따라 화장하고 있나요? · 21
피부 탄력의 90%는 속피부가 결정한다 · 24
속피부가 없으면 겉피부는 굶어요 · 28
콜라겐을 바르니? 난 속피부에 만들어! · 31
속피부에 고인 물을 맑은 물로 바꿔주세요 · 34
속피부 최고의 수분 지킴이 · 36
피부세포에는 보습제보다 물 · 40
속피부에 가뭄이 들면 겉피부는 갈라진 논바닥 · 43
주름이 생기면 속피부를 의심하자 · 45
속피부와 겉피부는 영원한 동반자 · 47
튼살을 튼살 크림으로 없애겠다고요? · 50
  TIP 뷰티에스테티션이 소개하는 튼살 예방법 · 54
  TIP 뷰티에스테티션이 소개하는 켈로이드 관리 · 58

Part 2
피부야 미안해! 이제야 속피부를 알았어

나의 클렌징 습관이 속피부를 사막으로 만든다면? · 63
- TIP 속피부 예쁜 여자의 클렌징 방법 · 71
- TIP 속피부 예쁜 여자의 바디 클렌징 방법 · 73
- TIP 미세플라스틱 사용이 금지되는 유형 · 82

앉으나 서나 보습? 피부도 '자립'하고 싶어요 · 89
- TIP 아로마테라피스트가 말하는 식물성 오일 사용 시 주의사항 · 95

속피부 망치는 습관이 알레르기를 부른다 · 96
- TIP 화장품 알레르기 성분 · 102

피부질환에는 약도 필수! 건강습관도 필수! · 105

유별난 햇빛 알레르기 방어법 · 109

아토피 가려움! 포기하지 말고 다스려봐요 · 117

피지박멸 작전 성공? 여드름은 더 나요! · 128
- TIP 뷰티에스테티션이 소개하는 여드름 관리의 기본 수칙 10가지 · 137

여드름 흉터! 속피부 관리만 잘해도 안 남아요 · 138

사우나 열기! 속피부 나이 열 살 더? · 154

속피부를 늙게 하는 백색지방을 조심하세요 · 160

지방은 넘치지도 부족하지도 않게 · 164

피부가 좋아하는 다이어트 운동법 · 167

뒷모습은 20대, 얼굴 피부는 50대 · 172

흡연! 속피부를 까맣게 태워요 · 176

속피부 지키는 금연을 도와드릴까요? · 182

술은 어떻게 속피부를 파괴하는가 · 188

과음하셨나요? 어서 속피부를 회복시키세요 · 194
- TIP 술과 폐경으로부터 속피부를 지킬 수 있는 약사의 조언 · 200

속피부 속을 파고드는 미세먼지 · 201

속피부 면역을 조각내는 스트레스 · 210
밤을 잃은 그대, 스트레스 호르몬이 폭주한다 · 215
이쯤 되면 스트레스는 피부의 적! · 219
천연향기로 스트레스 다스리기 · 223
상처만 났다 하면 흉이 남는다고요? · 230

Part 3
예쁜 피부 만드는 속피부의 비밀

혈관 목을 조르는 패션, 속피부를 굶기지 마세요 · 245
피부세포도 밥 먹고 숨 쉬어야 재생돼요 · 249
따라해봐요! 속피부 순환 마사지! · 252
  TIP 뷰티에스테티션이 소개하는 속피부 혈관을 위한 생활 속 팁 · 263
속피부 감각세포가 느끼는 대로 · 265
스킨십이 감각세포를 살린다 · 269
림프는 온몸을 순환하는 항균필터 · 271
속피부가 좋아하는 온도 37.8℃ · 279
아로마 오일, 피부에 이렇게 쓰세요! · 282
  TIP 에센셜 오일과 캐리어 오일 · 285
발라도 발라도 속당김? 식물성 오일을 발라보세요 · 287
  TIP 아로마테라피스트가 말하는 호호바 오일 구입법 · 292
탈모? 두피 속을 되살려요! · 297
  TIP 두피 건강을 위한 약사의 조언 · 310
  TIP 흰머리에 관한 Q & A · 322
속피부 몇 살이세요? · 323
태양을 피하지 말고 자외선만 피하자 · 328
  TIP 알로에겔 사용 시 알아두어야 할 아로마테라피스트의 조언 · 349

피부에 바르는 약과 화장품은 어떻게 다르죠? · 351
기능성화장품이 뭔가요? · 358
　TIP 늘어난 기능성화장품의 종류 · 361
피부약 알고 바르나요? · 363
스테로이드 corticosteroid 바르게 사용하세요 · 368
　TIP 스테로이드 사용 시 체크사항 · 370

Part 4
아는 만큼 예뻐지는 속피부 화장

면역력이 무너지면 속피부가 아파요 · 375
피부는 면역 거울 · 378
생활습관만 바꿔도 면역력은 껑충! · 382
지금 먹는 음식이 1분 후 당신의 피부가 된다면? · 387
착한 탄수화물로 속피부에 힘을! · 393
속피부 탄력의 재료는 단백질 · 396
내 차도 속피부도 좋은 기름 채워야 잘 나간다 · 399
비타민 C는 콜라겐 전문 트레이너 · 406
진정한 이너뷰티! 피토케미컬 · 410
밥상에서 찾은 속피부 화장품! · 412
비타민과 미네랄로 속피부에 활력을! · 416
속피부 면역의 70%는 장 건강이 좌우한다 · 441

책을 마무리하며　속피부 사랑에 빠진 당신을 그리며… · 457
참고문헌 · 460

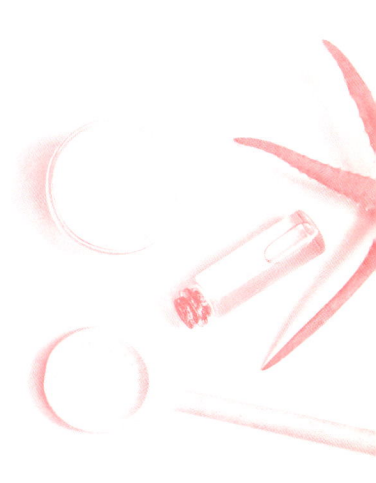

Part 1
기적은 속피부에서 일어난다

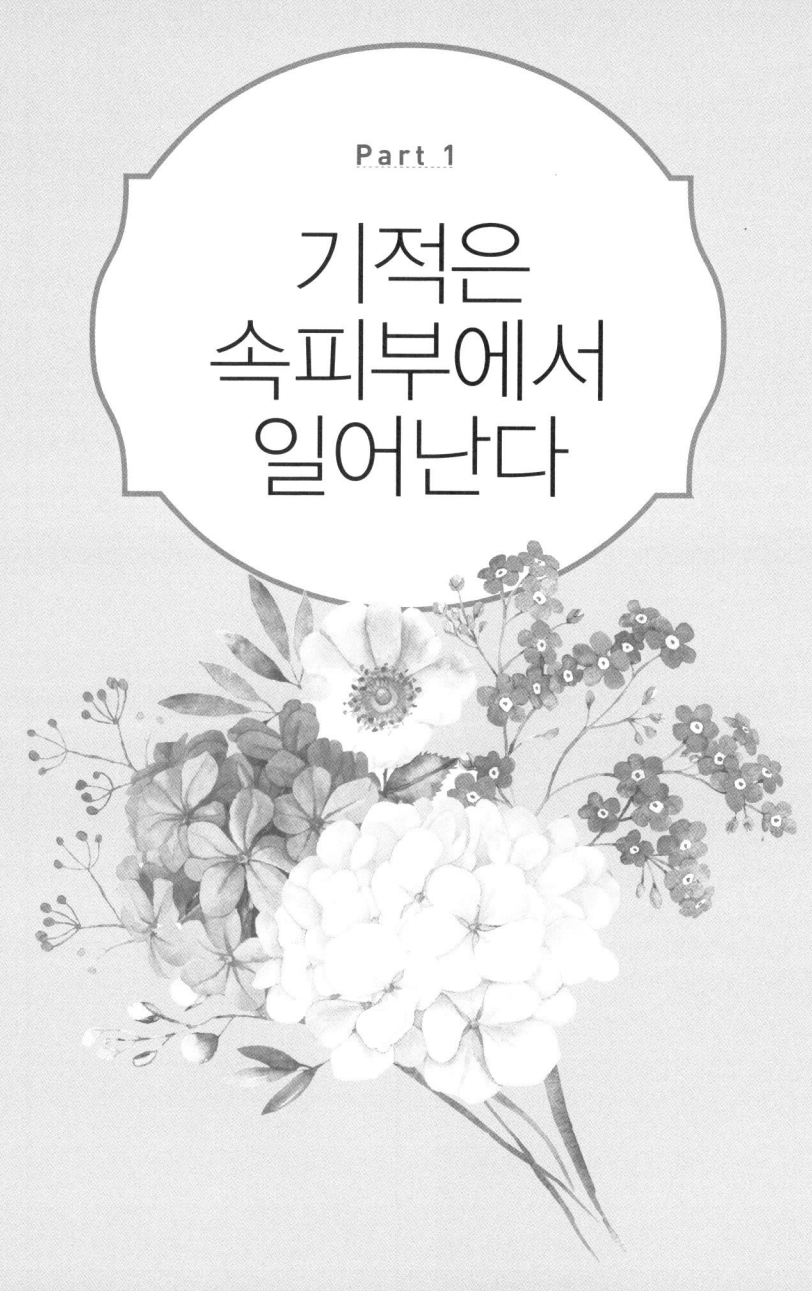

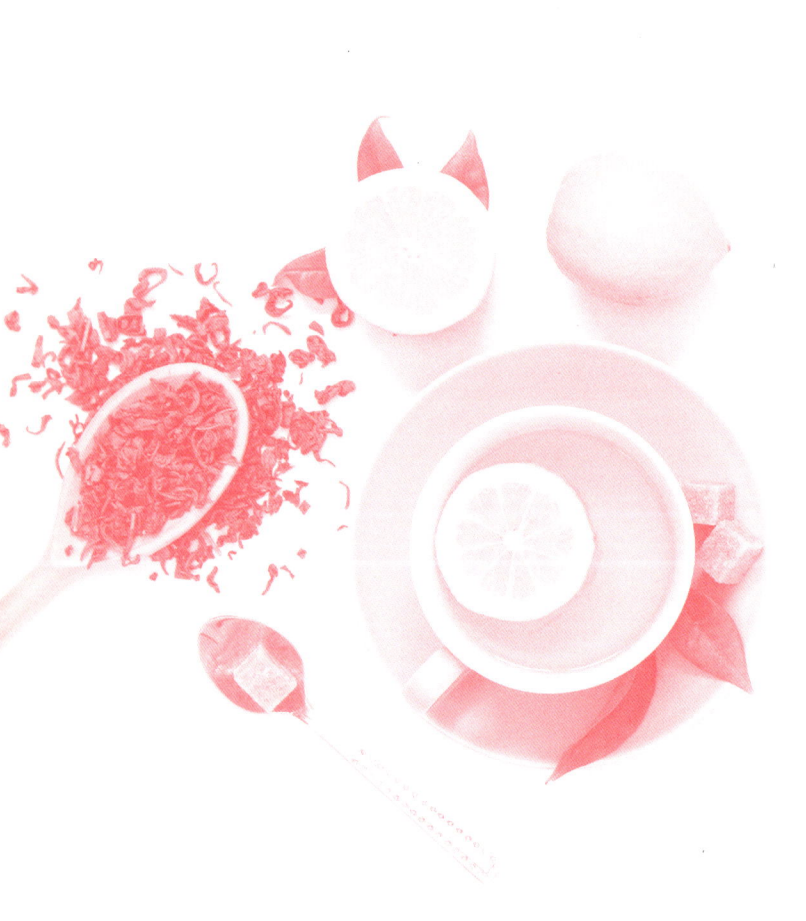

지금 누구 따라 화장하고 있나요?

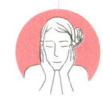

우리는 아름답고 좀 더 젊어지려고 욕망하는 시대에 살고 있다. 이러한 욕망은 고대 이집트나 그리스 로마 시대 사람들에게도 존재했다. 아름다움은 곧 권력이었기에 클레오파트라는 자신이 쓸 화장품을 만드는 공장을 세우고 특별히 제조한 향수를 사용하기도 했다. 예나 지금이나 아름다워지고 젊어지고 싶어 하는 욕망은 인간의 기본적인 욕망임이 분명하다. 아름다움을 향한 욕망은 곧 후손을 이어가려는 욕망과도 맞닿아 있다. 권력을 얻거나 강한 배우자를 만나 안정적으로 후손을 잇고자 하는 욕망은 미의 기준이 시대상을 반영해 달라지고 나라에 따라 달라지는 이유를 설명해준다.

그리스 시대는 양쪽 눈썹이 거의 붙을 정도로 'ㅡ' 자형으로 만드는 화장법이 유행했으며 옛날 일본은 하얀 얼굴이 미의 기준이었기에 일본 게이샤들은 얼굴을 하얗게 만드는 화장을 했다. 이러한 화장

시대별, 나라별 미인

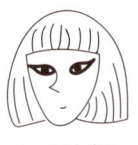 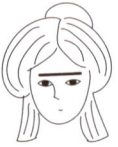 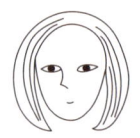 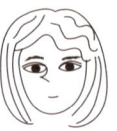

고대 이집트　　고대 그리스　　엘리자베스 여왕 시대　　현대

법은 그 시대가 요구하는 미의 기준을 극대화하고자 변해왔다.

　우리가 현대가 아닌 과거 이집트나 그리스 시대에 여성으로 태어났다면 위 그림과 같은 미의 기준을 따르기 위해 노력했을 것이다. 특히 엘리자베스 여왕 시대에 태어났다면 이마가 넓은 아름다운 여성이 되기 위해 눈썹을 밀고 이마의 머리털을 뽑고 있을지도 모른다.

　레오나르도 다빈치가 그 시대의 관점에서 눈썹이 없고 이마가 넓은 미의 기준을 그림에 반영했다면 모나리자의 눈썹이 없는 이유가 설명이 된다.

　1990년대 초만 해도 한국에서 미의 대명사인 유명 여배우들은 하나같이 갈매기 모양의 눈썹에 진한 입술, 분을 두껍게 발라서 피부 톤을 일정하게 하는 화장이 유행했다. 그때 유행하는 화장을 하고 찍은 배우 사진을 보면 지금의 화장법과는 너무 동떨어져 보인다.

　지금은 투명하고 건강미 넘치는 피부 톤과 화장하지 않아도 깨끗한 피부가 미의 기준이 되었다. 이러한 요구에 화장품 업계에서는 발라도 안 바른 듯한 메이크업제품을 만들기에 열을 올리고 광고도 투명하고 어린 피부에 초점을 맞춘다. 젊어 보이고 탄력 있는 피부를 갖고 싶은 욕망은 피부 밖에서 피부 속으로 다양한 신 원료를 어떻게 하면 집어넣을 수 있는지에 주목하게 되었다.

이러한 미의 요구는 안 발라도 촉촉하게 보이는 시술이나 피부 속에 필러나 지방을 집어넣는 시술 등 미용 산업의 호황을 가져왔다. 하지만 무리한 미의 욕구로 성형이나 시술을 받고 부작용을 겪은 이들의 고통은 정확하게 통계되지 않는다.

분명한 것은 건강한 피부는 외부에서 얻는 것이 아니라는 점이다. 우리 몸 스스로 만들어낼 수 있으며 지금도 당신의 피부 속에서는 건강한 피부를 만들기 위한 끊임없는 세포활동이 일어나고 있다.

현대 미인형의 필수조건인 속피부 미인은 위험을 감수하면서까지 받아야 하는 시술이 만들어주지 않는다. 더구나 피부노화에 대한 두려움은 피부에 대한 안전성과 인류의 도덕적인 문제를 넘어서는 연구까지 하게 만든다. 안전성 없는 피부관리나 시술은 피부에 잠정적인 폭탄을 설치하는 결과를 낳을 수도 있다.

아름답고 탄력 있는 피부는 어떻게 만들 수 있는가? 해답은 바로 속피부인 진피에 있다. 따라서 피부 속 진피를 아름답게 만드는 데 정성을 들여야 한다. 피부 스스로 지킬 수 있는 힘을 키워야 한다. 시류에 휩쓸리지 말고 스스로의 피부의 힘을 믿어야 한다.

피부 탄력의 90%는 속피부가 결정한다

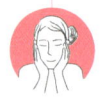

피부 탄력의 비밀은 속피부에 있다

피부가 탄력 있다고 할 때 겉피부의 탄력을 얘기하는 것은 아니다. 속피부가 건강하고 탄력 있어야 탄력 있는 피부라고 말할 수 있기 때문이다. 그래서 탄력 있는 피부를 갖고자 끊임없이 피부에 투자를 한다.

어느 날 문득 피부가 거칠어 보이거나 탄력이 없어 보일 때 대부분의 사람들은 피부에 좋다는 화장품을 구매해서 바르고 신중하게 고른 세안제를 쓰며 피부에 더욱 공을 들인다. 기초제품만 해도 3가지 이상에 아이크림과 에센스 이외에도 기능성화장품까지 더하면 5가지 이상이다. 단계별로 피부 겉에 차례차례 바르며 높은 피부 개선효과를 기대해보지만 피부 겉의 거친 부분이 숨겨질 뿐 투자한 시간과 돈이 아깝지 않을 만큼의 효과를 기대하기는 어렵다. 피부는 밖에서 들어오는 물질을 방어하는 것이 기본 임무라서 아무리 좋다고 소문이

자자한 화장품이나 세안제도 밖에서 작용하고 끝나버리기 때문이다.

보습제를 바르는 대로 피부 속까지 스며든다면 우리가 매일같이 목욕이나 세안할 때 사용하는 물만으로도 피부에 보습을 충분히 주지 않겠는가? 하지만 어느 누구도 목욕할 때 사용하는 물이 보습을 준다고는 생각하지 않는다. 물이 피부 겉은 젖게 하지만 속으로 흡수되지 않는다는 것을 알기 때문이다. 그렇다면 피부에 좋다는 보습제는 과연 피부 겉을 통과해 속피부의 보습성분으로 자리 잡는지 질문한다면 '아니오'라고 대답할 수 있다.

겉피부에 바른 보습성분이 피부 속까지 흡수된다는 것은 보습성분과 비슷한 위험한 성분까지 체내에 침투될 가능성이 있다는 뜻이다. 그러기에 우리 피부는 최대한의 방어막을 가동하며 어떠한 성분도 피부 속으로 들어가지 않도록 부단히 노력하는 훌륭한 방패 역할을 한다.

피부의 이러한 생리적 특성을 알지 못한 채 많은 사람이 적지 않은 돈을 외모 가꾸기나 화장품 구매에 지출하고 있다. 화장품을 많이 사서 바르는데도 건조해서 자주 당긴다면 피부 순리를 역행하고 있는지 살펴봐야 한다.

각종 화장품을 구매하느라 큰돈을 쓰고 나서야 바르는 화장품이 피부 속을 채울 수 없음을 느끼게 된다면 너무 억울하지 않은가? 겉피부 공들이기는 밑 빠진 독에 물 붓기나 다름없다. 이제는 진정한 피부인 속피부에 공들일 때다.

건강한 피부, 젊은 피부란 건강한 속피부를 가졌을 때 비로소 느낄 수 있다. 아무리 겉에 치장을 하고 아름답게 보이고자 시술을 하고 화장품을 발라도 피부 속이 건강하지 못하면 아무 소용이 없다.

보이지 않는 속피부! 그것이 바로 진피다. 표피 바로 아래 있는 진피는 우리 눈에 보이지 않지만 자신의 상태를 표피로 알려준다. 진피의 보습성분을 빼앗기고 있다면 '건조함'이나 '가려움'으로, 콜라겐이나 엘라스틴이 부족하다면 '주름'이나 '탄력 부족'으로 '나 여기 힘들다.'라고 얘기하는 것이다.

결국 우리가 '안녕하세요?'라고 물어봐야 할 피부는 속피부인 진피다. 거울을 보고 내 피부가 건조하게 느껴진다면 속피부의 메마름을 의심해보자. 보습제를 바르는 일은 보조적인 수단일 뿐이다.

오늘따라 내 피부가 생기 있고 촉촉해 보인다면 속피부가 건강한 상태라고 자신해도 좋다. 물론 과한 보습제를 바르지 않은 상태에서 말이다.

이렇듯 속피부의 건강함은 겉피부의 아름다움으로 나타나게 되어 있다. 속피부를 가꾸는 것이 바로 아름다운 피부를 만드는 진정한 피부관리다.

진짜 피부! 속피부는 언제 만들어졌을까?

피부의 탄생은 엄마의 가장 큰 세포인 난자와 아빠의 가장 작은 세포인 정자의 극적인 만남에서 시작된다. 이때 성염색체 X를 가진 정자가 난자와 만나면 여자, 성염색체 Y를 가진 정자와 난자가 만나면 남자가 된다. 이렇게 수정란은 엄마와 아빠에게서 유전적 정보를 반씩 나눠 갖는다. 이 염색체 안에는 복잡하지만 인간을 완성시키는 유전적 설계도가 들어 있다. 계획된 설계도에 맞춰 세포분열을 거듭하며 여러 장기뿐 아니라 피부 또한 만들어진다.

속피부라 부를 수 있는 진피는 태어나기 전 엄마의 배 속에서 이미 만들어진다. 속피부(진피)는 태아가 2개월이 되면 생기기 시작해서 3개월이 되면 진피에 그물처럼 얽힌 섬유인 콜라겐이 만들어진다. 22주가 지나면 탄력에 관여하는 엘라스틴이 속피부에 생긴다. 태아가 자랄수록 태아의 진피 안에는 엘라스틴이 점점 많아지고 32주가 될 쯤에는 태어나기 직전과 비슷한 양이 된다. 태어나면 아기 피부 속 진피는 속피부의 역할을 충실하게 하기 위해 콜라겐과 엘라스틴을 끊임없이 만들어낸다.

그럼 속피부를 만들어내면 그만인가? 엄마 배 속에 있을 때 만들어진 속피부가 나이 들어서까지 그대로 있지는 않는다. 속피부 안에서는 끊임없이 새로운 세포가 만들어지고 분해되는 과정을 반복한다. 나이가 점점 들어가면서 만들어지는 세포보다 분해되는 세포가 많아지면 겉피부에 노화의 흔적들이 나타나기 시작한다.

속피부 세포의 탄생보다 죽음이 많아지는 것을 피부로 느끼게 된다면 그건 주로 주름과 건조함을 통해 알 수 있다.

진정한 관리란 속피부의 특성을 이해해야 잘 할 수 있다. 겉피부에 아무리 비싼 화장품 바른다고 해서 속피부 세포가 많아지는 것은 아니기 때문이다. 잘 관리된 속피부에 덮인 겉피부를 아름답게 하기 위해서는 속피부 세포를 건강하게 지키고 공들여 관리해야 한다.

속피부가 없으면 겉피부는 굶어요

　속피부는 겉으로 드러나 보이지는 않는다. 하지만 숨은 조력자로서 속피부는 늘 겉피부의 든든한 파수꾼이었다. 속피부는 겉피부인 표피가 새롭게 만들어지고 건강을 유지하기 위해 필요한 영양 보급로 역할을 충실히 해내는 겉피부의 조력자다. 피겨의 여왕 김연아가 빛나기 위해서는 늘 변함없이 지켜주고 믿어주던 그녀의 어머니가 있었고 그랬기에 여러 편파 판정을 슬기롭게 이겨내며 진정한 피겨의 여왕 자리에 우뚝 설 수 있었을 것이다. 그래서 그녀의 어머니를 진정한 피겨의 여왕이라고 부르고 싶다.

　속피부 또한 '진정한 피부'라는 이름에 걸맞다. 왜 속피부를 참 진眞, 가죽 피皮 자를 써서 진피라고 부르겠는가? 바로 진짜 피부란 뜻이다.

　속피부인 진피와 표피가 맞닿은 경계면은 물결처럼 이어져 있다. 바로 이 경계면이 새로운 세포를 만드는 중요한 임무를 띤 기저층이다.

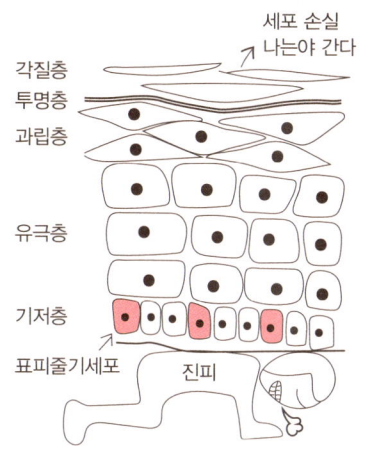

기저층에서 새로운 세포를 만들어내지 못한다면 피부는 많은 피부질환에 노출될 것이다. 생산 임무가 막중한 기저층에 영양을 공급해주는 곳이 바로 진피의 유두층이다. 진피의 유두층은 겉피부의 에너지원으로서 중요한 역할을 하고 있다.

다시 말해 피부는 몸속과 바깥 세계를 구분 지어주는 경계다. 피부는 몸과 외부의 환경 사이에서 우리 몸을 보호하는 가장 중요한 역할을 하고 있다. 그중 겉피부 표피는 외부의 열악한 환경에 직접 노출되어 있어서 자외선이나 외부 충격 등에 손상되기 쉽다. 손상되거나 제 기능을 다하고 떨어져 나가는 세포들을 대체할 새로운 세포들은 표피의 맨 아래 기저층에 있는 표피줄기세포가 만들어낸다. 표피줄기세포는 피부가 계속 유지될 수 있게 재생시키는 세포다. 표피줄기세포의 재생 시스템은 바로 아래 있는 진피층의 에너지원 지원이 충분해야 원활히 작동할 수 있다.

예를 들어 성을 침략하는 군사에게 꼭 필요한 것이 군량軍糧이다. 상대군의 군량 보급로를 끊어내는 병법만 성공해도 쉽게 승리를 거머쥘 수 있다. 수나라가 중국을 통일한 후 고구려를 빈번히 침략하면서도 쉽게 이기지 못한 이유가 바로 군량 때문이었다. 이때 당시 농성하기 위해 산성으로 들어가면서 고구려 백성은 밭과 논을 불태우고 우물에 독을 풀어 철저하게 적군이 먹을 것을 취할 수 없도록 하고 보급로를 차단했다. 군량이 들어올 수 있는 보급로가 끊기는데 천만대군이 무슨 소용이 있겠는가?

이러한 군량 보급로가 피부에서는 혈관이라 볼 수 있다. 혈관을 통해 혈액이 흐르고 혈액을 통해 세포는 산소와 영양을 공급받는다. 표피의 방어 시스템을 유지하기 위해서는 끊임없는 표피 재생 시스템이 유지되어야 한다. 맨 바깥에서 떨어져 나가는 각질 세포만큼 표피의 맨 아래층인 기저층에서는 새로운 세포를 만들어 지원해줘야 한다. 이때 세포를 만드는 표피줄기세포 아래 영양 보급로인 혈관이 자리 잡고 있다. 이 혈관을 통해 산소와 영양을 공급받아 계속해서 새로운 세포를 만들어내는 에너지를 얻게 되는 것이다. 보급로가 없다면 아무리 산소와 영양을 공급하려 해도 전달할 수 없으며 표피 방어 시스템은 무너지고 말 것이다.

이러한 중요한 혈관이 자리 잡은 곳이 바로 속피부 진피다. 진피는 늘 표피 아래를 받치고 있으면서 세포의 생산 활동을 든든하게 지원한다. 이러한 지원 덕분에 표피는 외부 유해한 환경에서 우리 몸을 지키고 면역력을 키울 수 있게 된다. 자 이제 든든한 지원군인 속피부의 역할을 알았다면 우리는 왜 얼굴이 거칠어졌을까? 하고 궁금해할 필요가 없다. 응급 처치로 겉피부에 보습을 해줘도 좋다. 하지만 표피줄기세포가 혈액을 통해 산소와 영양을 잘 공급받을 수 있도록 속피부의 영양 보급로를 원활하게 해주는 근본적인 피부관리에 신경을 써야 한다.

콜라겐을 바르니?
난 속피부에 만들어!

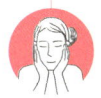

콜라겐 하면 '탱탱', '빵빵'이라는 말이 머릿속을 스쳐 지나간다. 그래서인지 탄력의 대명사 콜라겐을 피부에 바르기 위해 콜라겐 제품을 사용하면 안심이 되기도 한다. 이런 소비자의 심리는 화장품 제조사의 심리마케팅 대상이 된다.

언젠가 방송에서 동안으로 소개된 사람이 그 비법이라며 돼지껍데기를 얼굴에 붙였다고 얘기하는 것을 본 적이 있다. 피부를 공부하고 있지만 방송에 소개된 사람의 얼굴이 너무 어려 보여서 순간 '나도 해볼까?' 할 정도로 한동안 고민했다. 물론 시도하지는 않았다. 돼지껍데기를 붙인다고 돼지껍데기의 콜라겐 성분이 속피부까지 들어가지 않는다는 것을 알기 때문이다.

과연 돼지껍데기를 먹으면 속피부 콜라겐이 많아질까? 실제로 이런 질문을 종종 받는다. 한마디로 확신하기는 어렵다. 콜라겐이 많은 음식을 먹더라도 소화과정 중 소장에서 흡수된 후 아미노산이란 작은 단위로 분해돼서 많은 세포를 만드는 재료로 사용되기 때문이다. 물론 그중 콜라겐도 만들어지니 완전히 'No'라고 할 수는 없다.

예를 들어 먹은 돼지껍데기가 분해되어 아미노산이 되면 이것을 원료로 해서 피부 속에 콜라겐을 직접 만들어주는 세포가 있다. 섬유모세포fibroblast가 그 주인공이다. 섬유모세포가 만들어내는 콜라겐은 얇은 세 가닥의 사슬이 나선형 모양으로 감겨 있는 형태로 생겼다. 이것이 모여 콜라겐 세섬유가 되고 이것이 모여 다발 모양의 콜라겐 섬유가 완성된다.

실제로 현미경 촬영한 모습도 면 실타래를 섞어놓은 모양처럼 보인다. 콜라겐이 올이 빠지지 않고 예쁘게 잘 짜여 있어야 겉에서 봤을 때 매끈하고 윤기 있게 보인다.

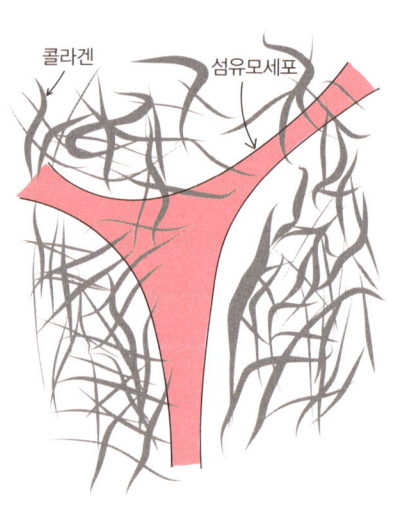

《세포학 분자적 접근》, 제6판, Geoffrey M. Cooper, 월드사이언스, 참조 수정.

정말이지 섬유모세포가 대단하지 않은가? 섬유모세포가 속피부의 빈 공간을 꽉 채우는 중요한 역할을 하는 것이다. 섬유모세포는 속피부에 상처가 생겼을 때 또 한 번 훌륭한 콜라겐 제조사 역할을 해낸다.

만약 속피부인 진피까지 상처를 입는다면 혈관까지 잘리면서 피가 흐르게 된다.

이때 상처를 치유하고 재생하는 과정 대부분이 세포활동이다. 다친 혈관을 통해 흘러나가는 피를 멈추기 위해 혈액 내 혈소판이 섬유모세포를 섬유조직으로 바꾸게 된다. 섬유조직이 혈액세포를 뭉치게 하고, 뭉친 덩어리는 수축하여 세균이 들어오지 못하게 딱딱한 딱지 형태를 만들게 된다. 이때 칼에 베어 잘려나간 진피 안에 콜라겐 생산자인 섬유모세포의 역할이 중요하다. 섬유모세포는 콜라겐을 복구해야 하는 경우 빠르게 그 수를 늘려나가서 부족한 콜라겐 양을 늘리는 일을 한다.

그런데 점점 나이가 들면 상처가 낫는 데 시간이 오래 걸린다. 상처를 회복하기 위해 섬유모세포가 콜라겐을 만드는 능력이 떨어지기 때문이다. 이럴 때 섬유모세포가 콜라겐을 만드는 데 필요한 단백질을 충분히 섭취해서 콜라겐의 재료인 아미노산을 공급해주면 콜라겐 재생에 좀 더 도움이 된다.

탄력 있는 건강한 속피부를 원한다면 피부에 콜라겐을 바르는 것보다 콜라겐을 만드는 재료인 아미노산이 풍부한 음식을 골고루 섭취하는 것이 낫다. 또한 콜라겐의 재료 공급이 줄어드는 무조건 굶는 다이어트를 한다면 피부는 콜라겐이 부족해지고 탄력이 떨어지게 된다.

속피부의 훌륭한 콜라겐 제조사인 섬유모세포의 재생 능력이 떨어지는 것보다 콜라겐을 만들 재료가 떨어지는 게 피부에는 더욱 치명적이라는 것을 꼭 명심하자.

● 속피부에 고인 물을
  맑은 물로 바꿔주세요

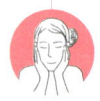

　사람이 태어나서 죽음에 이르는 것처럼 사람을 이루는 세포도 재생과 소멸을 반복한다. 사람 몸을 이루는 약 60조 개의 세포 중 매일 3,000억~4,000억 개가 생명을 다하고 새로운 세포가 만들어져 빈자리를 채워준다. 이러한 세포의 재생이 느려지고 줄어들면서 인간은 노화의 길에 들어선다.
　새로운 세포가 만들어지고 제 역할을 할 수 있도록 하는 데 꼭 필요한 것이 바로 물이다. 물은 세포의 주성분 중 가장 많은 부분을 차지한다. 인간은 단백질과 65%의 물을 섞어 반죽해서 빚어놓은 창조물 같다. 대부분이 물이고 물이 줄어들면 단백질 반죽들이 들뜨고 모양을 유지하기 어렵다. 태어나서부터 나이가 들면서 몸무게에 해당하는 물의 양이 점점 줄어든다. 이 물은 세포 1개가 50회의 분열을 거듭하는 동안 다른 여러 세포와 서로 신호를 주고받으며 몸의 항상성을 유지하기 위한 중요한 매개체 역할을 한다. 그래서 우리 몸은 음식을 제한하는 것보다 물 공급을 제한하는 것이 더 생명을 위태롭게 한다.

몸을 이루는 세포 안은 물로 차 있는데 새로 섭취한 물이 흡수되어 세포 안을 채우면서 기존의 노폐물이 가득 찬 물은 버려지고 소변으로 배출된다. 물을 먹지 못한다면 세포 안의 물이 순환하기 어려워지면서 세포 안에 노폐물이 쌓이게 된다.

세포는 하나의 큰 공장 같다. 세포는 다음 후손에게 물려줄 46가닥의 DNA를 가진 핵과 세포질로 이루어져 있다. 세포질 내에는 세포 안에서 만든 물질이 이동할 수 있는 소포체와 만든 물질을 선택해서 세포 밖으로 내보내는 골지체가 있다. 소기관들을 제외한 나머지 공간은 세포질 매트릭스라고 부른다. 세포는 물이 가득 찬 세포질 매트릭스 내의 다양한 물질을 이용해 생명활동을 이어간다. 이 물질들을 이용할 때 물이 중요한 매개체 역할을 한다. 따라서 물을 충분히 섭취해 세포 안의 에너지 대사를 활발하게 도와 피부의 항상성을 유지할 수 있도록 해야 한다.

● 속피부 최고의
　수분 지킴이

　　자기 피부 속 진피를 뽑아서 얼굴 피부에 집어넣는 진피 이식술을 받는다는 이야기를 종종 듣는다. 신체 다른 부위의 진피에서 표피와 지방층을 제거한 뒤 진피에 집어넣어 꺼진 부위를 부풀리는 방법이다. 내 진피를 사용해서 안전할 것 같지만 이식한 진피가 딱딱해지는 부작용 등이 생길 수 있다. 끊임없이 세포활동이 일어나는 속피부 안에서 갑자기 주입된 진피를 속피부가 어떻게 자연스럽게 융합하여 위치시킬지에 따라 시술 결과가 다르게 나올 것이다.

　　진피 안에서는 피부의 수분 파수꾼들을 만들어내는 시스템이 끊임없이 유지되고 있다. 우리 몸을 덮고 있는 피부조직은 한 장짜리 거대한 세포 같지만 약 100분의 1mm 크기의 수많은 모자이크 조각으로 이루어져 있다. 모자이크 조각을 하나로 붙여주는 접착제가 세포외 기질 extracellular matrix 이다.

특히 진피 안의 세포외 기질은 세포가 분비한 섬유 모양의 단백질과 글리코사미노글리칸glycosaminoglycan인 다당류가 뒤섞여 겔 형태를 이루고 있다. 글리코사미노글리칸을 구성하는 성분들은 강력한 음이온을 띠고 있어 양이온과 결합하여 자신의 부피보다 1,000배 정도의 수분을 끌어당기는 성질이 있다. 이 성질은 기질 안에 수분젤을 만들어 피부를 촉촉하게 유지하도록 해준다.

물 성분이 많은 세포외 기질은 세포와 혈액 사이에 물에 녹는 영양분이나 노폐물 교환 경로로 이용된다. 글리코사미노글리칸의 구성성분 중 하나의 당이 긴 사슬로 이루어진 것이 히알루론산hyaluronic acid이다. 화장품 원료로 쓰이는 히알루론산은 효소를 발효하여 안정시켜서 사용하는데 수분을 끌어당기는 성질이 있어 보습제로 많이 이용된다. 단백질에 100여 개 이상의 글리코사미노글리칸이 달라붙어서 만들어지는 것이 프로테오글리칸proteoglycan이다. 프로테오글리칸은 세포외 기질의 주성분으로 다당류의 약 95%를 차지하며 세포 표면의 접착제 같은 역할을 한다.

많은 종류의 프로테오글리칸은 히알루론산과 결합하여 속피부의 섬유 단백질 사이사이 빈틈을 채워주어 기저층의 세포생성에 필요한 수분을 유지해준다. 새로운 세포재생에 필요한 수분이 충분해야 표피의 과립층에서 각질화가 시작되어 각질층까지 이동해도 각질층에 필요한 최소한의 자연보습 인자natural moisturizing factor가 충분한 상태가 된다.

속피부에서 출발한 피부 수분 파수꾼들이 또 있다. 진피에 있는 피지샘과 땀샘이다. 피지샘과 땀샘의 출구는 겉피부에 나 있어서 피지샘이나 땀샘에서 만들어지는 분비물은 겉피부에 배출된다.

세포가 분해되면서 세포질 안에 지질과 세포질의 분해물이 섞여서 분비되고 이것을 피지(피부기름)라고 부른다. 피지는 트리글리세라이드, 왁스에스테르, 스쿠알렌, 콜레스테롤 에스테르, 콜레스테롤 등으로 구성되어 있다. 이 기름은 땀샘에서 분비된 수분과 함께 피부 표면을 덮어서 각질층을 윤기나게 하고 피부의 보습성분이 증발되지 않도록 해준다. 피지샘이 없는 입술이나 손·발바닥이 다른 피부에 비해 쉽게 수분을 잃어 거칠어지고 갈라지는 이유가 바로 여기에 있다. 입술이나 손·발바닥에 피지샘이 있다면 립글로스나 바셀린 제품이 개발되지 않았을지도 모른다. 대신 입술 기름종이나 입술 여드름 연고, 손·발바닥 피지 제거제나 미끄럼 방지 손·발바닥 피지 제거제 등이 개발되었을 수도 있다. 그러고 보면 인간은 적절한 부위에 적절한 피부생리에 맞게 진화해왔다. 피지가 많이 분비되는 얼굴은 외부 유해 환경으로부터 장벽 기능이 좋고 손·발바닥은 장벽 기능이 약해서 습진이나 무좀이 더 잘 생긴다. 피지샘은 출생 시 잘 발달하다가 유아 초기에는 작은 크기로 존재하게 된다. 피지샘은 7세가 되면서 다시 발달하기 시작해 20세까지 활발하게 분비활동을 하다가 20세 이후 줄어든다.

피부를 보호해주는 오일 생산 시스템에 맞춰서 본다면 7세부터 20세까지는 유분을 줄인 보습제를 선택하고 7세 이전과 20세 이후에는 유분을 늘린 보습제를 바르는 것이 좋다.

실제로 땀과 피지샘에서 분비되는 분비물에는 피부 바깥의 세균에 독이 되는 화학물질이 함유되어 있다. 우리 몸에서 이유 없는 활동은 없으며 없어야 할 분비물도 없는 것이다. 그 어떠한 좋은 화장품을 바른다고 해도 우리 피부에서 만들어내는 성분보다 더 우리 피부에 적합할 수는 없다.

피부세포에는 보습제보다 물

각질세포(케라티노사이트 keratinocyte)는 표피의 기저층에서 만들어져 우리가 겉피부에서 볼 수 있는 곳까지 올라오는 데 유아는 10일, 성인은 28일, 나이가 들면 90일 정도 걸린다. 그리고 죽은 각질세포는 피부를 단단하게 덮고 보호하다가 아래 붙어 있는 세포와 결합력이 약해지면서 피부 밖으로 영원히 떨어져 나간다.

우리는 얼마 후면 떨어져 나갈 세포에 생명을 불어넣으려 하고 젊게 만들려 한다. 수많은 화장품 회사에서 오늘도 피부를 젊게 바꾸는 광고에 포커스를 맞추는 것은 노화를 늦추고자 하는 소비자의 요구와 맞물리기 때문이다.

정말 한 번 바를 때마다 세포가 젊어진다면 얼마나 좋겠는가? 피부를 촉촉하게 하려고 우리가 챙겨 바르는 것은 분명 보습제다. 보습제만 잘 바르면 세포가 촉촉해질 것 같다. 하지만 임시방편일 뿐 보습제의 성분은 세포를 뚫고 들어갈 수 없다.

　세포의 막은 지질 이중막으로 이루어져 있어서 물을 투과시키지 않기 때문이다. 이 지질막은 방울 달린 실 핀이 일렬로 줄지어 있는 인지질 구조로 되어 있다. 머리는 물과 친하고 꼬리는 기름과 친한 성질을 띠고 있으며 머리를 바깥으로 하고 다리를 맞닿은 상태에서 원형을 만든 구조로 되어 있다. 결국 아무리 좋다는 보습제를 겉피부에 바른다고 해도 세포가 직접 물을 빨아들일 수는 없는 것이다.

　물을 충분히 섭취하고 운동을 통해 세포대사가 활발해지도록 하는 것이 피부 건강을 위해 좋은 방법이다. 또한 세포와 세포를 이어주는 기질에 보습성분이 충분해야 세포의 대사가 활발해지므로 충분히 잘 먹고 쉬는 것이 미인이 되는 가장 쉬운 방법이다.

　세포를 촉촉하게 하기 위해 특히 매일 수분을 충분하게 섭취해야 하는 이유가 있다. 성인 기준으로 몸속의 수분이 소변으로 0.6~1리터, 피부로 0.45~1.9리터, 변이나 호흡으로 손실되는 양도 약 0.5리터가 몸에서 빠져나간다. 이렇게 빠져나간 수분을 채우지 못하면 우리 몸은 수분이 부족해서 몸의 순환이 안 좋아지고 세포는 수분이 부족하고 수분을 통해 공급받는 영양분도 충분히 받기 어려워진다. 적어도 몸에서 빠져나간 수분을 보충하기 위해서 1~3리터는 마시는 것이 좋다.

　그러나 모두 물로 마시라는 의미는 아니다. 실제로 음식과 함께 섭취하는 양도 있고 음식을 소화시키는 과정에서도 물이 생기므로 무리하게 모두 물로 섭취하지 않아도 된다. 간혹 물을 많이 마시면 좋다고 하여 지나치게 많이 마시면 수분중독 증상이 나타날 수 있으니 조심해야 한다. 물을 너무 많이 마시면 혈액 내 전해질 농도가 낮아져서 혈액 내 물이 전해질 농도가 높은 세포로 이동해서 세포가 팽창하게 되는 수분중독 현상이 나타난다. 수분중독은 근육경련이나 머리가 아프고 눈이 잘 보이지 않거나 심지어 생명을 잃을 수도 있으니 조심해야 한다.

속피부에 가뭄이 들면 겉피부는 갈라진 논바닥

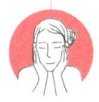

마흔을 훌쩍 넘은 나이가 되면 자기 얼굴에 책임을 져야 한다는 말을 20대부터 들었다. 늙는다는 것이 나와 거리가 멀게 느껴지던 20대에는 화장품이 젊음을 유지하는 비법 같아서 피부에 좋다고 하면 비싸도 주머니 사정 생각하지 않고 사서 썼다. 그로부터 20년이 넘게 지난 지금은 화장품이 곧 젊은 피부를 만들어줄 수 없음을 확연하게 느끼는 시기가 되었다.

슈퍼에서 사온 싱싱한 사과는 냉장고 안에 보관하지 않으면 겉껍질이 마르기 시작한다. 더 오래 놔두면 껍질이 탄력을 잃어 쭈글쭈글해진다. 쭈글쭈글해진 사과를 버리기가 아까워 껍질을 깎아서 먹어보면 푸석하고 조직이 탄탄하지 않고 수분감도 없어서 결국 버리게 된다. 겉이 쭈글쭈글한 사과는 역시 과즙도 부족하고 아삭거림도 없다.

겉피부가 거칠고 건조하다면 속피부도 건조하다고 생각하면 된다.

겉피부 세포의 시작은 속피부인 진피 위층인 기저층에서 시작하기 때문이다. 기저층은 속피부의 영양분을 먹고 겉피부의 역할을 하는 세포들을 만들어낸다. 표피의 가장 바깥층의 각질세포는 약 4주 전에 속피부인 진피 바로 위에 있는 기저층에서 표피줄기세포가 새롭게 만든 세포다. 새롭게 태어난 아기 세포는 유아기를 거치면서 수분과 영양이 많은 상태로 발달을 거듭하게 되고 유극층을 지나면서 유년기를 맞고 표피 바깥쪽으로 차츰 이동하게 된다. 세 번째 층인 과립액을 가진 과립층에 도달한 표피세포는 청소년기로 변해 납작하게 압착되어 그 속에 있던 수분과 영양, 지질 성분들이 밖으로 터져 나오게 되고 세포는 딱딱해지기 시작한다. 이때 지질은 세포 사이사이를 메꿔주는 접착제 역할을 하고, 수분과 단백질인 영양 일부는 피부 표면 위로 더 올라간다. 표피세포는 투명층을 거치면서 장년기를 맞고, 피부 제일 바깥쪽인 각질층에 도달하면서 노년기를 맞아 그 생을 다하게 된다. 각질층에 도달한 표피세포는 피부가 마르지 않도록 최소한의 수분을 10~12% 머금게 되는데 이것을 자연보습 인자라 한다. 속피부가 건조하면 수분이 부족한 세포가 탄생해서 피부의 발달 단계를 거쳐 표피까지 올라가도 겉피부에 수분이 부족해져서 건조해진다. 겉피부의 모든 출발이 속피부의 영향을 받는다는 것을 잊지 말고 속피부를 항상 촉촉하게 유지해야 한다.

주름이 생기면 속피부를 의심하자

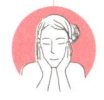

겉피부의 세포를 만드는 표피줄기세포는 수분을 포함하고 있는 세포 기질과 얇은 세포로 구성된 기저층 위에 위치하고 있다. 그 아래는 속피부라고 부르는 진피가 있으며 섬유단백질의 구성 형태에 따라 2개 층으로 나뉜다. 표피 바로 밑의 층을 유두진피층이라고 하며 그 아래 얇은 모세혈관이 미세하게 뻗어 있는 곳부터 피하지방 전까지를 그물진피층이라고 한다.

진피의 세포와 세포 사이를 채우는 세포 기질 중 제일 많은 성분이 콜라겐이다. 콜라겐은 인체의 가장 풍부한 단백질로 피부 건조 중량의 75% 정도를 차지하고 있다. 세포 표면에 실타래처럼 덮여 있고 질기고 튼튼해서 피부가 쉽게 찢어지지 않는다. 동물의 가죽은 진피의 마른 콜라겐이라고 보면 된다.

또한 탄력섬유라고 부르는 엘라스틴elastin은 진피의 건조 중량의

4% 정도다. 엘라스틴은 고무줄 같아서 잡아당기면 원래 상태로 돌아갈 수 있도록 탄력을 유지하게 해준다.

유두진피층에는 좀 더 얇은 섬유의 콜라겐과 엘라스틴이 있으며 그물진피층에는 굵은 실타래 같은 콜라겐이 다발 형태를 이루고 있다. 콜라겐과 엘라스틴은 진피 내의 튼튼하고 질긴 천처럼 겉피부와 수평으로 배열되어 짜여 있다. 수평으로 짜임 좋게 배열된 두 섬유가 있는 진피는 피부의 대부분을 차지하고 탄력 있고 주름 없는 피부로 보일 수 있게 해준다. 나이가 들면서 콜라겐과 엘라스틴의 섬유단백질이 잘 만들어지지 않는다면 우리 피부는 성긴 옷감의 피부를 갖게 된다. 잘 짜인 피부 옷감은 팽팽하고 탄력 있지만 성기게 짜인 옷감의 피부는 늘어지고 탄력이 떨어지기 마련이다.

속피부와 겉피부는 영원한 동반자

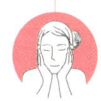

깎아놓은 사과는 금방 수분이 말라서 변색되고 쭈그러든다. 깎아놓은 껍질도 금세 말라비틀어진다. 과육과 껍질이 분리되면 서로 긴밀하게 연결된 고리가 끊어지고 외부 환경의 영향에 그대로 노출되기 때문이다.

겉피부인 표피와 속피부인 진피 또한 긴밀한 관계를 유지하고 있다. 표피에 보이는 땀샘, 모낭 같은 표피 부속기가 진피까지 연결되어 있으며 신경과 혈관도 자리 잡고 있다. 진피 안에 존재하는 섬유모세포는 실력 있는 뜨개질 선수다. 재료만 있으면 진피를 탄력 있고 촉촉하게 만들어줄 섬유와 기질을 만들어낸다. 섬유모세포는 진피를 콜라겐과 엘라스틴으로 촘촘하게 뜬 뜨개질 옷처럼 표피 아래를 튼튼하게 받쳐주고 사이사이에 촉촉한 수분젤 같은 기질 dermal matrix 로 가득 채워서 표피가 마르지 않도록 제공한다. 촘촘하게 뜨개질된 진피층은 유두진피층과 망상진피층 두 개 층으로 나눌 수 있다. 그중 표피 아래의 유두진피층은 표피와 많은 면역 단백질들과 성장 인자들을 주고받는다. 표피와 유두진피층이 연결되기 위해서 필요한 것이 바로 촉촉하고 수분 가득한 기질이다. 이러한 수분인자들은 세포막을 투과하는 수용체로 표피세포와 연결되어 있다. 유두진피층은 표피가 받는 외부 영향에 따라 수분을 더 늘려야 할지 면역 활동을 해야 할지 바로 반영되는 중요한 곳이다. 만약 겉피부인 표피에 해로운 세균이 묻어서 침투하면 표피와 진피는 서로 피부를 보호하기 위한 인자들을 주고받게 된다.

  진피와 표피가 맞닿는 세포 사이가 다리처럼 연결되어 림프액이 표피까지 흘러들어가 세포대사에 필요한 영양분을 공급하고 노폐물을 제거하는 역할을 한다. 겉피부인 표피만 독립적으로 아름다워질 수 없는 이유다. 진피에 있는 대식세포 macrophage, 비만세포 mast cell, 림프구, 면역세포가 활동을 하고 상처가 생기면 진피의 혈관을 통해 백혈구도 진피 안으로 들어오게 된다. 유두진피층은 표피와 함께 상호 소통하며 피부의 1차적인 방어 역할을 한다고 볼 수 있다. 만약 유두진피층이 건강하지 못하면 겉피부인 표피에 다양한 피부질환이 생길 수 있다.

  그러나 외부에서 피부로 해로운 세균이나 물질이 침투하면 이때 표피의 방어 역할이 중요하다. 표피에 세균이 침투하면 표피에 있는 랑게르한스세포가 세균에 대한 정보를 면역 T세포에 전달해서 면역반응이 일어나게 하거나 알레르기 T세포에 전달해서 알레르기를 일으키기도 한다. 또한 표피는 외부의 열악한 환경에서 피부에 해로운 것들을 막아주고 진피의 수분을 밖으로 빼앗기지 않게 해준다.

　진피는 촉촉한 기질로 차 있어서 많은 수분을 저장할 수 있다. 또한 수분이 많아야 세포 간의 물질교환도 잘되기 때문에 진피의 수분 저장고가 튼실해야 한다. 또한 속피부는 겉피부에 영양분을 지속적으로 공급하여 손상된 세포를 복구하여 겉피부를 건강하게 유지할 수 있도록 해준다.

　겉피부가 없으면 속피부도 없을 뿐더러 속피부가 없으면 겉피부도 없는 것이다. 다른 말로 하면 겉피부의 손상은 속피부에 영향을 주고 속피부의 손상은 그대로 겉피부의 손상으로 이어진다고 볼 수 있다.

　이러한 관계는 피부가 몸의 내부와 외부 환경을 연결해주는 반면에 몸의 내외부 경계면이라는 양면성을 그대로 보여준다. 따라서 음식을 잘 섭취해 피부 속 건강을 유지하고, 외부의 열악한 환경에 노출되지 않도록 피부를 보호하여 피부 속에 피해가 가지 않도록 해야 한다.

튼살을 튼살 크림으로 없애겠다고요?

텔레비전에서 얼굴 피부를 아래 목까지 잡아당기는 사람을 본 적이 있다. 어찌나 길게 늘어나는지 원상태로 돌아가지 않을 것 같았는데 손을 놓으니 처음 얼굴로 되돌아갔다. 신기해서 나도 거울을 보고 열심히 당겨봤지만 아프기만 하고 목까지 늘어나지는 않았다. 궁금하다면 턱 부근의 피부를 잡아서 아래로 쭉 당겨보자. 턱의 피부가 목까지 늘어나는가? 그렇다면 엄청난 장력을 가진 콜라겐을 소유한 사람이다. 피부가 늘어나는 정도는 콜라겐의 장력이 관여하기 때문이다. 턱까지 잡아당긴 피부를 놓았을 때 처음처럼 빠르게 되돌아가는가? 그렇다면 이 또한 엄청난 탄력을 가진 엘라스틴을 소유한 사람이다. 또한 피부가 눌렸을 때 원래 상태로 돌아오게 하는 탄력도 엘라스틴 때문이다. 만약 엘라스틴이 없다면 여기저기 찌그러진 주전자 같은 피부를 갖고 있을 것이다.

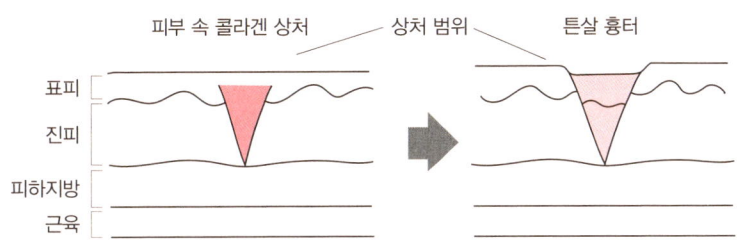

콜라겐과 엘라스틴 두 종류의 섬유가 우리 몸을 잘 감싸고 있으면서 몸 밖과 안의 물리적인 힘으로부터 일정한 모양을 유지할 수 있게 해준다. 그러나 피부에 가해지는 힘이 피부가 견딜 수 있는 장력 그 이상으로 가해진다면 콜라겐 섬유가 찢어지면서 일정한 배열이 복구되지 않는다. 콜라겐 섬유가 찢어진 곳이 정상 복구되지 못한 피부는 조각칼로 길게 파놓은 것처럼 보이게 된다. 이 굴곡이 피부 겉면에서 보면 위 그림과 같이 보이는 것이다. 사실 피부 겉은 갈라져 있지는 않다. 피부 건강상 큰 영향을 주는 것은 아니지만 한번 생기면 없어지지 않기 때문에 미용적으로 많은 스트레스를 받게 된다.

이러한 튼살의 원인은 아직 정확하게 밝혀지지는 않았다. 몸이 뚱뚱하다고 튼살이 생기는 것도 아니고 마른 체형이라고 튼살이 안 생기는 것도 아니다. 몸에서 분비되는 부신피질 호르몬이 콜라겐을 파괴하거나 임신했을 때의 에스트로겐 분비도 연관이 있는 것으로 보고 있다. 또한 스테로이드 호르몬 제제를 오랜 기간 복용하거나 유전적인 원인으로 튼살이 생긴다고도 보고 있다. 우리가 쉽게 찾을 수 있는 원인은 물리적인 힘을 받아서 생기는 경우다.

속피부의 튼살은 피하지방이 급격히 늘어나는 사춘기나 임신 기간에 많이 생긴다. 사춘기에는 종아리에 많이 생기고 임신했을 때는 복부에 많이 생긴다. 임신했을 때 마사지 오일이나 튼살 크림을 꾸준히 바르는 것이 좋다는 얘기를 많이 들었다. 임신했다는 소식을 듣고 미리미리 발라주면 좋다는 얘기에 아침저녁으로 꾸준히 발라주었다. 그러나 역시 아랫배 좌우로 튼살이 생기고 말았다.

튼살 크림을 발라도 튼살이 예방되지 않는다는 것은 경험으로도 알 수 있었다. 이는 당연한 것이 튼살이 생기는 위치가 피부 겉이 아니라 피부 속이기 때문이다. 그러니 아무리 피부 겉면에 튼살 크림을 듬뿍듬뿍 바른다고 해도 피부 속에서 일어나는 일에 관여할 수 없는 것이다.

겉피부의 표피 각질층은 28겹 정도다. 몸을 보호하기 위한 방어 기능에 충실한 구조다. 갑옷 같은 각질층을 뚫고 표피 아래 진피층까지 튼살 크림이 흡수될 수 없는 것이다. 튼살 크림이나 오일 등은 피부의 튼살 예방과 치료에 큰 효과는 없다. 다만 원인이 될 수 있는 요인들을 차단하는 것이 튼살을 예방하는 가장 좋은 방법이다. 피하지방이 빠르게 증가하는 시기에는 적당한 체중을 유지하여 피부가 급격히 늘어나지 않도록 하는 것이 좋다.

튼살 크림은 그냥 보습제일 뿐

임신을 하면 튼살을 예방하기 위해 튼살 크림을 바르기도 한다. 그런데 임신 개월 수가 늘어나면서 배가 불러오면 어김없이 복부에 튼살이 생기는 경우가 많다. 그래서 주변에 누군가 임신하면 튼살 예방 크림이 1순위 선물이다.

이처럼 임신 초기부터 튼살 크림을 바르면 튼살을 예방할 수 있다고 믿는데 그건 오해다. 임신 기간에 생기는 튼살은 임신으로 갑자기 늘어난 부신피질 호르몬이 피부 진피층의 콜라겐에 변성을 일으키는 것이 가장 큰 원인이다. 튼살 크림에 유분이 잔뜩 들어 있어도 진피층까지 흡수되지 않아서 호르몬에 의한 콜라겐 파괴를 막을 수는 없다.

더구나 튼살 크림은 단순히 보습 위주의 성분으로 되어 있어서 튼살을 예방하기에는 힘들다. 다만 튼살 크림을 발라서 보습이라도 충분히 해주는 것이 해가 되지는 않는다. 대부분의 튼살 크림에는 피부 수분이 건조해지지 않도록 보호해주는 쉐어버터에서부터 비타민 E까지 건조함을 방지하는 성분들로 이루어져 있기 때문이다.

그런데 임신한 배에 방부제가 들어간 튼살 크림을 바르는 게 싫다면 방부제가 들어가지 않은 호호바골든 오일이나 엑스트라버진 코코넛 오일 등의 천연 식물성 오일을 바르는 것을 추천한다.

뷰티에스테티션이 소개하는
튼살 예방법

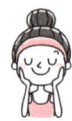

튼살은 살이 갑자기 찌면서 생기는 피부 병변이 1차적 이유이므로 체중 조절을 잘하는 것이 중요하다. 피부가 건조해지면 더 빨리 피부의 이상 증상이 생긴다. 평소 속피부에 혈액순환이 잘될 수 있게 해주고 겉피부에 보습을 주는 방법으로 튼살에 대비하자.

엉덩이, 복부, 허벅지 쪽 튼살이 잘 생기는 부위

- 물기가 있는 상태로 바디오일을 바른 후 1~2분 흡수시키며 핸들링을 가볍게 한다.
- 바디크림을 덧발라서 피부의 보습을 높여준다.(피부 건조함에 따라 조절)
- 마지막 단계에 튼살 크림을 부위에 발라준다.

전체적으로 피부 속 혈액순환을 좋게 하기 위해서 허벅지는 엄지로 크로스해서 비틀어주고 손끝으로 집어주며 튕겨준다. 복부는 손바닥의 수근(손바닥 아래 두꺼운 부위)을 이용해서 배꼽 중심으로 적당한 압으로 누르듯 시계방향으로 돌려주고, 양 4지 손끝으로 명치에서 아랫배까지 쓸어내리며 위장의 기능을 좋게 해서 배 속 노폐물을 같이 빼준다. 엉덩이는 주먹을 쥔 후 안쪽 주먹으로 가볍게 통통 때려주듯 하여 혈액순환을 시켜준다. ★ 주의사항 : 임산부는 배 주위 마사지는 삼간다.

켈로이드 keloid, 속피부 콜라겐이 너무 과해요

속피부에서 콜라겐 섬유가 잘 생성되지 않는 것도 문제지만 너무 많이 생긴다면 어떻게 될까? 균일하게 만들어진 콜라겐이 피부 속에 자리 잡는다면 피부는 탱탱해지겠지만 균일하지 않고 너무 많은 양이 생긴다면 겉피부는 감당하지 못하고 울퉁불퉁해진다.

상처가 생길 때마다 크고 딱딱한 혹이 생기는 피부라면 눈에 잘 띄지 않는 작은 상처마저도 두려울 것이다. 사람이 태어나면서 죽을 때까지 피부에 상처가 생겼다가 사라지기를 수십 번 반복한다. 그중 흔적도 없이 사라진 부위도 있고 미세하게 흉으로 남아 그날을 기억나게도 한다.

피부에 상처가 생기면 손상된 진피 안에서 섬유모세포가 단백질 섬유와 기질들을 생성하여 상처를 회복할 수 있게 한다. 그런데 이때 섬유모세포가 콜라겐을 필요 이상으로 분비하는 경우가 있다. 콜라겐이 과하게 생성되면서 겉피부의 다친 부위 경계선보다도 더 크게 흉터가 생기는 것을 켈로이드라고 한다. 이 실타래를 여러 겹 묶어놓은

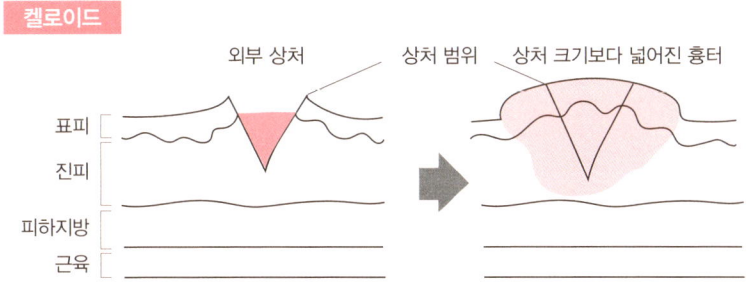

콜라겐은 겉피부 표피와 수평으로 일정한 배열대로 생성되어 있는데 켈로이드로 생성된 콜라겐 다발은 배열이 회오리치듯 일정하지 않고 치밀하고 두껍게 구성된다.

켈로이드성 피부를 가지고 있는 사람이 쌍꺼풀 수술이나 귀를 뚫으면 정말 난감한 일이 생기게 된다. 상처가 회복되는 동안 콜라겐이 과하게 생성되어 상처 부위에 튀어나온 커다란 흉이 남기 때문이다. 그러므로 켈로이드 피부인지 알아보고 전문가의 조언에 따라 상처에 대처하고 치료해야 한다.

켈로이드는 주로 흑인에게 더 많이 생긴다. 여드름처럼 생겼다 없어지는 것이 아닌 만큼 치료를 해야 한다. 켈로이드가 생기는 피부라면 수술 직후 콜라겐이 과증식해서 상처 부위 밖에까지 생기지 않도록 외부에서 압력을 주는 방법이 있다. 또한 스테로이드 요법으로 콜라겐이 합성되지 않도록 억제하거나 트리암시놀론 주사를 놓고 레이저 치료를 병행하는 방법도 있다. 켈로이드가 생기면 점점 갈색으로 변하고 딱딱해진다. 건조해서 가렵고 누르면 통증이 느껴지기도 한다. 켈로이드가 생긴 부위에 보습제를 충분히 발라주어 흉터를 유연하게

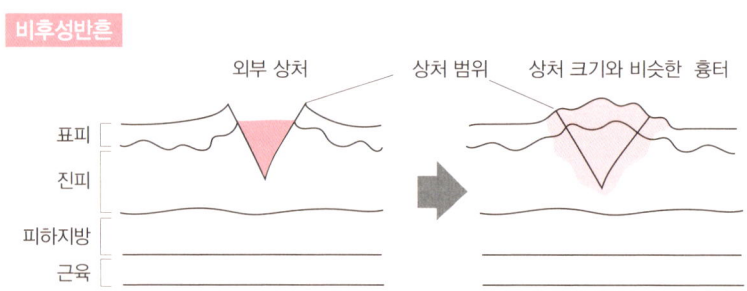

해주는 것이 좋다.

　간혹 상처가 생겼을 때 겉피부보다 약간 융기된 상처가 생기기도 하는데 이 상처는 켈로이드와는 다르다. 켈로이드와 비슷하게 콜라겐이 분비되지만 다친 경계 부위보다 살짝 융기되는 정도의 콜라겐이 생성된다. 이 상처는 켈로이드와 다른 비후성반흔hypertrophic scar이다. 비후성반흔과 다른 켈로이드는 상처가 생기기 전에는 모를 수 있다. 비후성반흔은 시간이 지나면서 콜라겐 배열이 겉피부와 수평으로 맞춰지면서 튀어나온 상처가 점점 낮아진다. 콜라겐을 형성하는 섬유모세포가 켈로이드보다 오히려 비후성반흔에 더 많이 관찰되는 차이가 있다. 비후성반흔을 켈로이드로 오해해서 자신을 켈로이드성 피부라고 생각하는 경우가 있는데 분명한 차이가 있으니 구분해서 적절한 치료를 받도록 하자.

뷰티에스테티션이 소개하는 켈로이드 관리

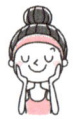

어느 날 20대 여성이 턱과 볼에 밴드를 붙인 채 피부관리실로 찾아왔다. 군데군데 피부가 융기된 상태로 보아 심한 켈로이드 피부 같았다. 고객의 이야기를 들어보니, 자신은 사춘기 때도 여드름이 없었다고 한다. 그런데 몇 달 전부터 성인여드름이 턱에 올라오기 시작했고 여드름 초기에 관리를 받으면 빨리 좋아질 수 있다는 말을 듣고는 피부과에서 여드름을 짜내면서 자신이 켈로이드 피부임을 알게 되었다고 한다. 결국 여드름을 짠 부분에 색소가 심하게 앉아 있었고 그 부위들은 피부가 더 돌출되어 있었다. 더 이상 병원에서 손을 쓸 수 없다는 판단에 관리실을 찾아온 사례인데, 이미 생긴 켈로이드는 피부관리를 잘해도 없어지지 않기 때문에 안타까웠다. 이러한 경우 최선의 관리 방법은 피부가 원하는 기본 조건을 충족시키는 조치부터 시작하는 것이다. 수분 공급을 통해 피부를 진정시키는 것이 가장 중요하다. 물론 지속적인 관리 후에도 켈로이드가 완전히 사라지지는 않았지만 피부가 건조해 두드러져 보이던 켈로이드가 훨씬 부드러워지고 크기 또한 작아진 느낌이 들었다. 켈로이드 부위는 딱딱하고 건조해지기 쉬우므로 해당 부위가 닿거나 움직일 때 피부가 아프거나 심하게 당기는 느낌이 들어 불편함이 있다. 이럴 때는 충분한 보습 관리를 해주는 것이 도움이 된다.

켈로이드, 속피부 관리가 중요해요

❶ 피부 보습을 충분히 해서 피부를 부드럽게 한다.

피부가 건조하면 피지 분비가 많아져서 여드름이 더 심해지고 켈로이드가 더 두드러져 보인다. 보습을 충분히 하면 피부결이 부드럽고 고르게 보인다.

❷ 자극이 적은 순한 화장품과 간단한 림프 마사지를 한다.

화장품 성분 중 알레르기를 유발할 수 있는 성분이 있는 화장품은 여드름 염증을 더욱 악화하여 더 큰 켈로이드를 피부에 남길 수 있으므로 순한 화장품을 선택해서 사용할 수 있도록 성분을 따져보고 바른다. 또한 자극이 강한 마사지는 피부 속 세포를 자극하여 콜라겐 생성을 더 촉진할 수 있으므로 켈로이드성 피부라면 하지 말아야 한다. 이런 경우는 가벼운 림프 마사지로 피부 노폐물 배출을 도와 피부 컨디션을 유지해주는 것이 더 효율적이다.

❸ 피부 상태를 청결하게 하여 또 다른 켈로이드가 더 생기지 않도록 한다.

피부에서 분비되는 땀과 피지(피부기름), 혹은 색조화장, 미세먼지 등은 피부 세포대사를 방해해서 켈로이드를 악화시킬 수 있다. 피부에 트러블이나 염증이 생기면 얼굴에 손이 가기 쉬운데 손으로 만져서 염증이 커지면 켈로이드 피부는 더 큰 켈로이드가 생기게 되므로 평소에 피부를 깨끗하게 관리하는 것이 중요하다.

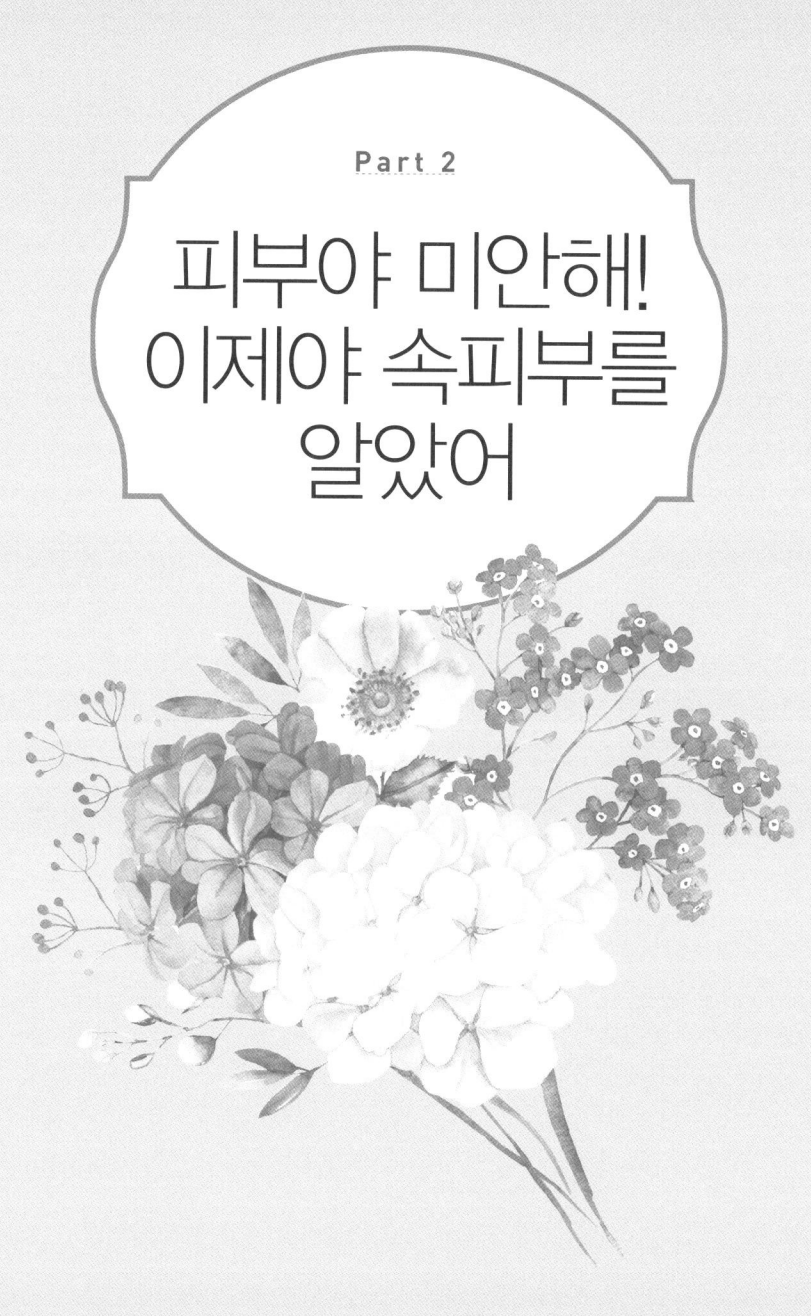

Part 2

피부야 미안해! 이제야 속피부를 알았어

나의 클렌징 습관이 속피부를 사막으로 만든다면?

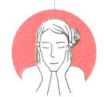

아침에 눈썹을 시작으로 속눈썹, 볼, 입술 화장까지 잔뜩 멋스럽게 하고 나갔다가 집에 돌아오면 이제 지우는 일이 문제다. 화장을 지우다 보면 혹시나 모공에 화장품 찌꺼기가 남아 있을까 봐 클렌징 제품을 워터부터 로션, 크림, 오일까지 종류별로 써본 적이 있다. 마지막에 클렌징 폼까지 쓰고 나면 마치 뒤에서 얼굴 피부를 잡아당기는 듯한 착각이 들 정도로 팽팽하게 당겨지며 따끔거리기까지 한다. 하루이틀도 아니고 매일 화장하는 얼굴을 반복적으로 과하게 지우다 보면 피부는 지독히 건조한 상태가 된다. 화장품 자체가 쉽게 지워지지 않는 제품들이 많다는 것도 과한 클렌징을 하도록 한몫 거든다.

예전에 피부에 사는 모낭충을 현미경으로 직접 보여주며 피부에 있는 균을 없애야 한다고 홍보하던 방문판매업체가 있었다. 현미경으로 균의 모습을 보고 경악한 사람들은 대부분 그 제품을 구매했다.

그러나 인간의 피부에는 그보다 많은 상재균들이 살고 있다. 특히 상재균은 물이나 세제에 쉽게 떨어져 나가지 않도록 주로 모공을 은신처로 삼아 살고 있다. 내 피부에 이런 균이 산다고 하면 끔찍할 수도 있다. 하지만 인간의 피부에 살고 있는 상재균을 없앨수록 외부의 다른 세균이 침입할 수 있는 환경을 만들어주게 된다.

상재균은 인간 피부의 피지와 각질을 먹고 살며 분열을 반복해서 피부에 다른 외부의 세균이 자리 잡지 못하게 하면서 인간과 공생관계를 이루고 있다. 실제로 외부 세균이 쳐들어오지 못하게 하는 우리 피부의 아군이라고 할 수 있다.

클렌징을 할 때 화장을 지우는 것은 좋은데 화장만 지워지는 것이 아니기 때문에 문제가 생긴다. 피부에 꼭 남겨야 할 피지와 각질 그리고 피부의 상재균까지 클렌징할 때 피부에서 순식간에 씻겨 나간다. 모공에 남아 있는 상재균은 다시 분열해서 자리를 잡으려고 하지만 실제로 피지와 각질이라는 먹이가 부족해지면서 살기 어려운 환경에 빠지게 된다.

클렌징 후 보습제를 충분히 바르면 된다고 생각하여 강한 클렌징과 보습을 주기적으로 반복하는데 보습제는 우리 피부에 가장 적합한 보습성분은 아니다. 또한 상재균의 먹이를 대체할 수 없다. 결국 피부는 클렌징을 하면 할수록 외부 세균의 침입에 약한 상태가 되어 염증과 트러블이 생기게 된다. 이렇게 피부 방어막이 허물어지는 동시에 속피부의 수분 보유력도 함께 무너진다. 특히 클렌징 제품에 포함되어 있는 계면활성제의 성분에 따라 겉피부 세정력이 달라지며 세정력이 과한 클렌징 제품을 사용하면 겉피부의 피지를 걷어내어 건

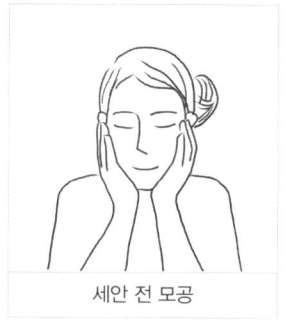
세안 전 모공

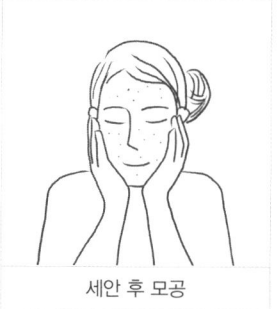
세안 후 모공

조함을 일으킨다.

　세안 전 얼굴의 모공은 비교적 세포에 수분을 포함하고 있어서 작아 보인다. 그러나 클렌징 세안 직후 세포의 유분과 수분이 한꺼번에 사라지기 때문에 모공 주위의 세포가 수축하여 모공이 사방에서 잡아당겨지므로 넓어 보이게 된다. 이렇게 클렌징으로 인해 피부 겉의 보습성분뿐만 아니라 각질까지 무리하게 떨어져 나가면 피부 속 세포는 방어막이 깨진 상태에서 외부 환경에 노출된다.

　겉껍질이 있는 피부와 겉껍질이 깎인 피부는 보호 기능 자체가 다르다. 과수원에서 딴 과일을 깨끗하게 보이게 하려고 세제로 씻어서 장터에 내놓으면 씻어서 나온 사과가 더 금방 상한다. 과일뿐 아니라 인간의 피부도 겉피부의 각질을 무너뜨리는 과한 클렌징을 반복하면 피부가 민감해져 붉어지고 방어막이 약해져 쉽게 염증이 생기기도 한다. 다행히 따놓은 과일과 다르게 인간의 피부는 끊임없이 새로운 세포를 만들어내서 방어막을 구축하는 시스템을 갖고 있다. 그러나 매일 겉피부(표피)에 많은 자극이 가해진다면 피부 방어막이 제 기능을 하기도 어렵지만 이 방어막을 재구축하는 시스템의 가동이 늦어진다. 반대로 자극이 줄어든다면 재구축 시스템은 피부의 항상성을 유지하기 위해 회복을 위한 가동에 박차를 가할 것이다. 결국 이러한 시스템을 이해하고 관리한다면 거칠어진 피부를 부드럽게 만드는 일은 크게 어렵지 않다.

속피부에는 강한 세정제보다 순한 세정제를 선택하세요

피부관리를 받기 위해 오는 사람들을 보면 종종 얼굴이 붉어져서 찾아온다. 그런데 정작 본인은 왜 피부가 붉은지 모른다는 것이 안타깝다. 이런 경우는 세안 습관을 물어보면 원인을 금방 찾을 수 있다. 나이는 20대 초반인데 피부를 보니 이마와 코, 턱 부위는 기름져 보이는 지성이고 뺨을 포함한 나머지 부위는 건조한 지복합성 피부였다. 지복합성 피부인 사람들 중 피부를 깨끗하게 한다는 명목으로 너무 과하게 클렌징하는 습관이 문제가 되는 경우가 많다. 고객은 얼굴이 너무 붉어서 무엇을 발라야 할지 모르겠고 화장품을 바르면 따갑기까지 하다며 한숨까지 내쉰다.

자세한 상담을 통해 확인한 결과 역시 원인은 빗나가지 않았다. 이야기를 나눠보니 보습제는 충분히 사용하고 있었고 문제의 발단은 강한 세정제로 클렌징하는 습관이었다. 화장을 지우고 나면 매일 꼭 스크럽제를 사용해야 마음이 놓인다는 것이다. 스크럽을 하지 않으면 피부에 기름이 남아서 얼굴에 트러블이 생길 것 같다고 한다. 그러나 피지는 피부의 항상성을 유지하고 수분을 지키기 위해 꼭 필요한 것이며 과한 스크럽제 사용으로 피부의 항상성이 무너지면서 모세혈관이 있는 속피부에 자극을 주게 된다. 과한 클렌징은 겉피부의 각질을 손상시켜서 수분을 빼앗고 속피부의 모세혈관을 자극해서 민감성피부가 될 수 있다.

스크럽제를 사용하는 경우 대부분 세안용 클렌징 제품을 사용한다. 그러나 피부의 pH와 맞는 세안제인지 확인하고 사용해야 한다. 우리 겉피부 표면은 pH가 4.5~6으로 약한 산성을 띠고 있는데 pH가 10 이상 높은 알칼리 세정제로 클렌징을 할 경우 피부의 단백질이 녹아서 손상을 입게 된다. 특히 세탁비누 같은 경우 pH가 10 정도인데 고무장갑을 끼지 않고 계속 비누를 만지면 겉피부가 손상되어 습진이 생기게 된다. pH가 높을수록 알칼리가 강해서 기름기가 잘 없어진다.

얼굴도 마찬가지다. 클렌징 제품을 선택할 때 알칼리성 제품을 피하는 것이 좋다. 자신의 피부 pH 밸런스에 맞는 세안제를 선택하고 세정력이 강하지 않은 세안제를 선택해야 한다. 세안 시 향이 강한 제품은 세안 후 피부에 남아서 속피부에서 알레르기 반응을 일으킬 수 있으므로 되도록 향이 없거나 약한 제품을 사용하는 것이 좋다.

특히 요즘은 클렌징 제품에 스크럽까지 할 수 있는 성분이 함께 들어 있는데 피부를 사포로 매일 밀어내는 것과 다름없는 행위다. 특히 '아하'나 '바하' 성분 같은 약산성을 넘어서 산 성분이 강하게 들어 있는 클렌징 제품은 지속적으로 피부 각질뿐 아니라 건강한 표피까지 녹여서 피부에 염증반응이 생기는 경우가 많다. 한번 손상된 피부를 회복시키는 데는 오랜 시간이 걸린다. 얇고 투명한 피부를 강조하는 마케팅의 함정에서 벗어나야 한다. 모공까지 깨끗하게 씻어낸다는 무리한 클렌징을 강요하는 상술에 속지 말아야 한다.

하지만 우리는 씻지 않고 살 수는 없다. 피부에서 나오는 좋은 성분 이외에 씻어내야 하는 노폐물도 있기 때문이다. 지구 오염이 점점 심해지면서 공기 중에 미세한 오염물질이 피부노화를 일으킨다는 연구도 있다. 미세한 오염입자들이 피부에 묻어서 노화를 일으킬 수 있으니 건강한 피부를 지키기 위해 클렌징을 잘 하는 것은 무엇보다 중요하다. 날로 오염이 심해지는 환경 속에서 피부도 건강하게 지키면서 클렌징하기란 여간 어려운 것이 아니다.

속피부를 위해서는 피부의 유수분 밸런스를 깨지 않는 자극이 적은 클렌징 제품을 선택하는 것이 무엇보다 중요하다. 그러나 자극이 적은 클렌징 제품은 결국 세정력이 약할 수밖에 없다. 반대로 클렌징이 잘된다는 것은 결국 자극이 있다는 얘기다. 그럼 어느 정도 클렌징이 되어야 하고 어느 정도 유수분 밸런스를 유지해야 할까? 갈피를 잡기 어렵다. 단순하게 두 가지를 기준으로 생각하면 된다.

첫 번째 생각할 기준은 피부의 pH에 최대한 맞춘 제품을 고르는 것이다. 피부는 미생물의 침입을 막기 위해 기름막으로 덮여 있어서 약산성을 띠고 있다. 피부의 pH 기준에 최대한 근접한 제품이 피부 세포를 최대한 손상시키지 않는 세정제다. 알칼리성 세정제는 피부의 단백질을 녹이는 성질이 있으므로 피부 손상을 더욱 초래하게 된다. 약산성 비누나 중성 비누 정도라면 사용해도 좋다.

사용하고 있는 제품의 pH가 어느 정도인지 궁금하다면 pH 테스트지로 알아볼 수 있다. pH 테스트지로 약산성인지 알칼리성인지 쉽게 판별할 수 있다. pH가 0부터 14까지 있는데 0 쪽으로 갈수록 산성을 나타내며 붉은색이고, 14 쪽으로 갈수록 알칼리성이며 푸른색을 띤다. pH 7은 중성이다. 우리가 흔히 중성세제라고 하면 pH가 중성임을 뜻한다. 여기서 붉은색과 진한 푸른색은 강한 산성과 강한 알칼리성을 나타내므로 절대 사용하면 안 된다. 피부에 사용하기 좋은 pH는 5와 7 사이인 약산성과 중성 정도라고 볼 수 있다. 이런 pH 테스트지는 초등학교 앞 문방구나 인터넷에서 'pH 테스트지'라고 검색하면 구할 수 있다.

pH 테스트지로 테스트를 하려면 pH 테스트지를 일정한 길이로 잘라서 정제수나 생수 등을 살짝 적신 후 비누나 클렌징 제품 위에 올리면 색깔이 달라진다. 약산성 비누는 색깔이 귤색 정도의 색이 되고 중성은 연두색 정도의 색으로 바뀐다.

두 번째로 고려해야 할 기준은 자극도가 적은 계면활성제가 함유

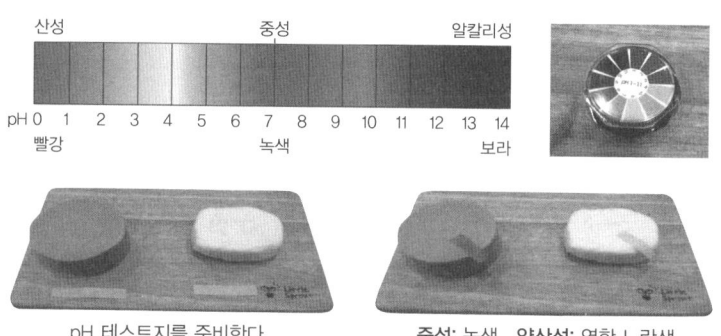

pH 테스트지를 준비한다.   중성: 녹색   약산성: 연한 노란색

pH 테스트지에 물을 묻힌 후 비누면 위에 올려놓으면 색이 변한다.
중성에 가까울수록 녹색에 가깝고 약산성일수록 연한 노란색으로 변한다.

된 제품을 고르는 것이다. 피부의 pH에 맞는 제품이 모두 자극이 적은 것은 아니다. 함유된 계면활성제의 자극도가 얼마나 높으냐에 따라 클렌징 효과가 높아진다. 그러나 클렌징이 잘될수록 피부의 유수분 밸런스가 깨지고 건조해지므로 클렌징이 잘된다고 무조건 선택하지는 말아야 한다.

약산성 세정제 말고도 신중해야 할 것은 자극이 적은 계면활성제가 함유된 제품을 선택하는 것이다. 하지만 아무리 제품 뒷면의 설명을 유심히 보아도 모르는 성분들로 나열되어 있어 당황스러울 때가 많다. 어떤 것이 되도록 저자극 계면활성제인지 사실 제품 뒷면에 표기되는 이름으로 구분하기가 어렵다. 소듐라우릴설페이트^{SLS}나 소듐라우레스설페이트^{SLES} 같은 자극이 강한 계면활성제는 피해야 한다. 이 외에도 계면활성제들이 많이 있다. 세정제에 함유되어 있는 재료들이 궁금할 때 대한화장품협회에서 제공하는 화장품 성분사전을 이용해서 원료를 검색해볼 수 있다.

★ 화장품 성분사전 http://www.kcia.or.kr/cid
★ 화장품 안전정보 사용(식약처 정보)
  http://drug.mfds.go.kr 〉 주제별 〉 화장품 정보

속피부 예쁜 여자의 클렌징 방법

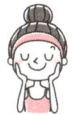

1. 클렌징을 하기 전에 승모근*을 손끝으로 지압하고 목선의 립프선을 부드럽게 마사지한다.
   - 클렌징하기 전에 부드럽게 마사지를 하면 얼굴 근육에 셀룰라이트가 생기는 것을 예방하여 탄력을 높이고 혈색을 좋게 하는 효과가 있다.

2. 피부 타입에 맞는 클렌징 제품으로 얼굴에서 많이 돌출된 이마, 광대(볼), 턱, 코, 눈 주위 순으로 한 부위에 5회 정도 손끝으로 부드럽게 원을 그려준다.
   - 손바닥에 거품을 내어 손끝으로 둥글둥글 가볍게 원을 그려주면서 얼굴에 가벼운 마사지를 하면 모공 속 노폐물을 더 쉽게 배출할 수 있다.
   - 얼굴을 클렌징할 때의 동작을 목선까지 이어서 같이 해주거나, 손끝으로 목을 안쪽에서 바깥쪽으로 위에서 아래로 내려주는 동작을 5회씩 반복하면 턱선의 처짐을 예방할 수 있다.

3. 마무리는 살짝 차가운 듯한 물로 얼굴을 부드럽게 여러 차례 헹군 후 깨끗한 수건으로 가볍게 누르듯 물기를 제거해준다.

* **승모근** trapezius muscle 은 목에서 어깨를 지나 등 상부까지 삼각형 모양으로 얇게 덮여 있는 근육으로 어깨를 움직이거나 팔을 지탱하는 역할을 한다.

예쁜 속피부는 클렌징할 때 이것만은 지켜요.

- 스크럽제가 들어 있는 세안제는 피부를 민감하게 만들 수 있으므로 주의한다.
- 자신의 피부 pH 밸런스에 맞는 자극 없는 세안제를 선택한다.(약산성이나 중성 클렌징 제품을 선택하자.)
- 클렌징 효과를 높이거나 영양성분을 침투시키기 위해 한동안 피부에 두었다가 클렌징하는 경우가 있는데 절대 금물이다. 세안제는 세안제일 뿐 오랜 시간 피부 위에 머무르면 피부는 건조해지고 손상된다. 최대한 자극은 적게, 빠른 시간에, 깨끗하게 헹군다.(최장 3분을 넘지 않게)

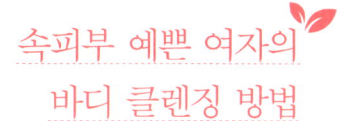
속피부 예쁜 여자의 바디 클렌징 방법

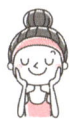

1. 바디 클렌징 전에 온몸을 적당한 수압으로 5분 정도 마사지해서 피부 표면에 붙은 노폐물과 오래된 각질을 자극 없이 제거한다.

2. pH 밸런스에 맞는 순한 제품으로 충분히 거품을 낸 뒤 부드러운 순면 수건을 이용해서 닦아준 후 미온수로 헹군다.
   - 거친 수건보다 부드러운 순면 수건을 사용하면 샤워 후 피부의 당김을 예방하고 촉촉하고 부드러운 피부를 유지할 수 있다.
   - 클렌징할 때 종아리 뒤 → 무릎 뒤 / 무릎 위 앞부분 → 허벅지 앞 → 서혜부까지 다리의 림프선을 따라 손끝으로 부드럽게 끌어 올려주면 하루 종일 피곤한 다리의 부종뿐만 아니라 온몸의 컨디션을 좋게 해줄 수 있다.

3. 헹굼 후 피지샘이 발달한 가슴과 등은 순면 수건을 이용해 물로만 부드럽게 클렌징해준다.
   - 이때 거품 클렌징을 2차적으로 또 할 경우 피지샘이 발달한 가슴과 등의 유수분 손실이 너무 커져서 피부가 더 건조해지고 유분 분비가 더 많아져 여드름이 생길 수 있으므로 조심해야 한다.

4. 클렌징 후 살짝 차가운 듯한 물로 한 번 더 샤워 마사지를 하여 이완

된 모공이나 피부의 탄력을 좋게 해준다.

5. 몸은 얼굴보다 수분 함량이 낮아 더 빨리 건조해질 수 있으므로 물기를 완전히 제거하지 않은 상태에서 보습제를 바른다.
   - 보습제는 털이 누운 반대 방향인 아래에서 위로 발라주어야 피부 구석구석까지 바를 수 있고 촉촉함을 더 오래 유지할 수 있다.

예쁜 바디는 클렌징할 때 이것만은 지켜요.
- 자신의 피부 pH 밸런스에 맞는 자극 없는 세안제를 선택한다.(약산성이나 중성 클렌징 제품을 선택하자.)
- 세정력이 너무 강한 세안제는 피한다.
- 향이 강한 제품은 피부에 알레르기를 일으킬 수 있으므로 주의한다.
- 뜨거운 물은 피부를 건조하게 해서 가려움과 염증을 유발할 수 있으므로 32~34℃의 미지근한 물로 10분 이내로 샤워한다.
- 샤워 시 피부를 자극할 수 있는 때수건이나 거친 샤워도구는 사용하지 않는다.

속피부를 괴롭히는 딥클렌징 제품은 멀리하세요

현대인은 몸이나 머리부터 얼굴까지 과하게 씻는 오버클렌징의 시대에 살고 있다. 피부를 위한다고 하는 이러한 행동이 오히려 속피부를 병들게 할 수 있다.

화장품 회사들과 매스컴에서 하는 꼼꼼하게 씻어야 한다는 말을 진리처럼 여기고 있다면 지워버리자. 각종 딥클렌징 제품과 모공 속까지 청소해준다고 유혹하는 브러시가 화장대에 놓여 있는가? 강력한 클렌징을 자랑하는 제품들이 놓여 있다면 당신은 속피부를 괴롭히고 병들게 하는 무기들을 사용해서 속피부를 괴롭혀왔다는 것을 깨달아야 한다.

클렌징 제품을 많이 팔기 위해서 각질제거는 기본이고 계면활성제가 함유된 제품을 여러 개 중복해서 사용하는 방법을 광고하고 있다. 단계별로 세안하지 않으면 피부에 당장이라도 큰일이 날 것처럼 겁을 주어 사용하도록 만드는 광고를 해서 구매를 일으키는 방법은 클렌징 계열의 전 제품에 효과가 좋은 마케팅이다.

예를 들어 코팩이 가장 좋은 예다. 코에 붙였다가 떼어내는 코팩은 겉피부 각질이 크게 손상될 뿐만 아니라 순식간에 빠져나가버린 피지를 복구하기 위해 속피부의 피지샘은 더욱 많은 피지를 만들어내게 된다. 코의 겉피부가 손상되고 피지도 제거되면 속피부는 겉피부를 보호하기 위해 최대한 빨리 복구하려고 더 많은 피지를 내보내게 된다. 피지를 제거하기 위해 반복적으로 코팩을 한다면 모공도 더 넓어지고 늘어지므로 주의해야 한다. 화장대에 강력한 접착력을 자랑하는 코팩이 있다면 아까워하지 말고 당장 옷의 먼지잡이 접착제로 쓰고 버리자. 코팩으로 피지 청소를 한다며 속피부의 피지샘을 자극하는 것은 이제 그만하는 것이 피부를 위한 길이다.

코팩 이외에도 피부에 자극을 주는 브러시 같은 클렌징 도구나 자극이 강한 스크럽제 등은 과감하게 화장대에서 치워버리자. 피부를 망치는 클렌징 제품들은 화장대의 자리 한켠도 내주지 말자. 피부를 망치는 클렌징을 줄이는 것이 피부 손상을 막는 가장 손쉬운 방법이다.

가용화제는 물에 섞이지 않는 유용성 성분을 잘 섞일 수 있게 첨가하는 계면활성제의 일종이다. 비누 또한 계면활성제로 클렌징할 때 피부의 기름과 섞인 오염물이 물에 잘 씻겨 나가는 원리다. 가용화제의 특성상 가용화제가 전체 비율에 비해 높아질수록 클렌징이 말끔하게 되는데 그만큼 피부의 유분과 수분도 물에 섞여서 씻겨 나간다. 요즘처럼 진한 화장을 하고 물에 쉽게 지워지지 않는 워터프루프 제품으로 화장을 많이 하는 얼굴은 웬만한 가벼운 클렌징으로는 쉽게 지워지지 않는다. 이러한 화장을 지울 때는 기름 성분과 가용화제가 섞인 클렌징 오일만 한 것이 없다. 클렌징 오일을 사용해야 한다면 제품의 특성을 이해하고 클렌징을 해야 한다. 오일이라는 이름이 들어가다 보니 기름기가 남을 것이라는 느낌이 더 들어 다른 클렌징 제품을 병행해서 사용하기 때문에 이중세안이 된다. 클렌징 오일 자체가 세안제라는 생각을 가져야 한다. 가용화제가 씻어내주는 성질을 가지고 있기 때문이다. 특히 피부가 약한 사람은 화장을 클렌징 오일로 지우고 별도로 클렌징을 추가하지 않는 것이 훨씬 바람직하다.

요즘은 천연 유래 성분으로 올리브에서 추출한 올리브리퀴드와 피마자에서 추출한 솔루빌라이저 등을 넣어서 클렌징 오일로 사용하기도 한다. 이러한 가용화제는 다른 강력한 가용화제보다는 피부에 덜 자극적이다. 그러나 아무리 천연에서 추출했다고 해도 가용화제의 역할을 한다는 것은 변함이 없으며 가용화제의 특성상 피부에 자극이 될 수밖에 없다. 그러므로 되도록 가용화제가 적게 들어 있는 제품을 선택하는 것이 좋으며 오일 성분이 부담스럽지 않다면 아예 가용화제가 들어가지 않은 오일로 지우는 것이 피부에는 더욱 좋다.

다만 가용화제가 들어 있는 오일은 물로 씻어내면 지워지지만 가용화제가 들어 있지 않은 오일은 물로 잘 씻겨 나가지 않으므로 먼저 부드러운 면 수건으로 지우는 과정이 필요하다. 이때 형광증백제가 들어간 화장솜은 피해야 한다. 피부에 자극만 줄 뿐 차라리 면 수건이나 면으로 된 손수건이 낫다.

클렌징 제품이나 스크럽 제품 등에 사용할 수 있는 원료들이 계속해서 개발되고 제품에 첨가되어 시중에 유통되고 있다. 그러나 새로운 화장품 원료가 개발될 때마다 피부는 실험대 위에 올려진다. 원료에 대한 임상실험은 표본수가 적고 짧은 기간에 하기 때문에 일반화하기는 좀 억지스러운 부분이 있다. 임상에서 좋게 나왔다는 원료가 피부에 부작용을 초래하는 경우도 있으며 사용자의 피부에 따라 다른 반응이 나타나기도 한다. 더구나 동물실험일 경우 인간의 피부와는 다르기 때문에 원료의 안전성을 인간에게 적용하기 어려운 점도 있다.

요즘은 전 세계적으로 동물실험을 반대하는 추세다. 2013년 유럽연합은 화장품을 생산할 때 동물실험을 하지 못하도록 금지했다. 우리나라에서도 2017년 2월 4일부터 동물실험을 한 화장품을 제조하거나 판매하는 것이 금지되었다.

 동물실험을 반대하는 많은 소비자들은 이미 동물실험을 하지 않고 생산하는 크루얼티프리cruelty free 제품을 사용하고 있다. 이전에 검증이 완료된 원료를 사용하거나 동물이 아닌 다른 대체 실험을 통해 생산한 제품을 크루얼티프리 제품이라고 한다.

동물보호단체 : 크루얼티프리인터내셔널 www.crueltyfreeinternational.org

동물실험을 금지하자는 세계적인 추세에 따라 세계 각국에서는 인체의 피부와 유사한 인공피부를 개발하기 위해 노력하고 있다. 그러나 현재의 인공피부는 유기적인 생명체하고는 다르기 때문에 100% 신뢰할 만한 수준은 아니다. 화장품의 안전성 실험 신뢰도는 인체와 유사도가 높은 인공피부 개발에 따라 달라질 것이다.

 무엇보다 화장품을 개발하는 업체는 실험으로 법적인 안전성만을 통과하기에 급급하기보다 인체의 안전성을 최우선 과제로 두고 제품을 개발하는 도덕적인 의지가 필요하다.

 다행히 식품의약품안전처는 화장품 성분의 안전성을 지속적으로 평가해서 인체에 위해성이 있다고 판단되는 원료는 사용 금지하고 배합 함량을 규제하고 있다. 지성이나 여드름 피부용 화장품, 팩, 특히 클렌징 제품에 주로 사용하던 살리실산(살리실릭애시드salicylic acid)은 피부의 위해성을 고려해 식품의약품안전처가 그 성분을 0.5%로 규제하고 있다. 그렇다고 0.5%로 제한된 살리실산(BHA-바하) 성분이 피부에 무조건 안전하다고 볼 수는 없다. 살리실산은 지용성으로 모공까지 들어가 피지를 녹여주는 특성이 있어서 피부 세포가 녹기 때문이다. 특히 매일 씻는 클렌징 제품이나 바르는 화장품에 포함된 살리실산에 지속적으로 노출되면 피부가 손상을 받는다. 살리실산이 피부에 필요 없는 각질만 뚝 떼어주는 선택적 기능은 없어서 정상 피부까지 손상을 주기 때문이다.

살리실산은 미국의 경우 최대 2%까지 규제하는데 한국 식약처에서 정한 살리실산의 국내 배합 한도는 제품의 총 0.5%까지로 정해져 있으며 3세 이하는 사용이 금지(샴푸는 제외)되어 있다. 그러다 보니 일부 국내 화장품 회사에서는 살리실산 2% 정도의 효과를 보기 위해 별도의 규제 한도가 없는 베타인살리실산을 살리실산과 함께 각질제거제와 기초 제품에까지 넣게 되었다.

베타인살리실산은 보습성분인 베타인과 살리실산을 1:1로 배합해서 만든 성분으로 아직 함량 규제가 없어서 화장품에 많이 사용하고 있다. 그러나 베타인살리실산은 살리실산만큼의 효과를 내기 위해서는 양을 2배로 넣어야 한다. 효과를 높이기 위해 규제 한도가 없는 베타인살리실산을 많이 넣어서 만든 제품은 살리실산을 법적 허용 범위인 0.5%를 넣는다고 해도 실제로 제품에는 0.5% 이상의 살리실산이 들어간 것이다. 따라서 식약처에서는 베타인살리실산과 살리실산을 넣은 제품들 중에 살리실산이 0.5%보다 높게 검출된 제품은 회수 및 판매중지 조치했다. 그만큼 피부에 자극적인 성분이 들어 있는 제품을 지속적으로 사용한다는 것은 피부를 혹사하는 행동이다.

일반 화장품에서 구하기 어려운 살리실산 2% 정도의 여드름 제품은 약국에서 구입할 수 있다. 살리실산 함량이 높은 제품을 사용하기 위해 약국에서 구입해 화장품처럼 사용하려는 경우가 있다. 그러나 이 제품은 절대 화장품이 아니다. 치료용으로 구입하여야 하며 약사와 상담하고 주의사항을 확인한 뒤 사용해야 한다. 화장품은 약이 아니라 계속 사용해도 부작용이 없어야 하고 약은 화장품이 아니니 치료용으로 사용하되 화장품처럼 지속적으로 사용하는 제품은 아니다.

만약 화장대 위에 피부 각질을 손상시키는 살리실산이 함유된 스크럽제나 필링제가 있다면 과감하게 치워버리는 것이 피부를 위한 길이다. 일주일에 한 번씩 해주면 상관없다고 생각해서는 안 된다. 피부에 지속적으로 상처를 주어서 좋을 것이 없다. 외부 각질은 아래 각질이 자신의 자리를 대체할 수 있을 때까지 피부에 붙어서 제 역할을 해야 한다. 만약 무리하게 각질을 떼어낸다면 미처 준비되지 않은 세포가 각질의 역할을 대신해야 한다. 그러나 미처 각질이 될 준비를 마치지 못한 세포는 피부 속 수분을 외부로 빼앗겨도 막을 힘이 없다. 또한 외부 세균이 피부로 침투하려는 것을 막지 못한다. 훈련을 미처 받지 못한 군사를 전방에 내세우는 것과 마찬가지다.

그래도 각질제거를 해야 한다면 이것만은 기억해두자. 각질제거를 하면 미처 각질이 되지 못한 상태의 세포가 마르면서 각질처럼 들떠 보이게 된다. 얼굴에 하얗게 일어나는 세포가 각질처럼 변하게 되는 것이 보기 싫어서 손톱으로 잡아 뜯거나 각질제거를 반복하기도 하는데 오히려 건강한 세포가 더욱 하얗게 각질처럼 바뀌게 된다. 습관적으로 때를 미는 경우라면 더욱 그렇다. 각질제거 후 세포가 각질처럼 일어날 경우 크림 등을 피부에 발라서 각질이 들뜨지 않게 붙여주고 필링으로 약해진 피부를 외부 자극으로부터 보호하고 속피부의 수분이 부족해지지 않도록 해야 한다.

특히 알갱이가 있는 스크럽제에 들어가는 미세플라스틱은 5mm보다 작은 플라스틱 조각(마이크로비즈라고도 함)이다. 실제로 알갱이가 작지만 고체라서 피부에 비비면 미세 스크래치가 나게 된다. 미세플라스틱은 정화되지 않고 바다까지 흘러들어가 보리새우나 갑각류들이 먹이인 줄 알고 먹게 되어 다시 우리 식탁으로 올라온다. 미국이나 캐나다에서는 이미 미세플라스틱을 쓸 수 없도록 규제했다. 국내 화장품도 2017년 7월부터는 미세플라스틱을 각질제거제나 치약 등에 쓸 수 없게 되었다. 그러나 이미 제조된 미세플라스틱 함유 화장품이 2018년 7월 이전까지는 판매가 가능하므로 시장에 유통될 수 있다. 혹시 지금 가지고 있는 제품에 미세플라스틱이 함유되어 있다면 사용하지 않는 것이 피부를 보호하고 환경을 보호하는 길이다.

그러나 식약처의 규제는 씻어내는 제품에만 국한해서 미세플라스틱 사용을 금지했고 다른 화장품에 대해서는 별도로 규제하지 않았다. 미세플라스틱이 바다로 흘러들어가 여러 유독물질을 흡수한다는 연구가 있는 만큼 제품에 들어가는 미세플라스틱은 씻어내는 제품뿐 아니라 인체에 사용하는 화장품 전반에 걸쳐 금지해야 한다. 미세플라스틱 반대 운동은 여성환경연대(http://ecofem.or.kr)에서 지속적으로 해왔으며 홈페이지를 방문하면 미세플라스틱 반대 캠페인 영상도 찾아볼 수 있다.

미세플라스틱 사용이 금지되는 유형

(시행일 : 2017.07.01.) - 식품의약품안전처 화장품법 시행규칙 [별표3]

사용할 수 없는 원료 : 미세플라스틱(세정, 각질제거 등의 제품에 남아 있는 5mm 크기 이하의 고체플라스틱)

화장품 중 아래 규정하는 유형은 사용이 금지된다.

1. 화장품의 유형

가. 영·유아용 제품류

1) 영·유아용 샴푸, 린스

4) 영·유아용 인체 세정용 제품

5) 영·유아용 목욕용 제품

나. 목욕용 제품류

다. 인체 세정용 제품류

아. 두발용 제품류

1) 헤어 컨디셔너

8) 샴푸, 린스

11) 그 밖의 두발용 제품류(사용 후 씻어내는 제품에 한함)

차

2) 남성용 탤컴*(사용 후 씻어내는 제품에 한함)

4) 셰이빙 크림

5) 셰이빙 폼

6) 그 밖의 면도용 제품류(사용 후 씻어내는 제품에 한함)

카

6) 팩, 마스크(사용 후 씻어내는 제품에 한함)

9) 손, 발의 피부연화 제품

10) 클렌징 워터, 클렌징 오일, 클렌징 로션, 클렌징 크림 등 메이크업 리무버

11) 그 밖의 기초화장용 제품류(사용 후 씻어내는 제품에 한함)

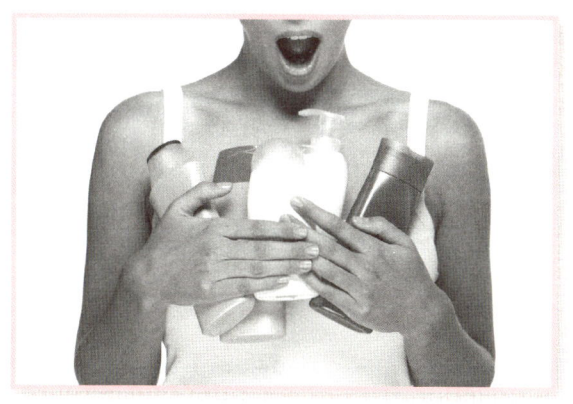

* **탤컴**talcum : 탤크talc라고도 부르며 활석滑石(마그네슘으로 이루어진 규산염 광물)으로 화장품 제조 시 고운 가루분이나 땀띠 파우더를 만드는 원료로 주로 쓰인다.

식약처에서 화장품 유형 중 씻어내는 전 제품에만 미세플라스틱 사용을 금지한 내용이다. 세정을 목적으로 허가, 신고된 치약 등의 의약외품도 미세플라스틱을 포함한 제품은 제조나 수입을 2017년 7월부터 금지했다. 2018년 7월부터는 미세플라스틱을 포함한 의약외품이 판매 금지된다.

특히 클렌징 효과를 높이기 위한 클렌징 제품에는 저렴하고 사용하기 편한 많은 양의 미세플라스틱이 포함되어 있다. 2018년 7월 이전까지 기존 제품의 판매가 가능하기 때문에 특히 클렌징 제품 등에 미세플라스틱 대신 곡물가루나 씨앗가루 등이 들어간 제품을 선택해서 사용하자.

유엔환경계획UNEP에서 화장품에 주로 사용하는 플라스틱 성분으로 22가지를 지정했다. 화장품을 고착하거나 발림감을 높이기 위해 혹은 클렌징과 미관상 보기 좋게 하려고 사용하는 원료들이다. 다음 표(85쪽)에 지정된 22가지가 모두 미세플라스틱을 만드는 원료는 아니지만 제품 내에 이런 성분이 함유되어 있다면 미세플라스틱이 함유되어 있을 수 있으니 참고해야 한다.

유엔환경계획 UNEP에서 규정한 플라스틱 성분

한글명	영문명	주요 기능
폴리에틸렌	Polyethylene(PE)	스크럽 입자, 분말의 원료
폴리프로필렌	Polypropylene(PP)	벌킹제, 점증제-비수용성
폴리스타이렌	Polystyrene(PS)	피막형성제, 점증제-비수용성
나일론-12(폴리아미드-12)	Nylon-12(polyamide-12)	연마제, 분말의 원료
나일론-6	Nylon-6	연마제, 분말의 원료
폴리(부틸렌테레프탈레이트)	Poly(buthylene terephthalate)	피막형성제, 모발고정제, 점증제-비수용성
폴리(에틸렌 아이소 테레프탈레이트)	Poly(ethyleneisoterephthalate)	벌킹제(증량제)
폴리(에틸렌 테레프탈레이트)	Poly(ethylene terephthalate) (PET)	점착제, 피막형성제, 모발고정제, 점증제-비수용성
폴리(메틸 메틸아크릴레이트)	Poly(methyl methylacrylate)	진줏빛 광택효과 내는 제품에 사용하는 안정제, 피막형성제
폴리(펜타에리스리틸 테레프탈레이트)	Poly(pentaerythrityl terephthalate)	피막형성제, 모발고정제
폴리(프로필렌 테레프탈레이트)	Poly(propylene terephthalate)	유화안정제, 피부 컨디셔닝제(기타)
폴리테트라플루오로에틸렌(테프론)	Polytetrafluoroethylene(teflon) (PETE)	피막형성제
폴리우레탄	Polyurethane(PU)	피막형성제
폴리아크릴레이트	Polyacrylate	피막형성제
아크릴레이트코 폴리머	Acrylates copolymer	피막형성제
알릴스테아레이트/비닐 아세테이트 코폴리머	Allylstearate/vinyl acetate copolymers	피막형성제
에틸렌/프로필렌/스타이렌 코폴리머	Ethylene/propylene/styrene copolymer	점증제, 비수용성
에틸렌/메틸아크릴레이트 코폴리머	Ethylene/methylacrylate copolymer	피막형성제
에틸렌/아크릴레이트 코폴리머	Ethylene/acrylate copolymer	점도제
부틸렌/에틸렌/스타이렌 코폴리머	Butylene/ethylene/styrene copolymer	점도증가제(비수성)
스타이렌 아크릴레이트 코폴리머	Styrene acrylates copolymer	점착제, 진줏빛 광택효과
트리메칠실록시실리케이트(실리콘레진)	Trimethylsiloxysilicate (silicone resin)	거품형성방지제, 헤어 컨디셔닝제

식물성 오일로 속피부 지키는 클렌징해보기

외출 후 집에 돌아와서 화장한 얼굴을 지우는 일을 매일 반복한다. 화장을 지우기 위해 클렌징 제품을 써야 한다면 피부에 자극이 적은 워셔블 클렌징 오일과 자극 없이 촉촉한 천연 스크럽제를 직접 만들어 사용해보자.

속피부 자극 줄이고 클렌징도 깔끔하게

자극 없이 지우기에는 클렌징 오일이 가장 좋다. 지금 소개하는 워셔블 클렌징 오일은 물에도 잘 지워지는 오일로 집에서 사용하는 올리브 오일이나 포도씨 오일로 만들 수 있다. 예를 들어 포도씨 오일에 올리브리퀴드(가용화제)를 7:3의 비율로 섞어서 간단하게 워셔블 클렌징 오일을 만들어 쓸 수 있다. 클렌징 오일이 물에 쉽게 씻겨 나가게 하기 위해서는 가용화제가 들어가는데 그 종류에 따라 피부에 자극을 줄 수도 있다. 천연 유래 성분으로는 올리브에서 추출한 올리브리퀴드를 선택해서 만들어보자. 올리브리퀴드와 식물성 오일을 이용해 클렌징 오일을 만들어 사용한다면 훨씬 자극 없이 클렌징할 수 있다. 클렌징 오일을 만들 때 특정 식물성 오일에 대한 알레르기가 있다면 피부에 잘 맞는 식물성 오일로 대체해서 사용할 수 있다. 예를 들어 올리브 오일에 알레르기가 있다면 포도씨 오일만 사용하거나 다른 식물성 오일로 대체해서 사용해도 좋다. 만약 여드름 피부거나 아토피 피부라면 호호바골든 오일을 추천한다. 가격이 싸진 않지만 호호바골든 오일은 염증이나 건조한 피부에 많이 사용하는 오일로

워셔블 클렌징 오일 만들기

재 료	올리브 오일이나 포도씨 오일 70ml 올리브리퀴드 30ml
	오일과 올리브리퀴드를 7:3 비율로 섞으면 산뜻한 워셔블 클렌징 오일이 탄생한다. 아로마 오일 1~2방울을 첨가하면 은은한 아로마 향이 퍼진다.
만드는 방법	★ 올리브리퀴드는 올리브 오일로 만든 가용화제로 물과 오일이 섞이도록 도와주는 역할을 한다. 보습력이 있어 스킨이나 클렌징 오일에 사용하면 사용감이 훨씬 좋아진다. 스킨에 사용할 때는 오일 성분의 1~4배를 넣으면 잘 섞인다. 화장품 재료 쇼핑몰이나 비누 화장품 공방 등에서 구입할 수 있다.

★ 보충 설명 : 올리브리퀴드는 총량의 5~30% 사용 가능하다. 피부가 민감하거나 건조한 피부일 경우 올리브리퀴드 비율을 15%로 줄이거나 손상된 피부는 더 줄여서 사용해야 한다. 올리브리퀴드 함량이 적을수록 클렌징이 약해지고 함량이 많을수록 클렌징은 강해진다. 그러나 30%가 넘으면 피부에 자극이 되고 건조해지므로 정해진 함량을 넘기지 말아야 한다.

세안 후 느낌도 가볍고 촉촉함을 느낄 수 있다.

속피부도 지키고 스크럽도 해볼까요?

들뜨고 하얗게 일어나는 얼굴의 각질, 건조하고 수분이 부족할 때 생긴 각질은 피부를 탄력 없고 푸석푸석하게 보이게 한다. 이럴 때 자극이 강한 각질제거를 계속하면 피부 보호 기능을 하는 각질이 제거되어 각질이 더 일어난다. 집에 있는 흔한 재료로 부드럽고 피부에 영양을 줄 수 있는 스크럽제를 만들어보자.

캐리어 오일과 흑설탕을 이용한 스크럽제

재 료	올리브 오일이나 포도씨 오일 설탕(흑설탕), 꿀, 선식이나 미숫가루
만드는 방법	흑설탕 1큰술에 올리브 오일 1큰술, 꿀 1큰술, 미숫가루 1큰술을 넣고 섞는다. 얼굴에 골고루 바른 후 부드럽게 2~3분 마사지한다. 미온수로 헹궈낸다.

★ 주의사항 : 유통기한이 지난 산패한 오일은 사용 금지.

앉으나 서나 보습?
피부도 '자립'하고 싶어요

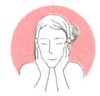

　예전에 욕실에서 씻고 나오면 물기가 마르기 전에 보습제를 바르지 않으면 큰일 날 것처럼 생각했다. 목욕 후 바디로션을 듬뿍 바르면 피부를 건조하게 하고 거칠게 하는 환경으로부터 나를 지켰다는 안도감을 느끼기도 했다. 하지만 내 몸에 바른 로션이 피부에 머물러 있는 동안 도움이 되긴 했어도 피부의 촉촉함을 만들어내진 못했다. 가끔은 내 피부에서 부드럽고 촉촉한 로션이 듬뿍 만들어지면 얼마나 좋을까? 하고 즐거운 생각에 빠지곤 했다. 그러던 어느 날 바디로션을 잘 바르지 못하는 등의 피부는 왜 안 당길까? 하는 의문이 생겼다. 등은 팔이 잘 닿지 않고 누가 발라주기도 어려워 로션의 혜택을 받지 못하는 피부였다. 이상하게 등은 로션을 바르지 않아도 쉽게 건조함을 느끼지 못했다.

　우리 피부는 필요하다면 스스로에게 필요 성분을 만들어내는 자립심 강한 존재다. 필요 성분을 만들어낼 수 있는 능력이 충분히 있는데도 시간적 여유와 자생력을 키울 수 있는 시간을 주지 않는다면 피부는 그 자립심을 잃어버릴 수 있다. 실례로 겉피부에 수분막이 통하지 않는 막을 씌우면 각질세포가 형성되지 않는다고 한다. 반면에 수분이 투과할 수 있는 물질로 덮으면 세포가 생성된다고 한다. 수분이 증발하는 시스템에서는 피부가 어김없이 새로운 세포를 만들어내는 것이다. 이 시스템을 무시하고 피부를 다룬다면 스스로 피부의 항상성을 무너뜨리는 관리를 하는 셈이다.

실제로 우리는 보습제를 발라야 한다는 강박에 시달리고 있을지도 모른다. TV나 인터넷에서 많이 볼 수 있는 화장품 광고에서 강조하는 기본이 보습이다. 자나 깨나 보습, 앉으나 서나 보습, 하다못해 미스트 같은 제품을 광고하며 길을 걸으면서도 보습하라고 한다. 화장품으로 보습을 하고도 불안해서 요즘 잘 나가는 배우가 광고하는 팩을 얼굴에 붙이고 나서야 안심이 되기도 한다.

과보습과 적절한 보습을 구분하여 바르는 것이 중요하다. 겉피부에 바르는 화장품이 실제 피부 자체의 보습 역할을 하는 천연보습 인자를 만들어낼 수 있는 능력을 높여준다면 듬뿍듬뿍 바르고 싶다. 하지만 화장품에 들어간 보습성분은 그야말로 겉피부용이다.

그리고 시중에 보습제로 나오는 화장품들은 보습제만 들어간 것이 아니다. 기름 성분과 수용성 성분을 섞어주는 계면활성제인 유화제가 대부분 들어가 있다. 유화제는 기름 성분과 수용성 성분을 섞어주는 역할을 하지만 피부에 오랜 시간 덮여 있을 때 피부의 항상성을 무너뜨리는 결과를 낳는다. 화장품에 들어 있는 계면활성제 성분은 피부

세포막을 손상시킨다. 피부에 보습하려다가 오히려 보습제를 바르지 않은 상태에서 더 건조해지는 결과를 낳게 된다. 겉피부의 각질세포는 수분 함량을 10% 정도로 낮추고 건조한 상태로 장벽 역할을 해낸다. 각질세포는 적당히 건조한 상태에서 제 역할을 다하고 떨어져 나가야 하는데 항상 젖어 있는 상태에서는 기저층에서 오히려 각질세포 생성이 늦어지게 된다.

세포의 항상성을 무너뜨리지 않는 보습 방법은 최대한 계면활성제가 들어 있지 않은 화장품을 사용하는 것이다. 쉽게 생각하면 로션이나 크림 타입은 물과 기름을 섞어놓은 에멀전 형태다. 로션 타입은 수분층이 기름층보다 더 많고 크림 타입은 기름층이 수분층보다 많거나 비슷하다. 두 개를 같이 쓰려다 보니 필수적인 것이 유화제다. 굳이 같이 쓰기 위해서 피부에 해로운 성분을 사용할 필요가 있을까?

권장하고 싶은 방법은 그냥 따로따로 쓰는 것이다. 수분층만 있는 제품을 선택해서 쓰고 다음에 식물성 오일을 바르면 된다. 스킨에도 가용화제가 많이 들어 있으므로 함유되지 않은 제품을 선택하자. 그리고 몇 가지 식물성 오일을 구비해서 얼굴에 발라준다면 그것만으로도 기초화장은 충분하다.

그럼 많은 식물성 오일 중 어떤 오일이 좋을까? 인체의 지질이나 피지 조성과 비슷한 오일이 좋다. 리놀레산 linoleic acid 은 각질층의 세라마이드를 구성하는 성분으로 인체의 불포화지방산과 유사한 식물성 오일이다. 리놀레산이 부족하면 각질층은 수분과 다른 영양소의 손실이 일어나므로 리놀레산 성분을 함유한 오일을 발라주면 좋다. 다음에 소개하는 오일 제품들은 피부관리에 사용할 수 있는 오일로 제품마다 특성과 유효성의 차이는 있지만 화장품처럼 사용해도 좋은 오일이다. 주의해야 할 점은 압착(눌러 짜냄) 방법으로 추출하고 정제를 덜한 오일을 사용하는 것이 좋다. 그래야 원하는 유효 성분을 포함한 오일을 사용할 수 있기 때문이다.

스위트아몬드 sweet almond 오일

스위트아몬드 오일에는 리놀레산이 17~30%, 올레산 oleic acid이 60~80% 함유되어 있으며, 보습과 피부 진정 효과가 있어 마사지 오일로 사용하기에 좋다. 유통기한이 짧으므로 냉장고에 보관하는 것이 좋다.

살구씨 apricot kernel 오일

피부 침투성이 탁월하고 보습 효과가 있어, 피부를 부드럽고 청결하게 해준다. 스위트아몬드 오일과 아주 비슷하며 마사지 오일이나 바디 오일로 사용하기에 적합하다. 살구씨 오일에는 리놀레산이 25~35%, 올레산이 56~68% 함유되어 있다.

포도씨 grape seed 오일

리놀레산이 58~81%, 올레산이 12~20% 함유되어 있다. 향이 없고 끈적임이 없으나 산패가 빨라서 빨리 써야 한다. 압착으로 추출한 포도씨 오일을 구입하기 어려울 수 있다. 그럴 때는 소개한 다른 오일을 대체해서 사용한다.

동백camellia 오일

동백 오일은 리놀레산을 1.3~2.9%, 올레산을 85.6~89.4% 함유하고 있는데, 사람의 피지 성분 중 가장 많은 것이 올레산이다. 올레산이 많은 동백 오일은 피부에 흡수가 잘되고 외부 세균 침입을 막아주는 장벽 역할에 도움이 된다.

마카다미아너트macadamianut 오일

건조한 피부에 좋은 또 하나의 오일이 바로 마카다미아너트 오일이다. 마카다미아 씨앗에서 얻는 오일로 호호바 오일과 더불어 사람의 피지 구조와도 유사하다. 피지 성분과 유사한 팔미톨레인산palmitoleic acid을 약 24% 함유하고 있어서 흡수가 빠르고 영양이 풍부해서 윤기 있는 피부로 가꿔준다. 유분이 줄어들어 수분 손실이 많은 피부에 보습제로서의 역할도 충분히 할 수 있다. 특히 사용감이 끈적이지 않아 바디 마사지 오일로 사용하면 좋다. 다만 너트 알레르기가 있을 때는 반드시 패치테스트를 한 후 사용해야 한다. 팔뚝 안쪽이나 귀 뒤쪽에 바르고 반창고를 붙인 후 24시간 유지해서 발진이나 간지러움이 없다면 사용해도 좋다. 산패가 잘 되지 않고 보존기간도 길어서 다른 오일과 함께 섞어서 사용하면 좋다.

우리 몸의 훌륭한 보습제인 오일을 어떻게 발라야 효과적일까? 피부에 부드럽게 마사지하듯 발라주는 것이 가장 좋다. 수분라인 보습제를 먼저 바르고 그 위에 오일을 발라주면 좋다. 앞에서 소개한 오일은 페이스 오일뿐 아니라 바디 오일로 사용해도 무방하다.

요즘 오일이 유명세를 타면서 페이스 오일이 많이 출시되고 있다. 되도록이면 100% 천연 식물성 오일을 선택해서 바르기를 권장한다. 특히 향이 없는 오일과 항산화 효과가 있어서 방부 역할을 대체할 수 있는 비타민 E 정도 들어간 페이스 오일을 구입해서 사용하는 것이 피부에는 더욱 안전하다. 간혹 천연 식물성 오일과 녹차 추출물이나 금잔화 추출물 같은 수용성 성분이 함께 들어 있는 오일은 기름과 물 성분을 섞는 가용화제가 함께 들어 있고 오일만 들어 있는 페이스 오일보다 보존기간도 짧아서 방부제를 넣을 수밖에 없다.

오일 구입 시 전성분 표시에 오일 이름, 비타민 E를 제외한 나머지가 없는 것으로 구입하면 좋다. 다만 오일에 포함된 특정 향료에 알레르기가 있을 수 있으니 구입 시 주의하자.(화장품 알레르기 성분표 102~103쪽 참조)

간혹 성분표시에 적힌 미네랄 오일을 보고 식물성 오일로 생각하기도 하는데 미네랄 오일은 석유에서 추출한 오일로 식물성 오일은 아니다. 특히 여드름 피부라면 미네랄 오일은 피하는 것이 좋다. 이것저것 성분을 따지기 복잡하다면 동백 오일 100%, 호호바골든 오일 100%라고 써 있는 것을 구입하면 아무 문제가 없다. 다만 유통기한 표시는 확인하고 사자.

아로마테라피스트가 말하는 식물성 오일 사용 시 주의사항

식물성 오일을 보습제나 마사지 오일로 사용하기 전에 반드시 알레르기 유발 여부를 확인해야 한다. 식물에서 얻은 오일이 누구에게나 다 맞는 것은 아니다. 오일의 종류에 따라 피부에 알레르기를 일으킬 수 있으므로 반드시 내가 쓸 수 있는 오일인지 패치테스트 후 사용해야 한다. 그리고 평소에는 괜찮다가 면역력이 떨어질 때는 식물의 특정 성분이 갑자기 알레르기를 일으킬 수도 있다. 민감한 피부나 면역력이 약해진 상태라면 반드시 패치테스트를 한 후 사용한다.

● **패치테스트 방법**

팔뚝 안쪽이나 귀 뒤쪽에 오일을 바르고 반창고를 붙여 24시간 정도 지난 후 발진이나 가려움이 없다면 사용해도 좋다. 사람에 따라서는 반응이 늦게 나타날 수 있으니 2일 정도 테스트하면 더 정확한 알레르기 여부를 알 수 있다.

속피부 망치는 습관이 알레르기를 부른다

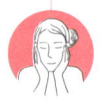

 흔히 피부에 나타나는 두드러기나 금속(니켈) 알레르기, 아토피 피부염 등을 피부 겉의 문제로만 생각하는 경향이 있다. 하지만 피부가 붓고 가렵고 붉어지는 증상들은 피부 속에서 일어나는 반응들에 의해 피부에 나타나는 것이다.

 어느 날 약국에 젊은 청년이 손에 바를 습진약을 사러 왔다. 아토피 증상도 없었고 이전에는 한 번도 피부질환을 앓은 적이 없다고 했다. 겨울도 아닌데 손등이 논바닥 갈라진 것처럼 쩍쩍 갈라지고 가렵다고 하니 참 보기가 딱했다. 분명 심해진 이유가 있을 거란 생각에 생활습관에 대한 주의사항을 알려주고 습진약과 함께 소포장의 비타민제를 함께 복용하도록 권유했다. 한참 지난 어느 날 그 청년은 약국에 다시 찾아와서 손을 보여주며 약을 먹고 생활습관을 바꾸었더니 많이 좋아졌다며 고맙다는 인사를 하고 갔다. 잠시 이야기를 나눠

보니 이 청년은 아르바이트를 하면서도 친구들과 술자리가 많았고 밤잠이 부족한 상태였다. 손이 갈라지고 거칠어진 이유가 피부 겉의 문제 때문만은 아니라는 것을 보여준 사례다. 피부에 나타나는 알레르기 염증반응들은 불규칙적인 식사와 스트레스, 수면시간 부족 등에 의해 몸속의 면역력이 떨어졌을 때 더욱 심해질 수 있다. 피부의 면역력을 높여주고 습진과 피부염을 개선해주기 위해서는 비타민 B군 중 B_2, B_6가 충분히 보충되어야 하며 다른 영양소도 골고루 섭취해주는 것이 좋다.

피부 속 면역이 약해지면 알레르기가 생겨요

알레르기는 도대체 왜 생기는 걸까? 알레르기는 외부의 이물질(항원)에 대한 우리 몸속의 면역세포(항체)가 만들어져서 나타나는 일종의 면역반응이다. 알레르기를 일으키는 물질에 접촉했거나 알레르기를 일으키는 음식을 먹었을 때나 약물에 의해서도 나타날 수 있다. 이러한 알레르기 반응들은 항원을 적으로 인식해서 몸의 면역세포인 T세포, B세포, 수지상세포 등이 이를 공격해서 없애기 위해 싸우는 반응이다. 예를 들어 피부에 알레르기 유발물질이 묻으면 침투한 물질에 대한 정보를 나뭇가지 모양의 수지상세포가 분석해서 면역세포인 T세포에 전달한다. 이러한 정보는 다시 많은 면역세포가 있는 림프절(림프샘)에서 B세포로 전해지고 B세포는 알레르기 유발물질에 달라붙어 싸우는 면역글로불린 E^{IgE}라는 면역항체를 만들면서 외부의 적인 항원에 대응하게 된다. 알레르기가 생기면 면역글로불린 E와 같은 면역항체들은 혈액에 실려 온몸을 돌면서 비만세포 mast cell 표면에 붙게 되고 비만세포는 히스타민이라는 물질을 내보내면서 알레르기 반응을 일으키게 된다. 히스타민은 우리 몸을 방어하기 위해 자연적으로 생성되는 호르몬 유사물질이다. 꽃가루나 진드기, 화학물질 등 알레르기 유발물질에 피부가 노출되었을 때 히스타민이 과잉으로 비만세포에서 빠져나와 혈관을 확장시키고 재채기, 콧물, 가려움을 일으키는 등 두드러기나 염증으로 나타나는 여러 피부반응을 일으키게 된다. 피부질환에 따라 염증반응을 일으키는 면역세포도 달라서 어떤 면역세포가 발견되는지에 따라 치료제의 선택과 기준이 달라진다. 예를 들어 T세포를 도와주는 TH1(T도움세포1)이 우세할 경우는 건선이 심해지고 TH2(T도움세포2)가 우세할 경우는 아토피가 심해진다. 최근에는 이 두 가지 면역세포가 아토피나 건선에 모두 발견된다는 연구결과도 나와서 이러한 면역세포를 자극하지 않고 균형을 이루게 하는 음식과 치료제를 연구하고 있다.

　과학과 문명이 발달하고 환경도 좋아졌지만 알레르기 질환을 앓는 사람은 오히려 점점 늘어나는 것을 어떻게 설명해야 할까? 알레르기를 일으키는 물질은 인체가 병원체와 싸우는 메커니즘과 비슷하다. 알레르기 환자는 전 세계적으로 점점 늘어나고 있으며 최근 20년간 30% 이상 급격하게 늘어나고 있다.

　알레르기 중 위생가설에 따르면 생활환경이 깨끗할수록 활동 면역세포의 경험치가 낮아져서 알레르기가 더 잘 일어난다고 한다. 우리 몸속의 면역체계는 알레르기 유발물질을 제거하기 위한 T세포와 알레르기를 일으키는 T세포 두 가지 면역세포에 의해 균형을 이루게 된다. 병원체가 몸속에 침입하면 병원체와 싸우는 T세포가 늘어나고 위생상태가 좋고 감염 기회가 적으면 알레르기를 일으키는 T세포가 상대적으로 늘어난다.

우리 생활환경은 알레르기 T세포를 활동시키는 환경을 만들고 있다. 일단 주변에 알레르기 유발물질이 점점 늘어나고 있다. 또한 미세먼지와 대기오염으로 이물질에 대한 알레르기 반응이 잘 일어난다. 우리는 항생제를 먹고 자란 육류를 섭취함으로써 오히려 감염의 경험은 적어졌지만 알레르기는 오히려 더 잘 일어난다. 현재 우리가 사는 세상은 각종 오염물질과 가공식품으로 인한 영양 불균형, 스트레스 등에 의해 피부 속 면역세포가 약해지고 있다.

피부염증을 가라앉히고 TH1과 TH2 세포의 균형과 면역조절을 도와주는 영양제 (피부질환이 있다면 챙겨 먹자.)
프로바이오틱스, 비타민 A, 비타민 D, 비타민 E, 초유, 유향, 췌장효소, 강황, 울금, 필수지방산

★ 내용 발췌 : ECZEMA Itchin' for a Cure - 수지코헨, R. Ph

겉피부를 지켜서 속피부 알레르기를 막아요

지구상에 많은 사람이 살고 있는데 피부 알레르기가 심한 사람과

그렇지 않은 사람의 차이는 무엇일까? 그건 1차 방어벽인 피부 겉의 장벽이 약한 사람과 강한 사람의 차이가 영향을 준다고 할 수 있다. 피부 장벽은 몸속에 이물질이 침입하기 어렵도록 만드는 구조로 되어 있는데 피부 장벽이 약해지면 세포 사이의 결합력이 약해지면서 이물질이 침입하기 좋은 구조로 바뀌기 때문이다.

특히 아토피성 피부염은 피부가 만성염증을 일으키는 상태다. 면역세포가 피부 표면에 모여 있기 때문에 집먼지나 진드기 등의 원인물질에 더 반응하기가 쉬워진다. 게다가 가려움을 느끼는 신경 또한 피부 표면 가까이 뻗어 있어서 조금만 자극을 받아도 가려워서 긁게 되면서 피부에 염증이 악화된다. 튼튼한 각질만큼 피부를 보호하기 좋은 방어막이 없다. 겉피부의 장벽을 무너뜨릴 수 있는 물리적인 세안 습관뿐 아니라 때를 미는 목욕 습관은 겉피부의 각질을 손상시켜서 알레르기 유발물질이 침투하기 좋은 환경이 되기 때문에 피해야 한다.

특히 강한 세정제나 물리적인 자극이 강한 목욕 후에는 피부 장벽

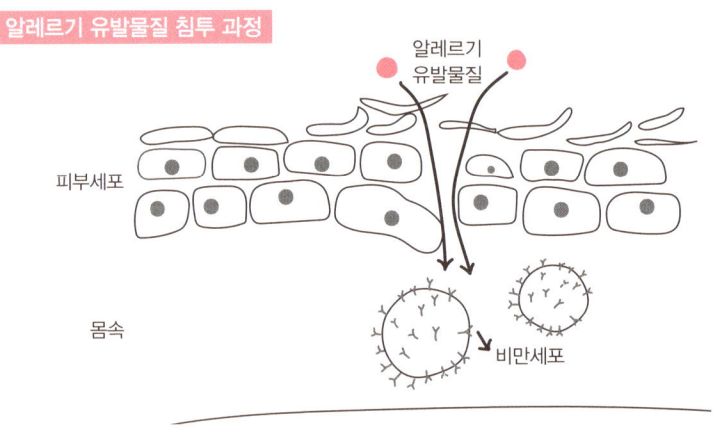

이 더욱 손상되어 보습제에 있는 향 성분이 피부 속에 침투해 염증성 알레르기를 일으킬 수 있다.

알레르기 유발 가능성이 있는 향 성분들을 표시, 기재하도록 화장품법에서 권장하고 있으므로 혹시 알레르기 유발 가능성이 높은 향 성분이 있는지 다음 표(102~103쪽)에서 확인한 후 구입하자.

또한 건강을 해쳐서 피부 장벽을 약화시킬 만한 생활습관은 멈춰야 한다. 건강하지 못한 사람은 피부 장벽을 튼튼하게 만들지 못한다. 식습관이나 수면, 스트레스 등 건강을 악화시킬 수 있는 습관을 갖고 있다면 모두 개선하자.

화장품 알레르기 성분

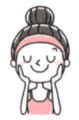

다음은 착향제 구성성분 중 알레르기 유발물질로 알려진 성분들로 「화장품법」 제10조, 「화장품법 시행규칙」 제13조 제5항 제1호, 별표2의 2, 제5호에 따라 해당 성분을 기재·표시하도록 권장하고 있다. 화장품에 다음 성분이 있다면 알레르기를 고려해서 선택하자.

착향제 구성성분 중 기재 · 표시 권장 성분

1. 아밀신남알
2. 벤질알코올
3. 신나밀알코올
4. 시트랄
5. 유제놀
6. 하이드록시시트로넬알
7. 이소유제놀
8. 아밀신나밀알코올
9. 벤질살리실레이트
10. 신남알
11. 쿠마린
12. 제라니올

13. 하이드록시이소헥실3-사이클로헥센카복스알데하이드

14. 아니스에탄올

15. 벤질신나메이트

16. 파네솔

17. 부틸페닐메칠프로피오날

18. 리날룰

19. 벤질벤조에이트

20. 시트로넬롤

21. 헥실신남알

22. 리모넨

23. 메칠2-옥티노에이트

24. 알파-이소메칠이오논

25. 참나무이끼 추출물

26. 나무이끼 추출물

단, 사용 후 세척되는 제품은 0.01% 이상, 사용 후 세척되는 제품 이외의 화장품은 0.001% 이상 함유하는 경우에 한한다.

★ 식약처 자료 참조.

피부 속 괴롭히는 꽃가루나 먼지를 막아주세요

어떤 물질에 알레르기가 있다면 알레르기 원인으로부터 벗어나는 것이 최선의 선택이다. 그러나 공기 안의 성분을 일일이 따지면서 숨쉬기 어렵듯이 다양한 알레르기를 일으킬 수 있는 환경을 모두 피해서 살 수는 없다. 우리 몸을 둘러싼 겉피부뿐 아니라 입안부터 내장기관까지 뚫려 있는 곳은 모두 외부 물질과 만날 수 있는 장벽이며 장벽이 건강하고 튼튼할수록 1차적인 방어 기능으로 알레르기 확률은 낮아진다.

마스크 중에 코 안에 넣는 코마스크가 있다. 콧속에 쏙 밀어 넣으면 코털이 걸러주지 못한 꽃가루나 먼지를 막아주어서 알레르기를 일으키지 않도록 하는 것이다. 코마스크는 미국 식약청FDA과 유럽의 식약처에서 허가를 받았고 이미 그 성능을 인정받아서 세계적으로 알려진 제품이다. 봄철에 꽃가루나 먼지로 인해 생기는 알레르기에 사용하면 도움을 받을 수 있다. 다른 마스크처럼 얼굴을 많이 가리지 않고 콧속으로 들어가는 형태여서 미용적으로도 한 단계 진화한 마스크라고 볼 수 있다.

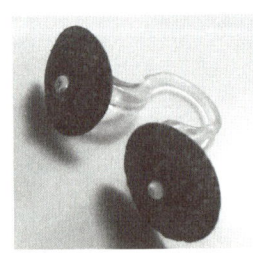
코마스크

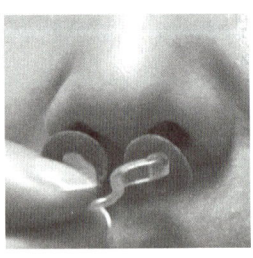
착용 과정

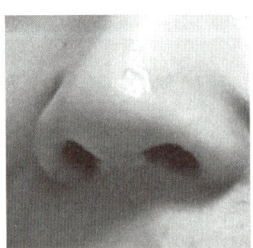
착용 후

피부질환에는 약도 필수! 건강습관도 필수!

"약 발라도 소용없어서 안 발라요."

상담 중 제일 걱정스런 대답이다. 약에 대한 불신으로 피부질환이 악화되는 것을 종종 보았기에 이 이야기는 꼭 해주고 싶다. 주부습진은 흔한 피부질환이지만 한번 걸리면 연고를 발라도 잘 낫지 않는 경우가 많다. 주부습진이 잘 낫지 않는 이유가 있다. 연고를 바르고 습진이 낫는 동안 손에 물이 잘 닿지 않게 해야 한다. 손에 물이 닿지 않도록 최대한 노력하는 사람은 좋아지는 반면 그렇지 않으면 습진이 잘 낫지 않고 증상이 반복되곤 한다.

다양한 피부질환으로 약국을 찾아오는 사람 중 아토피나 지루성 피부염처럼 만성 피부질환이 있는 사람은 피부약이 독하다는 생각으로 약을 무조건 기피하는 경향이 있다. 그러나 약은 현재 악화된 피부증상이 더 심해지지 않도록 하기 위해 꼭 필요한 것이다. 약만으로 아토피나 지루성 피부염을 완치할 수 있다는 생각은 처음부터 하지 말아야 한다. 만성 피부질환의 경우 생활환경에서 피부염의 원인을 스스로 개선하지 않는 상태에서는 계속 재발할 수밖에 없고 그때마다 약을 사용하면서 약에 대한 부작용에도 쉽게 노출될 수 있다. 가려움과 염증을 가라앉히는 약들은 주로 항히스타민제와 스테로이드 약물이다. 이 약들은 의사의 처방에 따라 올바른 기간을 지켜서 바르거나 복용하면 가장 효과적으로 증상을 완화시킬 수 있다. 약의 두려움 때문에 너무 가려워서 잠을 이루지 못하거나 얼굴이 붓고 발진이 심해서 도저히 일상생활이 어렵다고 판단될 지경까지 그냥 방치하는 것은 결코 바람직하지 않다.

언젠가 취업 문제와 결혼 문제로 스트레스를 받고 잠도 잘 못 자게 되면서 두드러기와 발진으로 고생하는 여성과 상담한 적이 있다. 병원에 가보고 치료도 했지만 계속 재발한다며 고통스러워했다. 아무리 약을 먹고 바른다고 해도 스트레스로 몸의 면역력이 떨어지면 피부 면역세포의 기능도 떨어질 수밖에 없다. 몸속의 면역세포를 약하게 만드는 불규칙한 생활습관과 영양관리를 개선하지 않고 피부질환을 약만으로 해결하겠다는 것은 밑 빠진 독에 물 붓기나 다름없다.

또한 알레르기 질환으로 일상생활이 힘든데도 무조건 약을 먹지 않고 견디려고만 한다면 삶의 질은 너무 떨어질 것이다. 무조건 불신하는 것보다 적절한 시기에 복용하면서 몸속 세포의 건강을 찾는 생활습관을 유지하는 것이 바람직하다.

현재 알레르기에 대한 치료의 대부분은 증상을 억제하는 요법이다. 예를 들어 꽃가루 알레르기라면 눈이 가렵거나 콧물이 나는 증상을 억제하는 항히스타민제가 처방된다. 비만세포가 방출하는 히스타민 등에 의해 알레르기 증상이 생기므로 자극이 세포에 전달되지 않도록 약을 복용하고 있을 때는 증상이 억제된다.

이제까지 항히스타민제를 복용하면 잠이 오는 부작용이 있었지만 요즘은 졸음이 오지 않는 항히스타민제를 일반의약품으로 판매하고 있다. 피부질환이 있다면 생활 속에서 피부 건강을 지키기 위한 노력도 함께 해보자.

속피부를 가렵게 하는 히스타민 유발 식품
(피부질환이 있을 경우 주의하자)

- 술 특히 발효된 맥주나 와인
- 발효젓갈, 엔쵸비
- 아보카도
- 파마산치즈, 발효치즈
- 탄산음료, 커피나 홍차
- 발효식품, 훈제 고기, 훈제 생선, 피클류
- 가공한 고기(소시지, 햄류)
- 마요네즈, 샐러드드레싱, 초콜릿

★ 내용 발췌 : ECZEMA Itchin' for a Cure – 수지코헨, R. Ph

피부가 좋아하는 영양소를 뺏는 약물과 음식

다음과 같은 약물과 음식들은 비오틴, 피리독신, 엽산, 비타민 C, 셀레늄, 칼슘, 마그네슘 등 머리카락과 피부의 건강에 중요한 영양소들을 뺏어가는 강도들이다. 불가피하게 다음 약들을 장기간 먹어야 한다면 외부에서 영양소를 보충해주는 것이 좋다.

- 위산 억제제 : 위염 치료제로 사용한다.
  H_2 길항제(라니티딘, 파모티딘, 시메티딘)
  프로톤펌프 억제제(오메프라졸, 에소메프라졸, 란소프라졸, 라베프라졸)
- 항생제(거의 모든 항생제가 해당된다.)
- 경구용 피임약 : 임신 예방과 생리주기를 맞추는 데 사용한다.
- 호르몬 대체요법제 : 갱년기 증상 치료에 사용한다.
- 코르티코스테로이드(프레드니솔론, 메칠프레드니솔론, 히드로코르티손) : 알레르기, 천식, 자가면역질환 등 만성통증에 사용한다.
- 모든 술
- 커피
- 정제 설탕과 가공식품

★ 내용 발췌 : Drug Muggers-수지코헨

유별난 햇빛 알레르기 방어법

여름이 다가오면 햇빛을 보기가 두려운 사람들이 있다. 바로 햇빛 알레르기가 있는 사람들이다. 햇빛 알레르기는 자외선이 강해지기 시작하는 5월부터 한여름인 7~8월이 되면 더욱 심해진다. 햇빛 알레르기는 일정 시간 햇빛을 받으면 피부가 민감하게 반응해서 광과민증이라고도 부른다. 햇빛을 받은 피부가 빨갛게 되거나 두드러기가 올라오고 물집이나 수포가 생기기도 한다. 특히 밖으로 노출된 얼굴, 팔, 다리 등에 증상이 나타나서 대인관계에 문제가 생기기도 한다.

햇빛을 받으면 피부 속 면역체계가 자외선을 이물질로 인식해서 방어하는 면역반응이 일어나는데 이때 몸속 면역체계가 약해진 상태에서 면역반응이 과하게 일어나는 과민반응이다. 그러나 면역이 약한 모든 사람에게 햇빛 알레르기가 생기지는 않고 알레르기 반응으로 면역글로불린 E가 많이 생기면서 나타나는 과민반응을 햇빛 알레르기라 한다.

햇빛 알레르기 증상은 어떤 것이 있을까?

• 다형 태양광선 발진(다양한 형태의 발진이 나타남)

다형 태양광선 발진은 햇빛 알레르기 질환 중 가장 흔한 질환이다. 자외선이 강한 봄과 여름철에 주로 여성에게 많이 생기며 햇빛에 노출된 피부에 물집이 생기거나 습진, 구진(약간 솟은 붉은 발진) 등 다양한 형태의 발진이 나타난다.

• 우두 모양의 물집증(우두처럼 생긴 물집이 생김)

햇빛 알레르기 증상 중에 발병할 확률은 낮다. 하지만 이 증상은 여름만 되면 반복적으로 나타나서 피부를 괴롭히는 주범이다. 햇빛에 노출되면 피부가 가렵고 붓고 붉은 반점이 생기며 붉은 반점 부위에 누르는 듯한 통증이 느껴지는 구진이 생긴다. 통증이 느껴지는 구진에 물집이 생기고 물집은 딱지로 변한다.

• 만성 광선 피부염(심한 가려움과 만성습진이 생김)

햇빛에 피부가 노출되면 심하게 가려우며 만성적인 습진이 나타나는 증상이다. 주로 햇빛에 오래 노출되는 환경에서 일하는 중년이나 노년의 남성에게 주로 나타난다.

- 일광 두드러기(붉은 반점과 두드러기가 생김)

자외선의 파장 중 일부 특정 파장에 약한 사람에게 주로 나타나는 증상이다. 햇빛에 피부가 노출되면 붉은 반점이나 두드러기가 생기고 짧게는 몇 분, 길게는 몇 시간 정도 가렵고 따갑다. 하루 햇빛에 노출되어 두드러기가 생긴 피부는 하루 안에는 두드러기가 다시 생기지는 않는다. 평소에 햇빛에 많이 노출되지 않는 허벅지나 등, 배가 햇빛에 노출되면 증상이 더욱 심하게 나타나기도 한다.

햇빛 알레르기 예방하기

햇빛 알레르기는 치료보다 우선 예방이 중요하다. 햇빛 알레르기의 원인인 자외선을 차단하는 것이 가장 우선이다.

- 자외선이 강한 시간에는 외출을 삼간다.
- 외출 시 넓은 챙이 있는 모자와 선글라스를 착용한다.
- 긴 소매와 올이 두껍고 촘촘한 옷을 입는다.
- SPF 30 이상 PA++ 이상 자외선 차단제를 바르고 두 시간마다 덧바른다.
- 충분한 수분을 섭취해서 피부면역을 높인다.
- 보습제를 발라서 자외선으로부터 피부를 보호한다.
- 평소에 꾸준한 운동과 건강한 생활습관으로 면역력을 높인다.

햇빛 알레르기 응급 비상약과 피해야 할 약

여행 중 햇빛 알레르기를 대비해 약국에서 구입 가능한 항히스타민제와 스테로이드 로션(히드로코르티손 1%, 2.5%)을 응급상비약으로 준비해가는 것도 좋다. 항히스타민제는 세티리진염산염 성분이 대표적이며 졸음이 덜 오는 로라타딘 성분의 항히스타민도 성인 하루에 한 알 복용으로 햇빛 알레르기로 인한 가려움과 발진에 효과를 볼 수 있다. 바르는 약으로는 프레드니솔론이나 히드로코르티손 성분의 로션이 안전한 1차 선택약이 될 수 있다. 습진 아토피에 사용하는 광범위 피부질환 크림은 스테로이드 강도가 중간 정도로 국소적으로만 사용하고 넓은 부위에는 사용하지 않는 것이 좋다. 임의 사용은 일주일을 넘기지 않는다.

다음과 같은 약물(113쪽)을 복용하고 있다면 햇빛이 심한 시간대에 노출을 자제하고 자외선 차단제나 의류로 피부를 보호하자. 이 약물들은 체내에서 단백질과 결합해 잠복기를 거쳐 알레르기를 일으킬 수 있고 심할 경우 햇빛에 노출되자마자 피부 자극을 일으킬 수 있다. 또한 유명한 케토프로펜 성분의 붙이는 파스도 사용 후 햇빛에 노출됐을 때 광과민 반응이 피부에 나타날 수 있어서 주의가 필요하다. 일광욕을 즐기는 프랑스에서는 케토프로펜 함유 제품은 광과민성 부작용으로 시판이 중지되었다.

햇빛 알레르기를 개선하기 위해 항산화제인 비타민 C와 비타민 E, 폴리페놀이 도움이 되며 바르는 올리브 오일도 자외선에 의한 세포 손상을 줄여줄 수 있다.

광과민을 일으키는 약물

- quinolone 계열 항생제(~oxacin으로 끝나는 항생제)
- tetracycline 항생제
- sulfonamide 계열 화학요법제(설파제)
- 항우울증 치료제
- 항히스타민제(phenothiazine계 메퀴타진 등)
- 위궤양 치료제
- 진통제(피록시캄 계열)
- 이뇨제(다이크로진)
- 고혈압 치료제
- 당뇨 치료제
- 여드름 치료제
- 피임약

햇빛 알레르기 2-2-2 관리법

진정(2일) → 수분(2일) → 보호(2일)

① 진정관리(2일)
- 적당한 물기가 있는 깨끗한 화장솜을 냉장고에 넣어 차게 두었다가 수분이나 진정 토너액을 충분히 흡수시켜 알레르기가 있는 부분에 10~15분 올려둔다.

- 쿨링된 알로에겔을 질환 부위에 도포한(10분) 후 가볍게 두드려 흡수시킨다.
- 쿨링된 알로에겔 + 진정용 천연오일(캐모마일)을 한두 방울 섞어 적당한 두께로 20분 동안 알레르기 부위에 올려둔 후 흡수시켜 마무리한다.(마무리 팩에서 미용 숯가루가 있으면 수분 크림과 섞어서 발라주면 진정효과에 좋다. 단 집에서 만든 천연팩은 알레르기를 더 유발할 수 있으므로 진정관리 단계에서는 주의해서 사용한다.)

② 수분관리(2일)
- 미온수로 가볍게 정리한 후 민감해진 피부에 자극을 줄이기 위해 수분 토너는 화장솜에 묻혀 닦지 말고 손으로 가볍게 두들겨 흡수시킨다.
- 햇빛에 의한 피부 건조증과 민감증에 가벼운 영양과 수분을 주기 위해 수분 에센스 + 미네랄 함량이 높은 해초 팩을 섞어서 얼굴에 바르고 20분 후 가볍게 씻어낸다.
- 수분 크림으로 마무리한다.

③ 보호관리(2일)
- 미온수 세안 후 수분 토너나 민감성 토너로 두들겨 흡수시킨다.
- 피부 장벽을 강화하기 위해 낮에는 수분 보습 위주의 제품과 자외선 차단제, 밤에는 영양 위주의 제품을 선택적으로 바르면 좋다.(단 미백 성분, 여드름 성분의 기능성 성분은 피부의 다른 트러블을 유발할 수 있으므로 알레르기가 진정되고 2주 후부터 사용을 권장한다.)

- 우엉의 타닌 성분은 햇빛 알레르기로 민감해진 피부의 체온 유지를 조절해주고, 건조증에 의한 탄력 저하로 넓어질 수 있는 모공관리에도 효과가 좋으므로 수분팩제에 우엉 우린 물을 섞어 사용하거나 입욕제로 사용하면 상처 난 피부를 회복하고 보호하는 데 좋다.

초간단 진정 미스트 만들기

햇빛 알레르기가 있는 경우 몸에 뿌리는 향수나 진한 향의 화장품은 햇빛 알레르기를 더욱 유발할 수 있으므로 주의해야 한다. 특히 자외선에 파괴되는 비타민 제품이나 광과민성의 향인 감귤계 오일은 피해야 한다.

햇빛 알레르기가 생기면 피부의 염증으로 건조하고 열감이 생긴다. 쉽게 만들고 수시로 뿌려줄 수 있는 진정 미스트를 만들어 사용해보자. 향은 햇빛 알레르기를 더 심하게 만들 수 있으므로 향을 제외한 무향으로 만들어 사용하는 것이 좋다.

얼굴이나 팔다리 등에 수시로 뿌려주면 진정효과가 있으며 햇빛으로 건조해진 피부에 수시로 보습을 줄 수 있다. 보습제 성분인 글리세린 양은 투약병으로 재서 넣으면 편하게 계량할 수 있다. 5ml가 너무 끈적인다면 2~3ml로 줄여도 된다. 정제수 대신 증류수도 가능하다.

정제수는 정제 방식으로 증류수는 증류 방식으로 순수한 H_2O를 얻은 것이므로 둘 중 아무것이나 사용해도 된다. 다만 정제수나 증류

초간단 만능 미스트 만들기

재 료	스프레이 용기 100ml(다이소나 마트에서 구입 가능) 소독용 에탄올, 정제수 글리세린(약국에서 구입 가능)
만드는 방법	에탄올로 소독한 스프레이 용기에 정제수 100ml를 담는다. 글리세린 5ml를 넣고 흔들어준다.

수는 한번 개봉하면 2~3일 이내에 빨리 사용해야 하며 반드시 1L 단위로 포장한 깨끗한 것을 사용해야 한다. 인터넷 쇼핑몰에서 소분해서 파는 것은 오염 위험이 있으므로 약국에서 포장한 제품을 구입하는 것이 좋다.

아토피 가려움! 포기하지 말고 다스려봐요

피부에 아토피나 가려움증이 심하다고 찾아오는 사람은 자주 씻는 경우가 많다. 무조건 깨끗하게 하는 것이 피부에 좋은 것은 아니다. 특히 아토피 피부염처럼 겉피부의 장벽이 약한 피부는 병원균이나 해로운 물질이 침투하기 좋은 피부구조를 갖게 된다.

겉피부는 적당히 기름져서 피부의 산성도가 약산성을 유지해야 피부에 세균이 침투하기 어려운 방어막 역할을 제대로 할 수 있다. 만약 피부 장벽의 역할을 제대로 하기 어려운 상태로 바뀐다면 장벽은 외부 세균에 뚫려서 알레르기가 잘 일어난다. 약해진 겉피부의 세포들 사이로 이물질이 들어가면 면역반응으로 염증이 생기게 된다.

특히 아토피 피부염은 겉피부 장벽이 약하기 때문에 이물질이 침투해 알레르기가 수시로 일어난다. 아토피 피부염을 앓고 있는 사람에게 진드기나 먼지 등의 알레르기가 더 잘 생기는 이유다. 그런데 겉피부에 묻은 더러움을 없앤다고 피부 장벽을 자극하는 목욕을 자주 하거나 수시로 긁는 행동 등은 장벽을 더욱 손상시키기 때문에 자제해야 할 습관이다.

자극 없는 목욕으로 피부 속을 지켜주세요

아토피 증상을 겪고 있다면 목욕법과 목욕 후 관리에 더욱 신경 써야 한다. 목욕법과 목욕 후 관리 방법에 따라 아토피 증상이 호전되는 데 도움이 될 수도 있지만 악화될 수도 있기 때문이다. 아토피는 너무 자주 씻지 않는 것이 좋지만 땀이나 세균, 노폐물이 피부에 남아 있으면 아토피 증상이 심해질 수 있으므로 목욕 횟수는 하루에 1~2회, 10분을 넘기지 않는 것이 좋다. 통 목욕보다는 간단한 샤워로 짧게 끝내는 것이 좋다. 목욕물은 연수된 물이 좋지만 연수기가 없다면 욕조에 전날 미리 받아 염소 성분을 날린 후 윗물을 사용해 샤워하도록 하자. 간혹 사해 솔트나 입욕제가 아토피에 좋다고 사용하는데 피부의 상태에 따라 다르다. 피부에 진물이 흐르는 정도의 심한 아토피는 솔트의 염분과 입욕제의 구연산 등이 오히려 피부를 자극할 수 있으니 사용하지 말아야 한다.

목욕물의 온도는 35~38℃로 체온과 비슷한 정도가 적당하며 헹굴 때는 미지근한 물을 사용하면 가려움을 달랠 수 있다. 너무 차가운 물로 헹구면 피부 체온이 올라가 오히려 간지러움을 유발할 수 있으니 주의해야 한다. 목욕할 때 세정제(또는 비누)는 되도록 적게 사용하는 것이 좋다. 2008년 식약청의 동물실험 결과, 세정제에 주로 사용하는 화학적 계면활성제인 SLS$^{Sodium\ Lauryl\ Sulfate}$가 아토피를 유발한다고 밝혔다. 물론 시중에 판매되는 세정제는 계면활성제의 농도가 높지 않아 안전하다고 발표했다. 하지만 나와 내 가족이 사용하는 것이라면 세정력이 조금 떨어진다고 해도 천연물에서 추출한 천연 계면활성제(난황 레시틴, 레시틴, 사포닌 등)가 함유되어 있는 안전한 세정제가 좋을 것이다. 약산성 비누나 아토피 전용 제품을 사용하여 목욕 후에도 건조하지 않고 피부의 천연보습 인자를 지켜서 촉촉함을 유지하도록 해주는 것이 좋다.

특히 때수건을 이용해 피부를 자극하면 피부가 손상되고 진물이 심해질 수 있으므로 절대 하지 말아야 한다. 목욕 후 면 수건으로 지그시 눌러 물기를 닦아주고 보습제는 3분 이내 물기가 완전히 마르기 전에 발라준다.

고통스러운 피부 속 가려움을 다스려봐요

물론 아무리 긁어도 가려운 고통! 머리를 감지 않거나 목욕을 하지 않아 생기는 단순한 가려움이 아니라는 것은 누구나 안다. 너무 가려운 나머지 잠을 잘 수도 없다. 손톱에 피딱지가 앉을 정도로 긁다 보면 피부 겉면이 거친 시멘트 바닥에 쓸린 것처럼 헤져 따끔거리며 아프다. 무엇보다 고통스러운 것은 피가 나도록 긁어도 여전히 가렵다는 것이다. 긁다 보면 2차 감염이 이어져 더 심하게 가렵고 염증도 심해지는 악순환이 이어진다. 아토피는 피부과 의사의 진료를 받고 치료를 해도 가정에서 관리를 해주지 않고 생활습관을 개선하지 않으면 쉽게 낫지 않는다. 이 반복적이고 집요한 가려움을 슬기롭게 치료하고 이겨낸다면 2차 감염으로 나아가지 않고 아주 빠르게 치료 효과를 볼 수 있을 것이다.

"안 긁으면 되잖아. 손대지 마." 하지만 어떻게 안 긁을 수 있을까? 살을 도려내고 싶을 만큼의 가려움을 남들은 상상이나 할 수 있을까? 겪어보지 않은 사람은 이해하기 어려운 가려움이다. 아토피는 밤만 되면 더 가려워서 긁게 되어 다음 날 환부가 더 심해진다. 이 가려움만 잘 다스려도 회복에 도움을 줄 수 있다.

아토피 가려움을 줄여보아요

① 통이 넓은 면 옷을 입어 바람이 잘 통하도록 해서 환부를 시원하게 해준다.

② 바르는 보습제나 오일을 섞은 알로에겔을 냉장고에 넣어두었다가 피부가 가려울 때마다 시원하게 고루 발라주어 가려움을 달래준다.

③ 가려움이 느껴질 때마다 오일을 두 손바닥에서 겹쳐 고루 묻힌 후 가려운 부위에 발라주어 진정시킨다. 이때 너무 압을 세게 하여 바르면 환부에 열이 나서 더 간지러우므로 약하게 달래듯 발라준다. 환부가 뜨거울 정도로 열이 오르면 알로에겔로 시원하게 진정시킨 후 오일을 발라주면 진정효과를 더 높일 수 있다.

아토피 가려움! 5가지만 기억하세요

가려울 때 효과적으로 잘 긁는 것도 중요하다. 5가지 원칙으로 가려움증을 정복해보자.

① 손톱은 무조건 짧게 깎아 무의식 중 긁을 때 상처를 줄이도록 하자.
② 환부에 열이 나서 간지러울 때마다 쿨링 마사지를 한다.
③ 바르는 제품이나 화장품은 냉장고에 보관하여 시원하게 사용한다.
④ 환부 주변에 지압 마사지를 해서 혈액순환을 좋게 한다.
⑤ 너무 긁고 싶다면 보습제 등을 손바닥에 묻힌 후 마찰을 줄여가며 긁어준다.

위의 5가지 방법으로 잘 관리해주면 피부는 어느새 자연이 준 회복력으로 많이 깨끗해져 있음을 느낄 수 있다. 다음 말을 항상 염두에 두자.

"가려움을 정복하라."
"지피지기면 백전백승."
"오일 바르기의 고수가 되자."

아토피는 좀처럼 좋아지기 어려운 질환이라서 완치되지 않는다고 지레 미리 포기할 수 있다. 하지만 포기하지 말자. 할 수 있다. 가려울 때마다 마사지하듯 보습제를 발라주며 가려움을 다스리자. 오일을 바르고 또 바르자. 마사지하듯 오일을 발라주면 마찰도 줄어들면서 가려움을 달랠 수 있다. 또한 환부의 혈액순환을 도와 염증 완화에도 도움을 준다.

"가려움을 물리치자. 네가 이기나 내가 이기나 해보자."
승리는 점점 아물어가는 피부로 돌려줄 것이다.

아토피 피부에 식물성 오일은 필수!

아토피 환자들은 감마리놀렌산(gamma linolenic acid)이 부족한 특징이 있다. 감마리놀렌산은 체내에서 합성되지 않는 불포화지방산이다. 감마리놀렌산은 피부의 염증을 억제하는 역할은 하는데 아토피 환자들은 염증을 다스리는 물질이 부족하다고 볼 수 있다. 감마리놀렌산이 풍부한 보리지 오일, 달맞이 오일, 블랙커랜트 오일은 피부염증을 억제하는 효과가 있다고 알려져 있다. 특히 달맞이 오일은 먹는 아토피 치료제로 처방되기도 한다. 이중 한 가지 오일만이라도 구비해놓고 피부에 발라주는 것이 좋다. 다만 오일 특성상 공기 중 산화가 빠르기 때문에 냉장 보관하고 개봉 후 빨리 사용하는 것이 좋다.

상처난 피부에 에센셜 오일 사용은 신중해야 해요

에센셜 오일은 아토피처럼 피부 장벽이 손상된 상태라면 주의해서 사용해야 하며, 자극을 줄 수 있기 때문에 사용하지 않는 것이 좋다. 하지만 심하지 않은 아토피라면 바디용 기준으로 달맞이 오일이나 보리지 오일 같은 식물성 오일 100ml에 에센셜 오일을 1~2방울 희석해서 사용해볼 수는 있다. 아토피에 좋은 에센셜 오일로는 항염증에 좋은 성분이 있는 캐모마일저먼, 라벤더, 티트리, 프랑킨센스, 샌달우드, 편백 등이 좋다. 모든 오일을 다 사용할 필요는 없고 추천 오일 중 자신에게 잘 맞는 오일 하나를 선택해 사용하면 된다. 추천 사용량은 식물성 오일 100ml 기준에 1방울부터 시작해서 차츰 호전도를 보고 5방울 정도까지 늘려볼 수 있다. 하지만 상처가 심하거나 아토피가 심한 경우 에센셜 오일은 사용하지 말아야 한다.

잘못된 민간요법은 아토피를 악화시킨다

아토피 같은 만성질환에 특히 주의해야 할 것은 들려오는 풍문을 무분별하게 믿는 것이다. '뭐가 좋다더라, 어떤 약초가 좋다더라, ~하더라'에 의존해서 아토피가 더 심해진 경우는 많다.

인터넷에서 다양한 정보가 쏟아지는 요즘, 떠오르는 궁금증을 금방 해결할 수는 있다. 하지만 다양한 정보의 홍수 속에서 정확한 정보를 얻을 확률은 낮다. 어떤 사람에게는 맞는 약초가 정작 당사자에게는 독성을 일으킬 수도 있다. 빨리 치료하기 위해 선택한 방법이 오히려 치유하는 데 더 오래 걸리고 악화될 소지도 다분하다. 아토피를 꾸준한 치료와 생활습관으로 다스려야 할 골치 아픈 친구라고 생각하자. 각계각층의 전문가들이 아토피의 원인과 치료 연구에 노력하고 있으며 부단히 새로운 발병 원인과 최신 치료법들을 개발하고 있다. 떠도는 소문에 기대지 말고 반드시 전문가와 상담하여 관리와 치료를 병행해야 한다는 점을 명심하자.

아토피 피부염 진단 기준

아토피 피부염 검사는 알레르기 검사로서 전반적인 알레르기 상태를 알아보는 총 혈청 면역항체 검사와 자세한 원인 항원을 찾기 위한 혈청 내 특이 면역항체 검사, 피부 반응을 살펴보는 피부단자 검사 등을 하게 된다. 하지만 아토피는 검사로 진단을 하는 것이 아니라 다음 표에 있는 증상으로 진단한다. 부모 중 아토피 병력이 있는지 알아보고 주 진단 기준인 가려움증이 있는 부위가 2군데 이상, 보조 진단 기준 증상이 4개 이상 나타날 때 아토피 피부염으로 진단한다.

아토피 피부염 증상

주 진단 기준	보조 진단 기준
가려움증 유무(두 군데 이상일 때) • 2세 이하 : 얼굴, 몸통, 팔, 다리 바깥쪽(펴지는 부위의 습진) • 2세 이상 : 얼굴, 목, 팔, 다리 안쪽(접히는 부위의 습진) 아토피 질환의 과거력 혹은 가족력 유무 확인	• 모공이 두드러짐 • 피부 건조증 • 눈 주위 색소 침착 • 피부단자 검사 양성 • 유두 습진 • 손, 발 습진 • 두피에 심한 각질 • 피부 건조증 • 혈청 IgE 증가 • 백색 피부묘기증 • 백색 잔비늘증 • 구순염 (네 가지 이상 증상이 있을 때)

★ 대한아토피피부염학회 자료 발췌.

보습제, 한번을 발라도 제대로

피부가 건조하면 여러 가지 질환에 노출되기 쉬워진다. 특히 환절기에는 건조증이 더 악화되므로 피부가 가렵거나 여러 형태의 피부질환으로 불편을 호소하는 경우가 더 늘어난다. 하루 종일 움직이면서 활동하다 보면 우리 몸의 수분은 자연 손실이 되고 외부로부터 수분을 뺏기게 된다. 피부에 수분을 오래 유지할 수 있도록 보습제를 잘 바르는 방법을 알아보고 실천해보자.

보습제 바르기 전 알아둘 것
- 보습제를 바르기 전에 손을 청결히 한다.
- 몸에 약간 물기가 남아 있는 상태에서 발라주어야 발림성도 좋고 마찰로 인한 피부 자극을 줄일 수 있다.
- 한번에 바를 양을 충분히 준비해서 되도록 3분 이내에 몸 전체에 빨리 발라준다.
- 털이 누운 반대 방향인 아래에서 위쪽으로 발라주면 모공 속까지 보습성분이 흡수되어 오랜 시간 촉촉함을 느낄 수 있다.

보습효과 높이는 보습제 바르기

팔 바르기

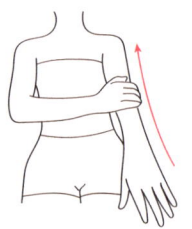

손등에서 어깨까지
겉면을 먼저 바른다.

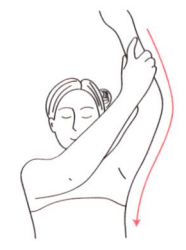

팔목 안쪽에서 겨드랑이를 지나
가슴 측면까지 발라준다.

다리 바르기

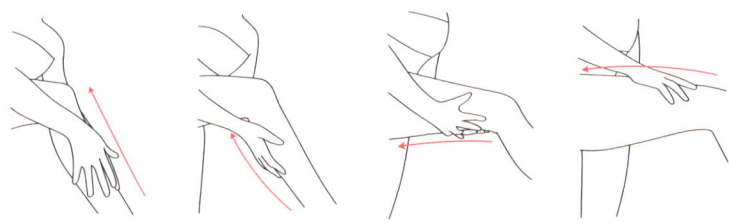

양 손바닥을 넓게 펴서 종아리 앞 → 뒤 〉 허벅지 뒤 → 앞 순서로
발목에서 서혜부 쪽으로 발라서 림프 순환을 같이 도와준다.

복부와 엉덩이 바르기

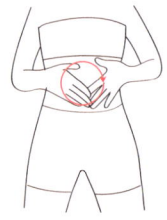 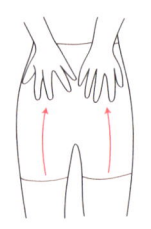 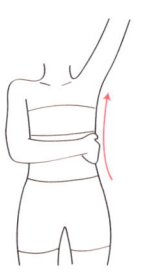

복부는 양 손바닥으로
크게 원을 그리듯 발라준다.

엉덩이는 아래에서
허리 쪽으로 바른다.

양 옆구리는 반대 손으로
허리에서 겨드랑이 쪽으로 발라준다.

가슴 바르기

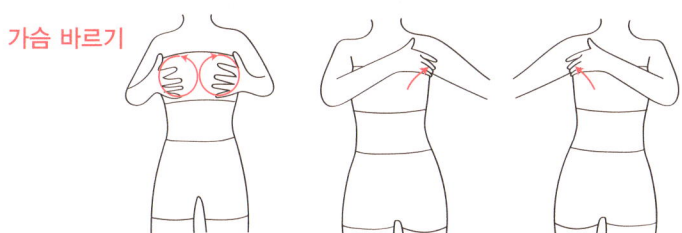

양손으로 원을 그리듯 바른 후 오른손으로 왼쪽 가슴 중앙에서 겨드랑이 쪽으로 발라준다.
반대쪽도 같은 방법으로 발라주어 겨드랑이 림프 쪽으로 빼준다.

등과 발 바르기

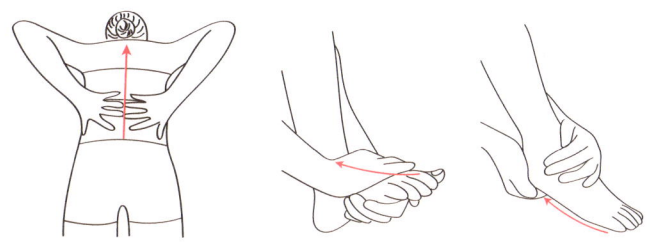

등을 바른 후 마지막에 발등과 발바닥을 꼼꼼히 발라준다.

얼굴 바르기

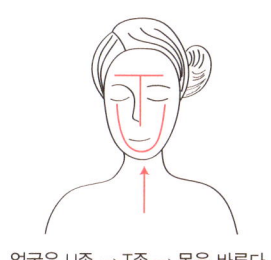

얼굴은 U존 → T존 → 목을 바른다.

피지박멸 작전 성공?
여드름은 더 나요!

얼굴에 여드름이 생기는 것을 좋아할 사람은 없다. 특히 요즘같이 맑고 투명한 피부가 대세인 시대에 피부만 깨끗하게 관리해도 예쁘다는 소리를 듣기 때문이다. 피부 미인이라는 말도 깨끗한 피부를 가진 사람들이 듣게 되는 말이다.

성형수술로 얼굴을 바꾸면 성형미인이 될 수 있어도 피부를 성형으로 쉽게 바꾸지는 못한다. 피부는 잘라내고 붙이고 해서 모양으로 바꿀 수 있는 조직이 아니기 때문이다. 바깥으로 드러난 피부는 피부 속에서 일어나는 변화나 상태를 그대로 드러내준다. 피부는 건강을 나타내는 거울로 바깥 피부만을 관리해서는 좋아질 수 없다. 피부에 드러나는 여드름은 피부 속에 있는 피지샘을 주목해야 제대로 관리할 수 있다.

속피부에 자리 잡은 피지샘은 피부를 보호하면서도 여드름을 생기게 하는 야누스 같은 기름샘이다. 피부 속에 자리 잡은 피지샘이 있기 때문에 여드름이 생기기 때문이다. 만약 피지샘이 없다면 여드름은 생기지 않을 것이다. 얼굴에서 피지샘이 없는 곳이 있는데 바로 입술이다. 입술에 여드름이 난 것을 본 적이 있는가? 입술에 피지샘이 있다면 윤기 나는 입술을 갖게 돼서 입술이 건조해질 일은 드물겠지만 여드름이 나는 고민이 생길 수 있다.

피부에 있는 기름샘(피지샘)은 1cm×1cm의 피부에 15개 정도 있다. 피지샘은 피지(피부기름)를 털주머니로 분비해서 털을 윤기 나게 하고 피부 밖으로 흘려보낸다. 피부 밖으로 흘러나온 피지는 피부에 수분이 증발하지 않도록 방수 역할을 해주고 피부에 윤기도 준다. 15개의 피지샘에서 분비된 피지가 겉피부로 나오지 못하고 세균이 증식하면 1cm 정사각형 피부에 15개의 여드름이 생기게 된다. 피지샘이 없으면 여드름도 생기지 않고 트러블 없는 피부를 유지할 수 있을 텐데 참 아쉽다. 그러나 피지샘은 우리 피부에서는 없어서는 안 된다. 피지샘에서 분비된 피지가 제대로 흘러나와 겉피부를 덮으면 외부 세균이나 바이러스가 피부를 통해서 침투할 수 없도록 해주기 때문이다. 피부를 지키는 피지는 피부면역에서 빼놓을 수 없는 피부 지킴이다. 만약 피지샘이 없다면 우리 피부는 한여름 가뭄으로 쩍쩍 갈라진 논바닥처럼 되어 피부 속 수분이 증발되는 것은 물론이고 세균이 침투해서 여러 염증에 시달리게 된다.

피지샘에서 피지가 밖으로 흘러나갈 때 막히지 않고 잘 흘러나가면 여드름이 생기지 않고 깨끗한 피부를 유지할 수 있지만 피지가 밖으로 빠져나가지 못하는 상황이 되면 피지는 애물단지가 된다. 모낭에는 여드름 균으로 알려진 프로피온박테리움 아크네 propionibacterium acnes 라는 균이 피지를 먹이로 살고 있다. 피지가 너무 많이 생겨서 죽은 세포들과 섞여 모낭의 입구를 막으면 프로피온박테리움 아크네균은 모낭 안에 갇히게 된다. 이때 모낭 안에서 여드름 균이 증식해서 염증을 일으키면 붉은 고름이 차고 아픈 종기처럼 보이는 덩어리를 형성하는 여드름이 된다. 염증의 정도가 심해지면 화농이 심한 여드름으로 발전하는데 흉터를 많이 남기는 여드름으로 유명하다. 그러나 여드름 균이 염증을 일으키지 않으면 모낭 입구를 막은 마개가 공기에 산화되어 색소가 검게 침착되는 흑색면포(블랙헤드)나 공기에 노출되지 않아서 하얗게 보이는 백색면포(화이트헤드)가 생긴다.

이렇게 여드름이 생기는 형태와 양상이 조금씩 다르지만 처음은 피부 속에 자리 잡은 피지샘에서 시작된다. 피지샘은 피부 속에 있어서 눈에 보이지는 않지만 지금 이 순간도 피지를 분비하기 때문에 피

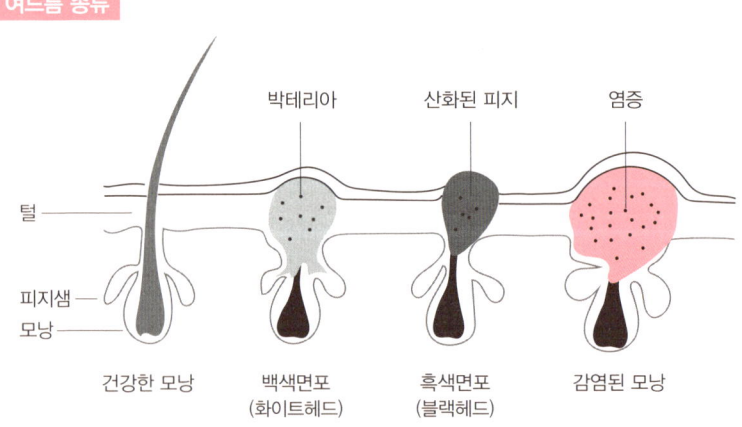

여드름 종류

부 겉에 드러난 여드름만 관리한다고 해서 근본적인 문제가 해결되지는 않는다.

속피부의 피지샘을 자극하지 않고 피지 분비가 너무 많아지지 않도록 해야 여드름을 줄일 수 있다. 특히 사춘기에 생기는 여드름이 주로 안드로겐 호르몬의 분비로 피지샘에서 많은 피지를 만들어내기 때문에 무분별한 화장으로 피지가 나오는 길을 막지 않도록 해야 한다.

업무가 과다해서 피로하고 잠자는 시간이 부족해서 지속적으로 받는 스트레스는 피지를 많이 분비하게 해서 여드름이 심해질 수 있으므로 적절한 업무 조절과 스트레스 관리를 하도록 하자. 특히 여자라면 월경 주기에 변화하는 프로게스테론이라는 여성호르몬 때문에도 피지 분비가 많아지면서 여드름이 생기기도 하는데 생리가 끝나면 자연스럽게 나아지므로 만지지 말자.

피부에 여드름이 나면 피지를 혐오하면서 피부에서 계속 걷어내려고 클렌징을 과하게 하거나 너무 수분만 가득 있는 화장품을 사용하여 피부 겉은 건조하고 피부 속은 기름이 더 많이 나오는 피부로 바뀌기도 한다. 특히 화장품 회사에서 여드름 피부에 쓰도록 만든 화장품 중 에탄올이 섞여 있는 제품이 많아서 사용한 후 건조함이 더욱 심해서 여드름이 더 날 수 있으니 피하도록 하자. 여드름이 생겼다고 해서 무조건 피지를 싫어할 필요는 없다.

여드름 피부라도 미지근한 물로만 부드럽게 세안을 해도 피부에 남은 기름은 어느 정도 제거된다. 실제로 피부 속에 여드름 염증 주머니가 터지지 않고 깨끗하게 피부 밖으로 사라지도록 하기 위해서는 과한 세안이나 스크럽 등의 물리적인 자극을 주는 습관을 버려야 한다.

여드름은 깨끗하게 씻어내기만 한다고 해서 없어지는 것은 아니기 때문이다. 오히려 적절한 피지와 각질이 있어야 여드름 피부도 면역력을 높일 수 있다.

여드름 짜면 속피부 성나요

20세 초반에 여드름이 종종 많이 났는데 화장도 하고 외모에도 관심이 많다 보니 하루에도 여러 번 거울을 들여다보면서 여드름이 작아졌는지 체크해보았다. 거울을 들여다보면 볼수록 뾜록 튀어나온 여드름을 가만히 두고 보기 어려웠다. 당장 없애고 싶은 마음에 거울에 얼굴을 가까이 대고 양쪽 손톱으로 눌러서 짜보니 노란 고름도 나오고 더 짜면 피가 나온다. 다 짜고 나면 작아지겠지 생각하고 다음 날 거울을 보면 짜낸 부위가 주변까지 더 커져버려서 욱신거리고 부어서 붉은 기가 더 심해져 있었다.

염증이 심해진 여드름은 낫는 데 시간도 더 오래 걸리고 다 나아도 피부가 어둡게 착색됐다. 그럴 때마다 여드름이 나면 거울을 안 보는 게 피부관리에 더 좋다는 생각을 종종 했다.

여드름을 무리하게 짜면 염증이 생긴 피지샘 벽이 터지면서 주변 속피부까지 염증이 더 심해진다. 무리하게 짜낸 여드름 주변의 염증이 더 커져서 피부가 움푹 파이면서 회복하기 힘든 흉터로 남는다. 만약 터지지 않더라도 피지를 만들어내는 피지샘은 물리적인 압력을 받아 더 많은 피지를 만들어내고 여드름은 더욱 심해진다.

빙산의 일각이라고 했는가? 여드름은 피부 겉에서 보이는 것보다 피부 속에 자리 잡은 부위가 더 크다. 단순히 여드름을 짠다고 해서 피부에 난 여드름을 한번에 없앨 수는 없다. 피부 속에 있는 여드름 뿌리까지 피부 밖으로 올라와서 최대한 깨끗하고 흉터를 남기지 않고 사라지도록 해야 한다. 흉터를 많이 남기게 하는 행동이 바로 여드름을 짜는 습관이다. 여드름을 짜지 않고 더 심해지지 않도록 유지해서 깨끗하게 사라질 수 있도록 도와주는 방법을 선택하는 것이 더 확실하게 여드름을 개선할 수 있는 방법이다.

피부에 다른 세균이 감염되지 않도록 만지지 말고 특히 짜는 행동은 금물이다. 비타민(A, B_2, B_6, F) 등이 들어 있는 음식을 섭취하는 것도 좋은 방법이다. 특히 피지샘을 자극하는 자외선을 피하는 것은 여드름을 자극하지 않는 좋은 방법이다.

여드름 피부는 세안하는 방법에 더 세심한 주의를 기울여야 한다. 여드름이 있는 사람들이 주로 피부 속에 박혀 있는 염증을 자극하는 세안 방법을 많이 선택하기 때문이다.

피지가 왕성하게 분비된다면 피지를 적당히 제거하는 방법도 중요하긴 하다. 그러나 여드름 피부라도 아침에는 색조화장을 하지 않은 얼굴이기 때문에 굳이 클렌징 제품을 쓸 필요는 없다. 피지는 미지근한 물 세안만으로도 적당히 제거된다. 특히 너무 차가운 물은 피지를 오히려 굳게 해서 피지가 모공 밖으로 흘러나오는 것을 방해하므로 피하도록 한다.

여드름은 피지가 얼굴에 하나도 없다고 해서 나지 않는 것이 아니다. 모공 밖으로 나오지 못해서 문제이지만 일단 나온 피지가 문제의 원인을 만들지는 않는다. 다만 모공 근처의 피지 성분이 먼지나 파운데이션 등과 뭉쳐서 모공을 막으면 트러블을 일으킬 수 있으니 주의해야 한다. 요즘은 클렌징을 위해 클렌징용 브러시나 해면 등을 사용하기도 하는데 피부 속의 염증을 자극해서 오히려 염증이 더 커질 수 있으므로 피하는 것이 좋다. 만약 지금 얼굴에 난 여드름을 짜내고 싶다면 차라리 병원을 찾아서 전문적인 치료를 받는 것이 좋다.

비비와 팩트는 속피부 모공까지 막아요

화장하는 연령이 점점 낮아지면서 초등학생도 화장을 하고 다니는 것을 보고 깜짝 놀랄 때가 있다. 특히 사춘기가 빨라지면서 초등학교 5학년, 6학년이 되면 얼굴에 여드름이 생기는 학생들도 늘어나고 있다. 이 시기에 잘못된 화장으로 여드름이 심해지고 이를 화장으로 가리면서 여드름이 더 악화되는 악순환이 반복될 수 있다. 간혹 학생들이 서로 피부 여드름을 가릴 수 있는 다양한 방법들을 이야기하는 모습을 보기도 한다. 주로 앞머리를 내리거나 살색과 비슷한 파운데이션이나 비비크림 등을 발라서 가린다는 이야기를 많이 듣는데 실제로 학생들이 많이 사용하는 방법이다.

흔히 사용하는 제품들을 보면 여드름 자국이나 넓은 모공을 가리기 위해 프라이머, 컨실러, 파운데이션 등을 사용하는데 이 제품들은 유분이 많아서 모공을 막아 모낭 안에 피지가 갇혀서 여드름을 더욱 악화시킬 수 있다.

만약 여드름을 가리지 못하면 스트레스를 받아서 너무 힘들고 대인관계가 힘든 수준이라 꼭 발라야 한다면 여드름 피부에 적합한 논코메도제닉non-comedo-genic이라 표기된 제품을 선택하기를 바란다. 여드름을 가리기 위해서라면 여드름용 스틱형 컨실러를 선택하길 권한다. 스틱 형태의 여드름 응급스틱은 각질과 트러블을 완화해주는 살리신산과 미르타신(트러블 완화 특허성분)이 들어 있어서 성난 뽀루지는 빨리 터지게 해주고 심하지 않은 경우 가라앉게 도와준다.(약국이나 올리브영에서 구입 가능)

성인이 되어 여드름이 없던 피부에 비비크림이나 파운데이션 등을 발랐더니 갑자기 여드름이 생겼다면 바로 제품 사용을 중단하는 것이 좋다. 특히 요즘은 끈적임이 없도록 하기 위해 실리콘 계열인 디메치콘이 함유된 액상 타입의 커버쿠션 등이 많이 출시되고 있다. 이 제품은 커버력과 발림감은 좋지만 모공을 막고 피지가 잘 배출되기 어렵게 하므로 여드름 피부는 피하는 것이 좋다.

요즘 청소년들의 색조화장품 사용이 점차 증가하고 있다. 얼굴을 작아 보이게 하거나 코가 높아 보이게 하는 색조화장, 볼에 바르는 틴트 등도 여드름을 자극해서 피부 여드름이 심해질 수 있으므로 하지 않는 것이 좋다.

또한 되도록 모공을 막지 않도록 오일이 적은 제품을 사용하고 수분 공급을 충분히 해줘서 여드름이 악화되지 않도록 한다. 얼굴의 피지에 묻은 외부 먼지나 오염물들은 미지근한 물로 닦아주고 부드럽게 씻어내는 것이 좋다. 만약 여드름 피부라고 클렌징을 과하게 해서 피부가 건조하고 손상된 상태라면 호호바 오일 같은 염증에 좋은 식물

성 오일을 사용해보자.(293~296쪽 오일 활용법 참조)

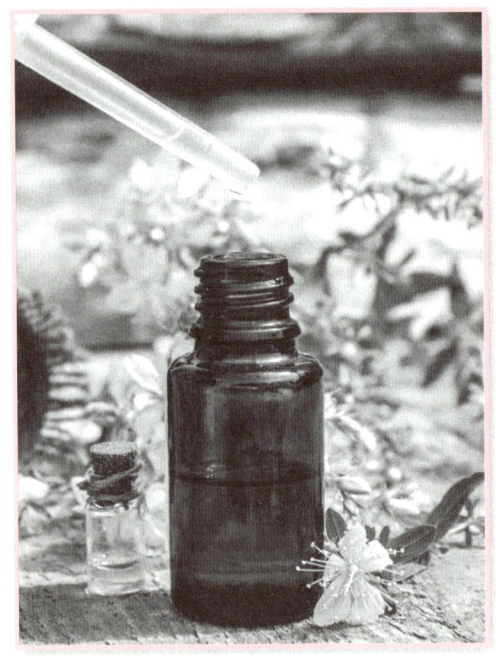

뷰티에스테티션이 소개하는 여드름 관리의 기본 수칙 10가지

1. 규칙적인 세안으로 피부를 청결하게 유지한다.
2. 거품으로 부드럽게 클렌징한 후 가볍게 물로 세안한다.
   - 자극적인 세안 습관은 피지 생성을 촉진하므로 얼굴을 비비는 행동은 절대 삼간다.
3. 피부의 유연성과 재생을 돕자.
   - 두꺼워진 각질을 제거하기 위해 주2회 효소나 스크럽제로 가볍게 사용한다.
4. 만지거나 함부로 짜지 말자.
   - 뾰루지에게 무관심하고, 3일을 견디자.
5. 피부에 자극을 주지 말자.
   - 턱을 괴는 행동, 잠을 잘 때 한쪽으로 베개에 대고 자는 습관처럼 피부가 자극되는 쪽으로 여드름 발생이 증가한다.
6. 피부 수분을 유지하자.
7. 속을 편하게 하는 음식, 소화가 잘되는 음식을 먹자.
8. 해독작용을 하는 항산화 음식을 많이 챙겨 먹자.
   - 피부 노폐물 제거에 도움된다.
9. 긍정적인 사고를 갖자.
   - 여드름 → 정신적 스트레스 증가 → 스트레스 호르몬(코르티솔) 발생 → 안드로겐 호르몬 같이 발생 → 피지선 자극
10. 논코메도제닉 non-comedo-genic 화장품을 사용하자.

여드름 흉터!
속피부 관리만 잘해도 안 남아요

여드름 관리에서 가장 중요한 것은 흉터를 남기지 않는 것이다. 여드름이 난 자리마다 흉터가 생긴다면 그건 회복하기 어렵기 때문이다. 여드름은 모공이 막혀서 하얗고 작은 좁쌀처럼 보이는 여드름부터 누르면 아프고 고름이 찬 염증성 여드름까지 다양하다. 여드름은 염증이 심하지 않은 초기 단계에서 손으로 자꾸 만지거나 짜면 염증을 싸고 있던 주머니가 터지면서 속피부의 피지샘 주변으로 감염이 된다. 감염은 상처를 크게 만들고 진피층에 있는 콜라겐과 같은 섬유조직이 충분히 차오르지 못한 채 피부재생이 끝나면서 움푹 파인 흉터가 남게 된다. 여드름이 한차례 지나간 후 얼굴이 움푹 파인 흉터가 생긴다면 그보다 더 속상한 일이 없다.

많은 여드름이 얼굴을 덮고 있다면 생활하는 데 불편할 뿐 아니라 대인관계에서도 위축되기 쉽다. 사춘기에 여드름이 한두 개 나는 수준이 아니라 얼굴 전체에 많이 난다면 청춘의 꽃이라 말할 수 없다. 또한 사춘기뿐 아니라 성인기에도 여드름으로 인해 받는 스트레스는 다시 여드름을 악화하는 악순환으로 작용하기도 한다. 여드름이 심하다면 적절한 치료를 병행해서 여드름을 관리하고 생활습관과 식습관도 개선해서 여드름을 악화하지 않도록 하자.

여드름이 심할 땐 약도 필요해요

심한 여드름 때문에 피부과에서 처방해준 약을 받았는데 주변에서 안 좋다는 말을 들으니 약 먹기가 두렵다는 말을 종종 듣는다.

어느 날 얼굴의 여드름으로 피부과 처방전을 받은 딸을 데리고 한 어머니가 약국에 왔다. 어머니는 독한 약을 왜 먹느냐고 하고 딸은 약을 먹고 여드름이 빨리 없어지면 좋겠다며 서로 실랑이가 벌어졌다. 어머니는 전에도 딸이 약을 먹고 피부가 너무 건조해져서 힘들어 했다고 걱정을 했다.

처방받은 약은 이소트레티노인(처방약 : 로아큐탄)이다. 이 약은 비타민 A 유도체로 각질을 탈락시키고 피지 조절과 염증 억제 기능이 있어서 여드름 치료에 많이 처방되는 약이다. 이소트레티노인 약을 먹으면 피지선이 축소되면서 피지가 조절되고 각질이 탈락되면서 피부 톤이 밝아지고 피부 결이 좋아진다. 피지가 줄어들면서 부작용으로 피부가 당기는 것을 느끼지만 복용방법과 횟수를 잘 지키면 여드름이 심한 피부에는 좋은 여드름 치료제다. 다만 안타까운 것은 여드름이 한두 개만 나도 치료를 받고 약을 복용하는 것이다. 여드름 한두 개 없애자고 피부에 필요한 피지(피부기름)를 말릴 필요는 없기 때문이다.

그리고 임신 계획이 있거나 임산부는 이 약을 복용하면 안 된다. 복용 중이라면 헌혈도 하지 말아야 한다. 여드름이 심해서 약을 복용하고 있다면 충분히 보습제를 발라주고 눈이 건조해지는 만큼 인공눈물을 사용하고 입술에 립밤 등을 발라 보습을 유지해주는 것이 좋다.

이 밖에도 여드름 치료제는 많이 있지만 기본적인 피부관리가 되지 않으면 약만으로 근본적인 치료를 하기 힘들다. 대부분 피부과를 다니고 처방받은 약으로 다 좋아질 것이라고 생각하는데 약은 먹을 때는 효과가 나타나지만 사람마다 피부 상태가 모두 다르니 치료 기간도 각각 다를 수밖에 없다.

여드름은 피부질환이고 꾸준히 관리하면 좋아질 수 있다. 다음에 소개하는 여드름 피부관리 방법을 잘 숙지하고 여드름 치료제를 바르게 사용하여 건강하고 예쁜 피부로 거듭나길 바란다.

여드름 각질제거는 속피부에 안전해야 해요

피부에 좁쌀여드름이 많이 생기면 각질제거를 수시로 하면서 피부를 자극하는 경우가 많다. 특히 화장을 하는 10대는 왕성하게 분비되는 피지와 화장품이 엉겨서 모공을 막아 여드름이 더욱 심해지기도 한다.

여드름이 나면 각질제거를 많이 하게 되는데 각질제거는 신중하게 해야 하고 횟수도 잘 지켜야 한다. 여드름 부위를 제외하고 얼굴 전체에 바르면 자극이 심해서 여드름이 없는 부위까지 손상되기 때문이다. 특히 약은 각질제거 효과는 높지만 횟수를 지켜서 사용하지 않으면 피부 손상을 피할 수 없다. 용법과 주의사항을 잘 지켜서 사용해야 원하는 효과를 거둘 수 있으므로 자신이 쓰고 있는 제품에 대해 정확히 알고 사용하도록 하자.

피지 분비가 왕성해지고 메이크업을 시작한 10~20대에게서 많이 나타나는 좁쌀여드름은 모공이 막혀서 나타나는 초기 증상이다. 자극 없는 각질관리 제품으로 홈케어를 잘하고 유수분 관리와 충분한 수면, 건강한 식단과 스트레스 관리로 개선할 수 있다. 시중에는 일반의약품으로 나온 각질제거제 외용액도 있으며 기능성화장품으로 패치 형태와 연필 모양의 뾰루지 응급스틱도 나와 있다.

살리실산(살리실릭애시드) 외용액 2%

화장품에 들어 있는 살리실산(살리실릭애시드)의 허용 함량은 0.5%다. 살리실산이 들어 있는 딥클렌징 화장품은 대부분 바른 뒤 물로 씻어내는 형태이지만 일반의약품으로 나오는 살리실산 외용액은 여드름 부위에 발라서 스며들게 사용한다. 살리실산은 지용성으로 모공에 흡수되어 각질을 녹여 여드름의 원인인 모공 속의 각화현상을 개선해주고 여드름 균의 증식을 막아주어 염증 완화와 예방효과를 모두 가지고 있다. 눈 주위를 피해 환부에 하루 두 번 발라준다. 처방전 없이 약국에서 구입할 수 있다.

아다팔렌 / 아다팔렌 + 과산화벤조일

레티노이드 약물로 의사의 처방이 필요한 전문의약품이다. 9세 이상의 아이에게도 사용할 수 있는 여드름 치료제로 미국식약청FDA 허가를 받았다. 각질을 제거하여 백색면포(화이트헤드) 생성을 억제하고 피지 조절과 여드름 균의 증식을 막아 여드름을 치료한다. 레티노이드 약물은 저녁에 한 번 바르고 처음부터 많은 양을 바르면 자극이 될 수 있으니 서서히 바르는 범위를 넓혀간다.

붉은 염증성 여드름은 함부로 짜면 흉져요

초기에 나타나는 좁쌀여드름 단계를 넘어서 생리 일주일 전 심하게 올라오는 화농성 여드름은 자칫 잘못 건드리면 모공 주변의 세포가 손상되면서 속피부에 흉터를 만들 수 있다. 잘못 짜면 모공 주변이 자극되어 염증이 커지면서 같은 자리에 더 큰 농이 잡힌다.

과산화벤조일 2% 또는 5%

과산화벤조일은 살균력이 강하여 항생제가 아니지만 항생제만큼의 항균력을 가지고 있다. 염증성 여드름에 사용하는 일반의약품으로 처방 없이 쉽게 약국에서 구입이 가능하다. 여드름 균에 작용하여 각질을 녹이고 염증을 치료하는 항염 항균 효과를 나타낸다. 하루에 1~2회 여드름 부위에 발라주며 자극이 있을 경우 바르는 횟수를 줄여준다.

여드름 흉터가 생기는 과정

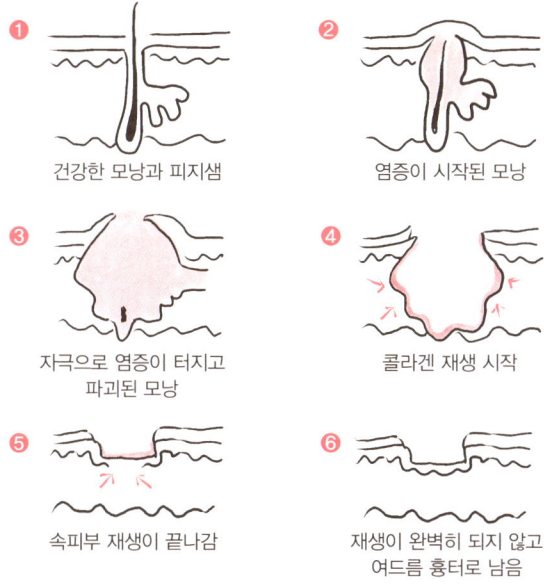

이부프로펜 피코놀 + 이소프로필메틸페놀

여드름 균에 의한 모낭의 염증반응을 차단하는 항염작용과 염증이 악화되는 것을 억제하는 항균작용을 가지고 있다. 일반의약품으로 자극이 적어 붉은 여드름 부위에 하루 수회 사용할 수 있다.

클린다마이신 + 과산화벤조일

항생제인 클린다마이신과 항균제인 과산화벤조일이 합쳐진 제품으로 의사의 처방이 필요하다. 클린다마이신은 여드름 균의 증식을 막아 염증을 감소시키고 과산화벤조일은 강력한 살균작용과 각질을 녹여서 여드름을 개선시킨다. 취침 전에 환부에 소량 바르고 2~8℃에서 보관한다.

여드름 흉터 치료제 사용법을 알아두세요

여드름 패치제

여드름 패치는 의약품은 아니지만 각질을 녹여주어 농이 쉽게 배출되게 해주거나 염증 단계를 가라앉히는 데 도움을 준다. 시중에 나와 있는 제품들은 주로 살리실산(살리실릭애시드)이나 AHA(글리콜릭산, 락틱산) 등이 들어 있어서 단단하게 올라오는 뾰루지에 붙여주면 각질이 연화되면서 따끔거리다가 농이 쉽게 터진다. 최근에는 여드름 패치에 히알루론산 성분의 마이크로 니들이 붙어 있어서 나이아신아마이드와 올리고펩타이드가 경피에 흡수되어 피지량을 줄여주고 트러블을 완화해주는 제품이 나오기도 했다.(약국 전용 판매) 한두 개씩 가끔 생기는 뾰루지에만 응급으로 사용하는 게 바람직하다.

하이드로콜로이드 재생 패치

여드름 압출 후에 재생을 위해 붙여두는 제품으로 하이드로콜로이드 패치는 누구나 한번쯤은 사용해본 제품일 것이다. 붙이고 한 시간쯤 지나면 하얗게 부풀어 오르는데 이는 새살이 차오르는 과정에서 분비되는 삼출물들을 흡수하면서 나타나는 현상이다. 자주 떼고 새 것으로 바꾸면 자꾸 딱지를 떼어버리는 결과를 초래하여 오히려 흉터가 생길 수 있다. 분비물이 새어나오지 않고 부푼 상태라면 최소 하루 이상 붙여두는 것이 좋다.

여드름 흉터 겔치료제

여드름 흉터 자국은 피부세포가 재생되어 차오르기 전에 아물기 때문에 피부조직이 붉고 패인 흉터(위축성반흔)를 만들게 된다. 여드름 흉터 겔치료제는 일반의약품으로 주성분은 각질을 녹이고 세포재생을 촉진하는 헤파린과 알란토인, 덱스판테놀이다. 1일 3회 이상 바르고 밤에 밴드로 밀봉해주면 더욱 효과가 좋다. 한 달 이상 꾸준히 사용해야 하며 여드름 피부의 함몰된 조직이 차오르는 효과보다는 붉은 여드름 자국이 회복되고 두꺼워진 피부의 두께가 감소함으로써 치료효과를 나타낸다.

여드름에 좋은 어성초 비누와 수분젤 만들기

여드름으로 고민하면서 많이 찾는 제품이 어성초 비누다. 어성초가 들어갔다고 해서 여드름 전용 비누라 하기 어렵지만 어성초의 항염 성분이 널리 알려지면서 여드름에 좋은 비누라는 인식이 퍼져 있다. 어성초가루가 많이 들어간 비누가 더 좋은지 질문을 받기도 하는데, 어성초가 모든 사람에게 맞는다고 보기 어려우므로 주의가 필요하다. 항염 기능이 있다는 것은 다른 말로 고함량일 경우 오히려 해를 일으킬 수도 있다는 의미. 과량을 함유한 제품은 주의해야 한다. 과유불급이란 말이 달리 있는 것은 아니다.

여드름 피부는 피부에 맞는 비누나 화장품을 찾기가 쉽지 않다. 여드름 피부에는 피지 조절과 항균작용이 무엇보다 중요하다. 항염 기능에 좋은 오일과 재료들로 비누와 수분젤을 직접 만들어 써보자.

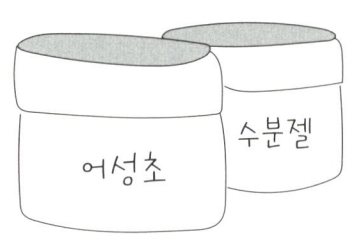

비누와 수분젤 만들기에 필요한 도구

도 구	용 도
전자저울	재료의 중량을 측정하기 위한 도구로 최소 측정 단위가 0.1g~0.5g 이하가 좋다. 측정 단위가 크면 적은 양의 재료는 측정이 되지 않기 때문에 불편하다.
핫플레이트	비누 베이스나 재료를 가열할 때 사용한다.
비커	다양한 제품을 혼합하려면 비커가 필요하다. 보통 1kg의 액체를 섞을 때 2L짜리 비커를 사용한다. 주로 스테인리스 비커를 사용하나 내열성이 있는 유리 비커도 사용 가능하다.
비누 칼	비누 베이스를 자를 때 사용하는 칼로 날카롭지는 않지만 일자형으로 날 위에 손잡이가 있어서 완성된 비누나 비누 베이스를 자를 때 좋다.
시약 스푼	재료를 옮길 때 사용하는 스푼으로 스테인리스로 된 시약 스푼이 알코올 소독이나 열소독하기가 좋다.
실리콘 주걱	재료를 섞거나 담을 때 깔끔하게 긁어서 담을 수 있는 주걱으로 열에 강한 내열성이 있는 것을 구매한다. 또한 실리콘 주걱은 전체가 일체형인 통주걱이 소독하고 관리하기 쉽다.
용기	젤 형태나 액상의 결과물을 담을 때 용기가 필요하다. 크림통이나 에센스 용기 형태를 사용할 수 있다. 에센스나 튜브 형태의 용기가 손가락을 대지 않고 사용할 수 있어서 좀 더 위생적이다.
비누 몰드	비누 액을 부어서 굳힐 수 있는 실리콘 몰드다. 만약 실리콘 몰드가 없다면 우유팩이나 종이컵 등에 부어 굳으면 찢어서 비누를 뺄 수 있다.
비누 커터기	비누몰드에 비누 액을 많이 부으면 비누가 너무 커서 사용하기 불편하다. 비누 커터기로 잘라서 사용할 수 있다. 없으면 크기가 일정하지 않더라도 비누 칼이나 주방용 칼로 잘라서 사용해도 된다.

초간단 어성초 비누 만들기

어성초는 해독초라고도 불리며, 항염증 치료제를 만드는 원료로도 사용된다. 어성초로 비누를 만들어 꾸준히 사용하면 피부관리에 도움이 된다. 하지만 비누는 약이 아니므로 일부 성분의 효능을 맹신하지는 말아야 한다. 아직 고형 비누는 화장품이 아닌 공산품에 들어가서 식약처 관리 대상이 아니다. 비누 재료로 사용하는 원료의 함량 및 배합의 기준이 없다. 가끔 비누 만들 때 원료를 많이 넣으면 마치 효과가 높아지는 듯 생각하는데 자칫 부작용으로 이어질 수 있으니 주의해야 한다. 비누도 피부에 사용하는 만큼 원료의 함량이나 품질 기준을 만들어 관리하는 곳이 필요하다. 마침 식약처에서 2018년 말까지 고형 화장비누를 화장품으로 전환할 계획이라고 하니 좀 더 안전한 기준에 맞춘 비누를 사용할 날이 머지않은 듯하다.

● **어성초 비누 재료**

비누 베이스 100g, 글리세린 1g, 비타민 E 1g, 호호바 오일 1g, 티트리 에센셜 오일 1g, 어성초가루 1g

★ 첨가물인 글리세린, 비타민 E, 호호바 오일을 0.5g으로 줄이면 덜 무르다.

비누 재료와 재료 특성 알아두기

어성초 비누 재료	설 명
비누 베이스 100g	DIY 비누를 만들기 쉽도록 복잡한 과정을 미리 거친 1차 가공 비누다. 오일에서 거품이나 세정력이 좋은 지방산을 추출하여 만들며 원료를 추가해서 다양한 비누를 만들 수 있다. (지방산 원료 : 스테아릭산, 팔미틱산, 미리스틱산, 라우릭산 등)
글리세린 1g	무색무취의 피부 보습제로 최대 2%를 넘지 않아야 한다.
비타민 E 1g	대표적인 항산화제로 피부의 노화 방지에도 쓰이지만 제품의 보존력을 길게 해준다.
호호바 오일 1g	염증에 좋은 캐리어 오일로 왁스 구조를 띠고 있어 인체 피지와 유사하여 피부 친밀도가 뛰어나다.
티트리 에센셜 오일 1g	항균작용이 뛰어난 에센셜 오일로 상처 치료를 도와 여드름 비누나 화장품에 주로 쓰인다.
어성초가루 1g	어성초를 분말 상태로 만든 것으로 비누 총량의 1% 이내로 첨가한다.

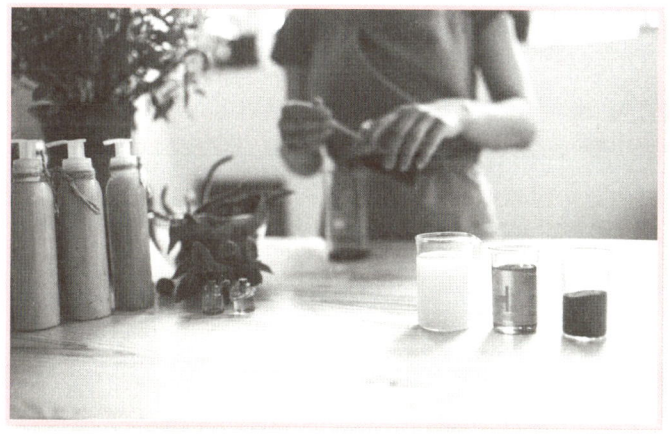

어성초 비누 만드는 방법	
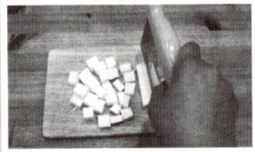	비누 베이스를 깍두기 모양으로 잘라준다.
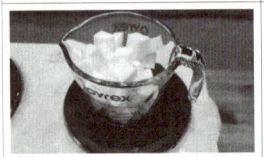	파이렉스 내열 유리나 스테인리스 비커에 담아 핫플레이트에서 녹여준다.
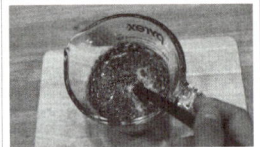	어성초가루 1g을 먼저 넣고 잘 섞어준 후 글리세린 1g, 호호바 오일 1g을 넣고 다시 섞는다.
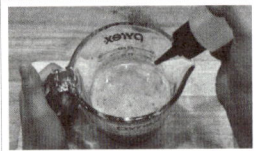	항산화제인 비타민 E 1g을 넣는다.
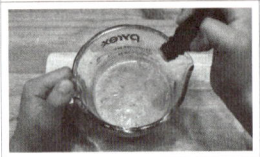	티트리 에센셜 오일 1g을 넣고 잘 섞어준다. 저울이 없을 때는 20방울(약 1ml)을 첨가한다.
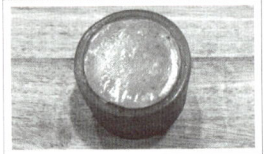	비누 몰드 끝까지 부어준 후 에탄올을 분사해 비누 기포를 제거한다.

어성초 수분젤 만들기

어성초 수분젤은 여드름의 붉은 기를 가라앉혀주고 피지가 많은 얼굴에 수분을 보충해준다. 어성초와 프로폴리스 성분은 염증을 해소하는 데 도움을 준다.

● 어성초 수분젤 재료

호호바골든 오일 10g, 프로폴리스 1g, 녹차 추출물 3g, 어성초 추출물 3g, 히알루론산 3g, 티트리 1방울, 라벤더 1방울, 알로에베라겔 80g, 자몽씨 추출물 0.5g, 로즈메리 추출물 0.5g

어성초 수분젤 재료	효과
호호바골든 오일 10g	인체 피지와 유사하여 여드름이나 아토피 피부에 많이 쓰이며 더 가벼운 타입을 원할 경우 오일량을 줄여서 5g 넣어도 된다.
프로폴리스 1g	꿀벌이 자신의 생존을 위해 만들어낸 물질로 항염, 항산화, 면역증강 작용 등이 있다.
녹차 추출물 3g	항산화, 유해산소 제거, 냄새 제거 작용을 한다.
어성초 추출물 3g	항염 효과가 있어 여드름 화장품에 많이 쓰인다.
히알루론산 3g	수분을 끌어당기는 성질이 있어서 크림, 로션, 화장수, 팩, 세안용의 보습성분으로 많이 쓰인다.
티트리 1방울	항균작용을 하며, 면역력을 높여준다. 스킨케어 성분으로 여드름이나 종기 치료에 많이 쓰인다.
라벤더 1방울	항염, 항균제 성분으로 쓰이며 종기나 여드름, 비듬, 피부염 해소를 위해 사용한다.
알로에베라겔 80g	알로에에서 추출한 겔 형태의 원료로 진정이나 보습효과를 준다.
GSE 0.5g (자몽씨 추출물)	자몽의 씨앗에서 추출한 성분으로 천연 방부제로 쓰인다. 자몽씨 추출물은 많이 넣으면 알로에겔이 묽어지므로 정해진 함량을 넣는다.
ROE 0.5g (로즈메리 추출물)	천연방부제로 쓰인다.(자몽씨 추출물과 함께 사용하면 방부효과가 높다.)

- 만드는 방법
1. 먼저 파이렉스 용기를 에탄올로 소독한다.
2. 소독한 파이렉스에 알로에베라젤을 먼저 넣고 호호바골드 오일을 넣고 섞어준다.
3. 나머지 첨가물을 넣고 골고루 섞어준다.
4. 소독해서 준비해둔 용기에 담아 냉장 보관해서 사용한다.

여드름에 좋은 그린 클레이 팩

- 재료

그린클레이 10g, 옥수수가루 10g, 로즈워터 10ml, 라벤더 1방울, 티트리 1방울

★ 클레이 clay란 지름이 0.004mm 이하인 미세한 흙 입자를 말한다.

- 만드는 방법

용기에 로즈워터를 넣고 그린클레이와 옥수수가루, 에센셜 오일(라벤더, 티트리)을 넣어 실리콘 주걱으로 잘 섞어준다. 점도는 걸쭉하게 하고 붓으로 바르고 싶은 묽은 타입을 원하면 로즈워터를 2배로 넣는다.

- 주의사항

팩에 사용할 클레이는 유통과정 중 오염되었을 수 있으니 프라이팬에 3분 정도 살짝 볶아서 수분을 제거하고 열소독을 한 후 사용하면 좀 더 청결한 클레이 팩을 만들 수 있다. 전자레인지에 잠깐 돌려서 사용할 수 있으며 다만 충분히 열을 식힌 후 사용해야 한다. 꽃 알레

르기가 있다면 로즈워터 대신 정제수를 사용한다.

- 팩 하는 법

세안 후 눈가와 입가를 제외한 얼굴에 펴 바르고 15~20분 지난 후 마르면 미지근한 물로 씻어낸다. 헹구기 전에 따뜻한 스팀 수건을 얼굴에 올려두면 오일 흡수를 도와 항균효과가 배가된다. 하지만 여드름이 심한 피부라면 스팀으로 가열한 수건은 오히려 염증을 심하게 할 수 있으므로 하지 않는 것이 좋다. 가능한 1주일에 1~2회 꾸준하게 클레이 팩을 해주면 피지 관리와 염증 관리에 도움이 된다.

- 효과

클레이 팩을 하면 피부에 숨어 있는 노폐물을 제거할 수 있다. 라벤더와 티트리는 항염, 항균 작용을 하여 염증 관리에 도움을 준다. 특히 그린클레이는 피지를 흡착하는 성질이 있어 블랙헤드를 제거하는 데 도움을 준다. 지성 피부에 더 효과적이다.

- 응용법

팩에 어성초를 추가하면 항염 기능이 배가되므로 여드름 피부에 더 효과적이며, 카오린클레이를 넣으면 피지 관리에 도움을 받을 수 있다.

★ 스킨케어 재료는 인터넷 천연화장품 재료 쇼핑몰이나 가까운 비누 화장품 공방에서 구입할 수 있다.

사우나 열기! 속피부 나이 열 살 더?

 우리나라는 사계절이 뚜렷해서 봄, 여름, 가을, 겨울별로 날씨를 경험하고 다양한 패션을 연출하기 좋지만 피부는 혹독한 시련을 거치게 된다. 특히 여름의 뜨거운 열기가 피부를 뜨겁게 만들면 지속적으로 피부를 식히기 위해 속피부에 있는 땀샘에서는 끊임없이 수분을 밖으로 내보내려고 땀을 배출해서 열을 식힌다. 겨울에는 히터와 온열기로 추위를 녹이고 체온을 올린다. 그러나 열기는 속피부의 세포를 노화시키는 또 하나의 요인이 된다.
 피부 온도가 높아지면 피부 속 단백질을 분해하는 효소 MMP(Matrix Metalloproteinase)가 많아진다. 이중 콜라겐을 분해하는 효소 MMP-1가 증가하면서 콜라겐이 분해되고 엘라스틴을 분해하는 효소 MMP-12가 많아지면서 엘라스틴도 분해된다. 또한 평소에는 단백질을 분해하는 효소를 억제하는 기질단백질분해효소 억제제 TMP(Tissue inhibitor of

Matrix Metalloproteinase)가 적절하게 균형을 이루다가 열노화가 같이 겹치면 피부 속에 효소들의 균형이 깨지게 된다.

특히 우리는 자외선이 피부에 해를 입히는 것에 대해서는 많이 인식하고 있지만 적외선이 피부에 해를 준다는 생각은 잘 하지 않는다. 피부의 온도가 올라가면 속피부의 콜라겐을 분해하는 효소가 많아져서 콜라겐이 분해되어 피부 탄력이 떨어지고 주름이 생기고 노화가 빨라진다. 특히 강한 햇빛을 받으면 자외선으로 인해 광노화가 진행될 뿐 아니라 적외선으로 인해 피부 온도가 올라가서 열에 약한 콜라겐이 분해된다.

피부 온도가 올라가면 따뜻해지면서 혈액순환도 좋아지고 세포활동이 활발해지지만 지속적인 피부 온도 상승은 피부의 젊음을 후퇴시키는 악영향을 준다. 특히 더운 기후에 살수록 피부 온도가 높아져서 같은 나이에도 더 나이 들어 보이는 경우가 많다. 추운 기후 나라와 더운 기후 나라에 사는 나이가 같은 사람의 피부를 비교해보면 더운 기후 나라에 사는 사람의 피부가 더 나이 들어 보인다. 우리나라의 뜨거운 한여름은 열노화가 진행되기 쉬운 계절이다. 또한 한겨울 과한 난방과 히터, 요리를 위한 열기구 사용으로 생활 속에서 피부는 사계절 내내 열노화에 시달리고 있다. 아침에 출근하면서 머리를 말릴 때 헤어드라이기에서 나오는 뜨거운 바람도 두피 속 콜라겐을 분해하는 열노화의 주범이다. 잦은 레이저시술로 피부가 받는 높고 강한 열도 피부를 자극해서 속피부가 노화된다.

이렇게 열노화에 노출될 경우 피부를 시원하게 진정시키는 것이 좋다. 피부가 열에 노출되어 피부의 온도가 올라간다면 보습로션이나 크림을 냉장고에 넣었다가 발라도 좋다.

뜨거운 열기에 속피부는 늙어요

한국인의 사우나와 찜질방 사랑은 대단하다. 외국에서 한국을 방문하는 관광객이 한번쯤 들러보고 싶은 곳이기도 하다. 그러나 사우나와 뜨거운 찜질을 하면 피부는 엄청난 스트레스를 받으며 땀을 만들어낸다. 체온을 조절하기 위해 속피부에 있는 모세혈관이 확장되고 땀샘에서는 땀을 계속해서 흘려보내 피부를 식힌다.

사우나나 찜질방에서 일주일에 적어도 3번 정도는 땀을 빼고 몸을 뜨겁게 해야 속이 시원하다는 고객이 있었다. 특히 마사지를 받은 직후에는 사우나를 하거나 땀을 많이 흘리지 않도록 주의를 드렸으나 고객의 사우나 사랑은 여전했다. 피부관리는 잊지 않고 받으면서 다시 뜨거운 열기로 피부를 탈수시키니 관리해주는 입장에서 안타까웠다.

피부관리를 할 때 스트레스를 받거나 건강상 이유로 탈락되어야 할 각질이 제때 탈락되지 않으면 각질제거를 하게 된다. 피부관리 후 피부 타입에 맞는 적절한 보습과 영양을 주고 피부가 정상적으로 회복하는 데는 시간이 필요하다고 아무리 강조해도 소용이 없었다. 고객은 그래도 괜찮다며 사우나를 계속했다. 매번 올 때마다 피부관리를 한 효과는 사라지고 다시 건조해지고 모공도 커져서 피부 결이 거칠어 보였다. 오랜 기간 사우나를 많이 해서인지 얼굴은 마치 익은 듯하게 보일 정도로 붉었다. 피부는 외관상 두껍고 단단해 보였지만 마사지를 해보면 피부가 얇고 물렁물렁한 느낌으로 다른 나이대 고객의 피부와는 달리 확연히 나이 들어 보였다.

피부관리를 받은 직후는 피부 속 혈류의 순환이 좋아지면서 혈색이 좋아진다. 그러나 관리받은 직후 뜨거운 곳에서 피부 온도를 올리면 우리 몸은 항상성을 유지하기 위한 작용으로 땀구멍이 넓어지고 피부 밖으로 땀을 흘려보내면서 뜨거워진 피부의 열기를 식히게 된다. 이때 피부관리로 부드럽게 확장된 속피부의 모세혈관은 뜨거운 열기를 식히기 위해 과도하게 확장된다.

피부 속 단백질은 적당히 온도가 높으면 활동력이 좋지만 더 높아지면 손상된다. 우리 몸이 약 36.5℃의 체온을 유지하는 이유가 무엇이겠는가? 세포가 분열하고 활동하기 좋은 온도이기 때문이다. 감기에 걸렸을 때 열이 나는 이유는 높은 열로 감기 바이러스가 활동하기 어렵게 만들기 위해서다. 그러나 40℃ 이상으로 열이 나면 체내 단백질이 손상을 입게 된다. 예를 들어 고열에 시달리면 뇌손상을 입는 것은 다른 이유 때문이 아니다. 높은 온도에서는 단백질이 파괴되기 때문이다.

불에 고기를 올리면 단백질로 된 고기는 익는다. 우리 피부도 단백질인데 고온에 절대 좋을 리는 없다. 고온의 사우나에 들어가서 피부 온도를 올리는 것은 단백질을 익히는 오븐에 피부를 익히는 것과 다름없다.

속피부를 열노화로부터 지키려면?

일상생활에서 받을 수 있는 열노화는 조금만 신경 쓰고 바로잡는다면 피할 수 있다. 세안하거나 샤워할 때 뜨거운 물로 하지 않고 체온인 36.5℃보다 약간 따뜻한 정도로 40℃가 넘지 않는 것이 좋다.

너무 뜨거운 물에 몸을 담그고 있거나 샤워를 하면 피부 온도를 식히기 위해 혈류가 피부로 몰려들어 다른 조직으로 가야 할 혈액이 고루 분산되지 않는다. 이렇게 되면 면역세포나 영양분, 산소가 다른 조직으로 잘 전달되지 않아서 오히려 피부에 손상을 주게 된다.

피부는 몸속에서 무리하게 식혀야 할 정도의 활동이 일어나지 않는 온도가 제일 좋다. 바로 체온과 비슷한 정도를 유지하는 것이다. 한여름에 피부의 온도가 높게 올라간다면 빠르게 진정시키고 식혀서 피부의 수분을 빼앗기지 않고 탄력을 잃지 않도록 해주는 것이 좋다.

겨울이 되면 열노화의 주범이 바로 난방과 히터다. 운전 중에 틀어놓는 히터의 열기나 사무실에서 지속적으로 나오는 온풍기 바람 등은 겉피부의 수분층을 빼앗아 건조하게 해서 속피부의 수분층까지 줄어들게 만든다. 가끔 히터를 오래 쬐거나 난방기 가까이에 얼굴이 지속적으로 노출되면 간지럽고 얼굴에 울긋불긋한 것이 올라오기도 한다. 이렇게 열기로 손상된 세포는 무조건 빠른 진정이 응급처치다.

뜨거운 열기에 속피부 진정시키는 방법

1. 피부 진정은 자극 직후에 즉각적인 관리를 하는 것이 가장 효과적이며, 물에 적신 면 화장솜을 차게 해서 소염 토너나 수분 토

너를 충분히 적신 후 얼굴에 20분 정도 올려놓고 진정한다.
2. 피부가 열감이 있거나 따가울 때 젤 형태의 마스크는 피부의 열감을 빨리 제거하는 효과가 있다. 그 예로 주변에서 쉽게 접할 수 있는 알로에겔을 피부에 10분 정도 발라준다. 단 알로에겔은 알코올 함량이 없는 것을 사용하는 것이 좋으며, 피부의 수분이 증발할 수 있으므로 수분 크림이나 진정 크림으로 영양과 보습을 같이 주는 것이 좋다.
3. 피부의 열감이 1차적으로 사라지고 다소 진정이 되었다면 안면 림프 마사지(276~278쪽)를 간단하게 해주면 노폐물 배출과 면역 증강으로 자극과 열감에 의한 2차적 피부염증을 예방할 수 있다.
4. 자극받은 피부에 진정관리가 끝나면 베타글루칸 추출물, 캐모마일 추출물, 금잔화(카렌듈라), 병풀 추출물(센텔라아시아티카) 등의 성분을 함유한 크림을 발라주면 피부염증을 진정시키고 면역력을 높이는 데 도움이 된다. 위의 전성분 중 일부가 포함되어 있더라도 괜찮다. 자극받은 피부에는 크림 타입의 제형을 선택하고 향이 거의 없는 제품을 고르도록 하자. 특히 알코올 성분이 있다면 피해야 한다.

속피부를 늙게 하는 백색지방을 조심하세요

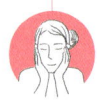

나이가 들수록 우리 몸의 대사량이 점점 줄어들기 때문에 같은 양의 음식을 먹어도 쉽게 살이 찐다. 살이 찌면 내장에 지방이 많이 쌓여서 여러 성인병과 혈관 질환이 생기게 되고 피부에는 울퉁불퉁한 셀룰라이트를 만들게 된다. 지방을 구성하는 지방세포는 두 가지로 흔히 몸에 쌓여 셀룰라이트의 원인이 되는 백색지방세포와 체온을 유지하고 에너지를 내는 갈색지방세포가 있다. 갈색지방세포는 에너지 공장인 미토콘드리아가 많아서 지방을 많이 저장하지 않고 태워서 에너지와 열을 발생시킨다. 주로 갓 태어난 아기의 어깨나 목덜미 쪽에 갈색지방세포가 많이 분포되어 있는데 성인이 되면서 갈색지방세포는 서서히 줄고 비만의 원인인 백색지방세포가 늘어난다.

우리가 돌아봐야 할 지방세포는 에너지가 과잉되면 분열해서 늘어나고 부풀어 오르는 백색지방세포다. 지방세포가 모여서 지방조직을

백색지방과 갈색지방의 차이

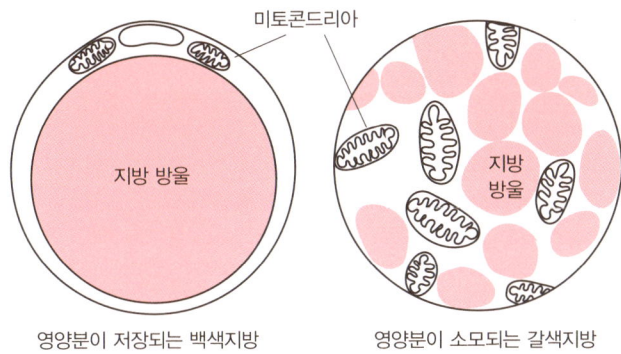

영양분이 저장되는 백색지방   영양분이 소모되는 갈색지방

이루며 지방조직은 내장과 혈관 주위뿐 아니라 몸속에 퍼져 있는데 엉덩이나 배 등에 특히 많이 분포되어 있다.

비만인 사람의 피부는 풍선이 터질 듯이 부풀어 있는데 지방을 저장하는 지방세포가 잔뜩 부풀어 있기 때문이다. 살이 찌면 피하지방이 늘어나면서 피부층은 딱딱해지거나 오히려 탄력이 떨어지면서 물렁거린다. 적당한 피하지방은 콜라겐과 엘라스틴이 피부의 탄력과 장력을 유지할 수 있도록 쿠션 같은 역할을 한다.

속피부인 진피의 90%를 차지하는 망상진피는 피하지방층 바로 위에 있고 땀을 분비하는 한선과 모세혈관 등이 분포되어 있다. 하지만 살이 과하게 찌면 지방세포가 부풀면서 진피와 표피도 밀려올라가게 된다. 또한 속피부의 섬유조직과 부속기관들이 부푼 지방세포에 눌리면서 콜라겐을 주로 만드는 섬유모세포의 기능이 떨어지고 림프순환이 잘되지 않는다. 이렇게 비대해진 지방세포 사이사이를 교원섬유인 콜라겐이 받쳐주기가 어려워지고 혈관이 눌리면서 세포생성에 필요

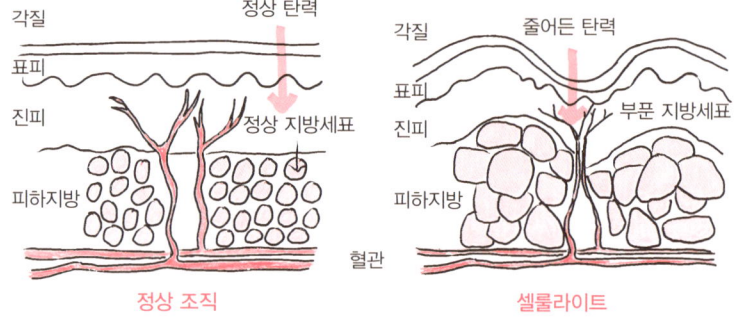

한 영양분과 산소를 공급하는 데 장애가 생긴다. 새로운 세포가 만들어지기 어렵고 세포활동 후 생기는 노폐물이 피부 속에 쌓이게 된다. 결국 비만해진 속피부는 정상적인 세포활동이 힘들어지고 피부의 혈색과 탄력이 떨어지면서 부분적으로 울퉁불퉁한 형태의 셀룰라이트와 살이 처지고 물렁거리는 현상을 보이게 된다. 비만은 결국 속피부의 기능을 떨어뜨리고 콜라겐의 섬유화를 가속해 세포노화를 부르는 것이다.

개인마다 다르지만 보통 성인의 경우 몸속에 약 300억 개의 지방세포를 가지고 있다. 태아기나 사춘기 시기에는 지방세포의 세포분열이 왕성한 시기다. 이 시기에 비만해져 지방세포 수가 늘어나면 성인이 되어도 지방세포 수가 줄어들지 않아서 비만이 될 가능성이 높다. 지방은 자기 몸의 20배까지도 크기를 키울 수가 있다. 음식을 먹으면 식욕억제 호르몬인 렙틴이 분비되어 포만감을 주며 에너지를 쓰기 위한 대사활동이 일어나는데 비만으로 지방세포 수가 많고 크기도 커지면 더 많은 음식을 먹어야만 포만감을 느끼게 된다. 적절한 지방의 분포는 에너지원의 기능 외에도 식욕억제 호르몬이 정상적으로 나오게 해서 속피부를 받쳐주는 지지체로서의 정상적인 역할을 하게 된다. 몸속에 영양분을 저장하는 백색지방이 과도하게 생기지 않도록 과식을 피하고 어릴 때부터 식단을 조절해서 백색지방이 축적되지 않도록 관리하는 것이 속피부의 노화를 막을 수 있는 방법이다.

지방은 넘치지도 부족하지도 않게

지방조직을 없애야 할 적으로만 여겨서는 안 된다. 피부 속 지방은 넘치지도 부족하지도 않아야 한다. 적당한 지방조직은 피부 속 탄력을 높이는 중요한 역할을 한다. 피부 속 지방조직은 적당히 부푼 쿠션 역할을 해서 섬유결에 탄력을 준다. 피부 속의 지문과도 같은 섬유결은 랑거선 Langer's line 이라고 부르며 콜라겐 섬유조직이 일정한 방향으로 배열된 선이다.

랑거선은 피부 속 진피층 중 망상층에 존재한다. 피하지방층이 망상층의 랑거선을 잘 지지해야 겉피부도 탄력 있게 보인다. 외과적인 수술을 할 때 랑거선의 방향과 같은 방향으로 절개하면 랑거선이 횡단으로 끊어지지 않아서 흉터가 덜 남는다.

과한 지방조직은 피부 속 노화를 불러온다. 신체조직을 구성하는 지방세포는 단순한 에너지 저장창고가 아니며 우리 몸에 필요한 다

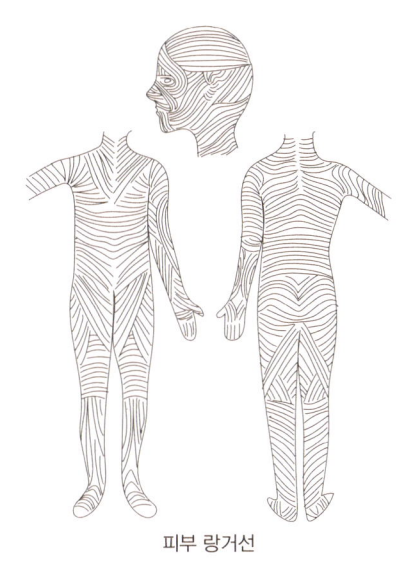
피부 랑거선

양한 물질을 분비하는 중요한 지방조직 기관으로 연구되고 있다.

백색지방세포에서 분비되는 여러 호르몬은 몸의 변화에 영향을 미치게 된다. 비만해지면 지방세포가 크게 부풀면서 정상적으로 분비해야 할 성분이 변하게 된다. 지방세포는 렙틴leptin을 분비해 식욕을 억제하고 아디포넥틴adiponectin을 분비해 동맥경화 등을 억제하지만 반면에 질병을 일으킬 수 있는 여러 인자들을 분비하기도 하는 양면성을 가지고 있다.

비만해지면 콜라겐을 지켜줄 아디포넥틴이 감소한다는 점에 주목해야 한다. 지방세포가 분비하는 물질인 아디포카인 중 대표적인 물질이 바로 아디포넥틴이다. 동맥경화를 예방하는 데 주로 측정해왔던 아디포넥틴의 역할이 최근에는 피부노화 방지에 중요한 역할을 한다고 밝혀지고 있다.

최근 연구에 따르면 자외선으로 인해 피부 속 노화가 진행되면 아디포넥틴과 렙틴의 양이 감소해 노화 관련 인자가 크게 늘어나는 것으로 나타났다. 아디포넥틴과 렙틴을 늘려주면 콜라겐 이전 단계인 프로콜라겐을 감소시키는 인자를 줄어들게 하는 것으로 나타났다. 아디포넥틴의 감소가 속피부인 진피를 탄력 있게 만들어주는 콜라겐의 감소와 밀접한 관계가 있다는 이야기다. 문제는 아디포넥틴은 지방세포가 비대해지면 감소한다는 점이다. 살이 찌지 않은 마른 사람의 지방세포에서 오히려 더 많은 아디포넥틴이 생긴다. 특히 내장 주변에 쌓이는 백색지방세포에서는 여러 물질이 분비되는데 이곳에 지방이 많이 쌓이면 각종 호르몬 변화가 더욱 심해진다. 그래서 내장지방이 쌓이는 복부비만을 더욱 조심해야 한다.

생활 속에서 실천하는 몸속 백색지방 줄이기

- 주 3회 이상 하루 30분 이상 가벼운 땀이 나도록 운동한다.
- 매 끼니 식사하기보다 배에서 꼬르륵 소리가 날 때 식사한다.
- 설탕과 흰쌀밥보다는 혼합곡식이 들어간 복합탄수화물을 섭취한다.
- 양질의 단백질이 풍부한 식사를 한다.(단백질 권장섭취량 성인 기준 1일 50g)
- 식이섬유와 비타민이 많은 계절 과일과 야채를 섭취해서 변비가 생기지 않도록 한다.
- 과음하지 않는다.
- 너무 짠 음식은 먹지 않는다.

피부가 좋아하는 다이어트 운동법

인간이 기아를 극복하는 데 결정적인 역할을 한 것이 몸속의 지방이다. 사냥에 성공해서 충분히 먹고 남은 영양소를 몸속에 저장했다가 사용하는 인체의 저장 시스템은 인간이 멸종하지 않고 후세를 이을 수 있는 데 중요한 역할을 했다. 그러나 이러한 저장 시스템은 풍요로운 현대사회에서도 어김없이 작용하면서 비만이라는 이름으로 인류의 건강을 위협하고 있다. 비만 때문에 동맥경화, 뇌졸중, 심장병, 당뇨병 등이 생길 수 있다는 것은 익히 들어봤기 때문에 비만이 생명을 위태롭게 할 수 있는 원인이라는 데 이의를 제기하는 사람은 없을 것이다.

비만은 몸 건강을 해칠 뿐 아니라 피부의 노화를 가속화하므로 몸을 건강하게 하고 노화를 늦추기 위해서는 적절한 체지방을 유지해주는 것이 좋다. 지방은 넘치지도 말아야 하지만 부족해도 노화를 막는 데 도움이 되지 않는다. 비만은 몸속에 지방이 필요 이상으로 많이 쌓인 것으로 보통 체질량지수BMI(Body Mass Index) 값으로 분류한다. 계산하기는 쉽다. 현재 몸무게를 키의 제곱으로 나누면 된다.

BMI = 몸무게(kg) ÷ 키(m) × 키(m)

예를 들어 몸무게가 60kg이고 키가 163cm라면 BMI = 60kg ÷ (1.63m×1.63m)로 구하면 된다. BMI는 22.5827091723으로 반올림해서 22.6이 나온다.

피부노화를 늦추는 체질량지수는 18.5~22.9가 적정하고 정상체중으로 분류한다. BMI 값이 18.5 미만이면 저체중, 23~24.9는 과체중, 25 이상은 비만으로 분류한다. BMI 값이 25 이상으로 더 높아질수록 비만의 정도가 많이 진행된 것으로 볼 수 있다. 만약 체지방이 너무 적다면 영양식단을 고려해 적절한 체지방이 필요하고 비만이라면 식단 조절과 운동으로 체지방을 줄이도록 해야 한다.

간혹 주위에서 다이어트하는 사람 중에 "살이 많을 때는 피부가 탄력 있어 보였는데 살을 빼니까 나이 들어 보여요." 하는 사람이 종종 있다. 비만인 사람의 피부를 외관상 보면 주름이 없어 보인다. 그러나 속피부인 진피 아래 피하지방이 상대적으로 많아서 위쪽의 진피조직이 사방으로 당겨지기 때문에 주름이 없어 보이는 것이다. 갑자기 살을 빼면 피하지방이 줄어들면서 진피를 당기던 힘이 약해져 주름이 더 많아진다. 그래서 서서히 피하지방이 줄어드는 속도와 진피 속 콜라겐과 엘라스틴이 탄력을 찾는 속도를 잘 맞춰서 다이어트를 해야 한다. 적당히 식단 조절을 하면서 운동을 꾸준히 해서 탄력 있는 바디라인을 찾아가는 것이 중요하다.

그러나 체지방이 많다고 무조건 비만은 아니다. 근육량도 많고 몸 전체에 체지방이 분포되어 있는데 체질량지수에서 비만으로 진단된다고 해서 비만으로 보기는 어렵다. 또 체지방이 적다고 무조건 건강하다고 보기 어렵다. 복부에 지방이 많아서 복부비만인 경우는 마른 사람에게서도 나타나기 때문이다.

복부가 비만하다면 적절한 운동으로 체지방을 줄여야 한다. 피부에 같은 양의 자외선 B를 쬐여도 비만한 사람이 정상 체중을 가진 사람보다 면역비타민으로 불리는 비타민 D가 57% 정도 적게 생산되는 것으로 나타났다. 지방세포가 많을수록 지방에 흡수되어 머무르는 비타민 D가 상대적으로 많아 실질적으로 체내 활용 가능한 비타민 D가 부족해지기 때문이다. 비만이라면 적절하게 햇빛을 받을 수 있도록 야외에서 운동을 하고 표고버섯이나 목이버섯, 꽁치 등 비타민 D가 풍부한 음식을 섭취하는 것도 피부를 위해 좋은 방법이다.

체지방을 조절하기 위해 운동을 할 때 자신에게 얼마의 열량이 필요한지 먼저 알아야 한다. 운동을 한다고 해도 내가 소비하는 에너지보다 더 많은 열량을 섭취한다면 그만큼 지방으로 전환되기 때문이다.

나의 기초대사량은 얼마일까?

비만해지지 않는 방법 중 하나는 적절한 운동으로 근육량을 유지해서 기초대사량을 높이는 것이다. 특히 나이가 들어가면서 근육의 양이 줄어들어 기초대사량이 현저히 줄어들면 에너지 대사가 떨어져 남은 에너지는 지방으로 저장된다.

근육 1kg은 하루 약 13kcal의 기초대사를 하지만 지방은 1kg에 겨우 4.5kcal 정도의 기초대사를 한다. 같은 음식을 먹었을 때 자신은 왜 살이 찌는지 궁금하다면 내 몸에 근육이 얼마이고 지방이 얼마인지 한번 생각해봐야 한다. 그리고 내 몸이 필요한 기초대사량보다 너무 많은 음식을 먹고 있는지 한번 체크해봐야 한다.

나의 기초대사량이 얼마인지 알아보고 기초대사량을 높여주고 하루 칼로리를 조절해보자.(단, 비만일 경우 지방의 비율이 높아서 아래 표 값과 오차가 크다.)

아래 표는 체중 1kg당 기초대사량을 연령별로 구분해놓은 것이다. 기초대사량은 개인차가 반드시 있다. 하지만 몸무게와 생활패턴을 고려해서 대사량을 측정해보자.

30대의 여성 체중이 55kg인 경우 55kg×21.7을 계산하면 기초대사 값을 구할 수 있다. 그런데 사무실에서 하루 종일 앉아서 일할 경

각 연령대의 체중 1kg당 하루 기초대사량

나이	1~2	3~5	6~7	8~9	10~11	12~14	15~17	18~29	30~49	50~69	70세 이상
여 (kcal/kg)	59.7	52.2	41.9	38.3	34.8	29.6	25.3	23.6	21.7	20.7	20.7
남 (kcal/kg)	61.0	54.8	44.3	40.8	37.4	31.0	27.0	24.0	22.3	21.5	21.5

★ 《비만의 사이언스》(Newton HIGHLIGHT 87) 참조 수정.

우 기초대사 값에 1.5를 곱해야 한다.

사무실에서 앉아서 일하는 30대 여성의 기초대사량 구하기
(55 × 21.7) × 1.5 = 1,790.25kcal

가벼운 운동을 하는 30대 여성은 기초대사 값에 1.75를 곱한다. 그 이상의 운동을 하면 기초대사 값에 2를 곱한다.

가벼운 운동을 하는 30대 여성의 기초대사량 구하기
(55 × 21.7) × 1.75 = 2,088.625kcal

격한 운동을 하는 30대 여성의 기초대사량 구하기
(55 × 21.7) × 2 = 2,387kcal

위의 계산은 개인에 따라 다르고 활동 정도에 따라 달라지기 때문에 모든 사람에게 적용하기는 어렵지만 운동을 했을 때 기초대사량이 올라가는 것은 분명하다. 그러나 격렬하게 운동을 하며 기초대사량을 올리는 것은 한계가 있다. 평소의 내 생활과 나이에 따른 기초대사량보다 너무 많은 음식을 섭취하지 않도록 하고 적절한 운동을 병행하여 건강한 다이어트로 비만을 예방해보자.

뒷모습은 20대, 얼굴 피부는 50대

 단기간에 체중을 감량하기 위해 식욕을 억제하는 약물은 전문의와 상담하여 처방되는 전문의약품이다. 비만 치료제는 고도비만으로 질병이 우려되고 운동이나 식이요법을 하기 어려운 경우(체질량지수가 30 이상일 때) 단기간에 한해 약물이 처방된다. 중추신경을 자극하는 비만 치료약물은 아드레날린성 신경자극을 증가시켜 혈관을 수축하고 식욕을 억제하며 지방으로부터 에너지를 발생시킨다. 입이 마르거나 두통, 손 떨림 등의 증상이 올 수 있고 심박동수를 증가시켜 심장질환이 있는 사람은 복용해서는 안 된다. 장기간 먹다 중단하면 우울증 같은 부작용이 생길 수 있어서 주의해야 한다. 이러한 향정신성의 약품에 대한 오남용을 막기 위해 식약처에서는 2018년 5월 18일부터 마약류통합관리시스템을 전면 시행하여 이러한 약물이 불법으로 사용되지 않도록 집중 모니터링을 할 예정이다.

약으로 억제한 식욕은 약물을 중단하면 다시 증가한다. 중추신경을 자극하는 비만 치료제를 오래 먹으면 혈액순환이 방해받고 복용 기간 동안 극심한 영양 결핍으로 피부도 거칠어지고 혈색과 탄력도 떨어질 수밖에 없다. 식욕을 억제하는 비만 치료제를 치료 목적이 아닌 살을 빼는 미용 목적으로 수개월에 걸쳐 오남용하는 것은 몸을 망치고 자살충동을 일으켜 목숨까지도 위협할 수 있다. 습관처럼 약에 의존해서 다이어트를 하는 사람을 보면 안타깝지만 피부의 탄력과 윤기를 찾아보기 힘들다. 살이 빠진다 해도 안색과 피부에서 나타나는 건강한 아름다움은 느껴지지 않는다. 뒷모습은 20대인데 얼굴 피부가 50대로 보이면 되겠는가. 꾸준한 운동과 식이 조절로 건강한 다이어트를 하는 것이 속피부를 지키는 정답이다.

의사 처방이 필요한 비만 치료제

전문의약품

- 성분명 : 펜디메트라진 phendimetrazine tartrate 35mg/펜터민 phentermine hydrochloride 37.5mg

식욕을 억제해주어 체중 감량에 도움이 되는 약이며 중추신경계에 작용하는 약물로 오용 남용할 경우 인체에 위해가 있다고 인정되어 향정신성의약품으로 분류된다. 입마름, 구토, 두근거림, 두통, 손 떨림 등이 올 수 있으며 밤에 잠이 오지 않을 수 있으므로 밤에는 복용하지 않아야 한다.

- 성분명 : 토피라메이트 topiramate 25mg

항전간제로 개발되어 간질 치료와 편두통을 개선하는 약으로 사용되지만 식욕억제와 열을 생성해 지방분해를 돕는 효과가 인정되어 펜터민과 함께 비만 치료제로 처방된다. 우울증이나 자살충동 등이 나타날 수 있으므로 약물관리가 모니터링되어야 한다.

- 성분명 : 오르리스타트 orlistat 120mg

체내 지방흡수를 저해함으로써 체중감량에 도움을 주는 약으로 지방을 함유한 식사와 함께 복용하거나 식사 후 1시간 이내에 복용한다. 잦은 설사나 방귀, 복부팽만감이 나타날 수 있다.

- 성분명 : 플루옥세틴 fluoxetine HCl

체내 신경전달물질의 양을 조절함으로써 우울증 치료제로 사용되지만 식욕을 억제해주는 효과로 인해 체중감량을 목적으로 처방된다.

의사 처방 없이 구입이 가능한 비만 치료제

일반의약품

- 성분명 : 알긴산

갈조류식이섬유인 알긴산이 주성분으로 다이어트 중에 참기 힘든 공복감을 해결해주는 다이어트 보조치료제다. 알긴산이 물과 함께 팽창해서 식전에 복용하면 포만감이 느껴져 식사량을 줄일 수 있게 도와준다. 알긴산은 미역, 다시마 등 해조류에 많이 들어 있다.

- 성분명 : 방풍통성산

방풍통성산은 주로 복부비만과 변비가 있는 사람의 대사 장애를 개선해주는 한방 비만 치료제다. 상체에 열이 많고 얼굴이 붉은 사람의 땀 배출과 대소변 배설을 원활하게 하여 열을 풀어주고 몸속에 쌓인 숙변과 노폐물을 빼주어 복부비만과 변비, 부종 등을 개선해준다. 일반의약품으로 의사 처방 없이 약국에서 구입이 가능하다.

흡연! 속피부를 까맣게 태워요

흡연만큼 피부노화를 가속화하는 요인도 드물다. 흡연은 자연적으로 노화하는 피부에 급격한 노화를 가져온다. 과거에 담배는 니코틴 성분 때문에 진통제 같은 약으로 사용되기도 했고 귀족들이 비싼 돈을 지불하고 사서 피우기도 했다. 흡연을 해로운 습관에서 질병으로 보기 시작한 것은 그리 오래지 않다.

대학생 시절 농활을 갔을 때 담배농장으로 배정받아서 담뱃잎을 따는 일을 했다. 더운 여름에 담뱃잎을 따서 나르는 동안 이렇게 싱그럽고 큰 잎이 해로운 담배가 된다니 상상이 되지 않았다. 과거에는 담뱃잎을 말려서 빻아 곰방대에 넣어서 피기도 했지만 요즘 시판되는 담배는 담뱃잎만 말려서 만드는 것은 아니다. 담배에는 약 2,500가지 화학물질이 포함되어 있으며 태우는 순간 해로운 물질이 약 4,000가지로 늘어난다.

담배의 유해한 화학물질

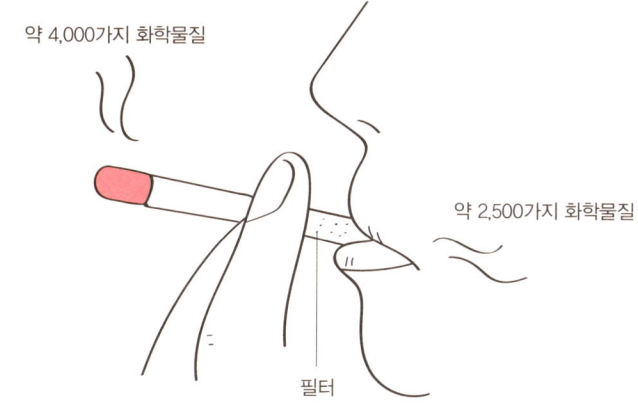

 관리 고객 중 종종 얼굴에 굵은 선 모양의 붉은 염증이 생겨서 오는 20대 여성이 있다. 얼굴 다른 부위는 괜찮은데 유독 한 부위만 염증이 있었는데 남자친구가 손으로 만지면 간지럽고 빨개진다는 것이다. 처음에는 잘 몰랐는데 남자친구가 담배 핀 손으로 얼굴을 만지면 그런다는 것을 나중에 알았다고 한다. 그동안 담배의 유해성에 대해 고객에게 강조하고 또 강조해왔지만 고객을 관리하면서 처음 듣는 상황이라 놀랐다. 나중에 담배에 대해 더 알아보니 충분히 나타날 수 있는 반응이라는 생각이 들었다.

 폐로 들어가는 연기가 안 좋다는 것은 이미 알고 있지만 필터 부분을 손가락으로 잡고 피면 담배에 포함되어 있는 화학물질이 손가락에 묻는다. 특히 필터 부분을 감싸고 있는 부분에 미세하게 구멍이 나 있는데 구멍으로 나온 연기가 손가락의 피부에 묻게 된다. 남자친구의 손가락에 묻은 담배 화학물질들이 여자의 피부에 묻으면서 피부를 자극한 것이다.

1953년에는 담배를 태운 재를 쥐의 피부에 계속 문질렀더니 피부암이 생겼다고 알려졌다. 담배의 화학물질이 피부 겉에 묻어도 피부를 자극해서 해로운 영향을 미치는 것이다. 한 번 더 담배의 화학물질에 대한 경각심을 갖게 된 계기였다.

물론 사람에 따라 다르지만 피부 겉에 묻었을 때도 피부를 자극해서 염증반응이 일어나는 정도인데 담배를 직접 피운다면 피부가 망가지는 것은 여러 자료를 찾아보지 않아도 충분히 예상할 수 있는 결과다.

실제로 담배를 피우는 사람은 담배를 피우지 않는 사람에 비해 피부노화가 빨리 온다. 일란성 쌍둥이들 중 흡연자와 비흡연자를 비교

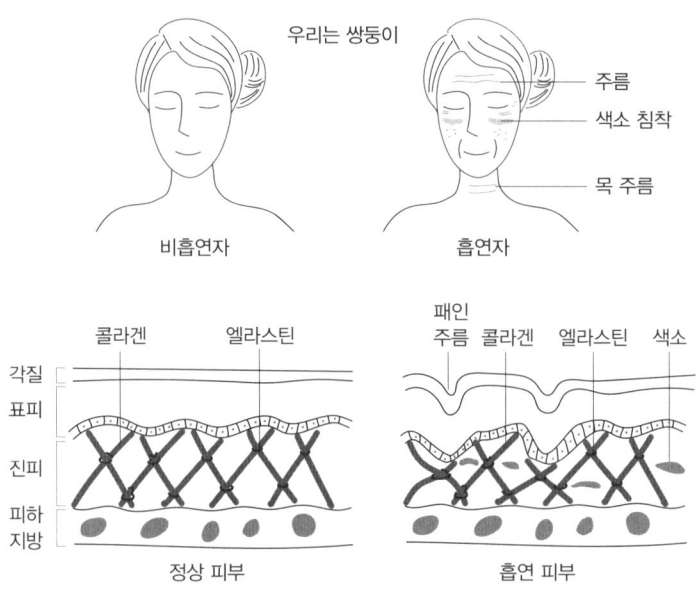

한 사례를 보면 마치 쌍둥이라는 사실이 믿기지 어려울 만큼 어머니와 딸을 연상시키는 정도의 노화 차이가 나타난다.

담배는 여러 화학물질의 위험성이 각종 질환을 일으키지만 피부를 급속도로 노화시키는 데는 주로 니코틴, 일산화탄소, 타르에 의한 피해가 가장 크다.

담배 1개비를 피우면 니코틴에 의해 몸속의 혈관이 30분 정도 수축한다. 피부 속 진피 안의 혈관은 수축되면 피부 속 세포에 영양분과 산소를 전달하기 어려워진다. 결과적으로 피부세포는 충분한 에너지 대사를 제대로 하지 못해서 노화한다. 또한 담배의 화학성분이 피부에 손상을 주어 자외선으로부터 피부를 보호하기가 어려워진다.

자신은 담배를 피우지 않으니 괜찮다고 생각할 수도 있다. 하지만 흡연자 주변에서 담배연기를 맡을 수밖에 없는 경우도 있다. 직접 피지 않더라도 담배연기를 들이마시게 되면 담배를 피우는 사람만큼 건강뿐 아니라 피부 속까지 노화의 위험에 노출된다.

담배를 피우면 흡입하는 연기와 함께 많은 양의 일산화탄소를 마시게 된다. 폐에는 많은 혈관이 뻗어 있는데 이곳을 흐르는 혈액 속 적혈구의 헤모글로빈이 산소와 결합해서 온몸을 돌며 산소를 전달한다. 헤모글로빈은 산소보다 일산화탄소와 250~300배 더 잘 결합해서 산소 대신 일산화탄소를 온몸에 전달하게 된다.

담배 1개비를 태우는 동안 혈액 속 헤모글로빈 5% 정도는 산소와 결합을 못하게 된다. 담배 2개비를 태우면 3,000m 고산에 올라간 것과 같이 호흡 장애를 일으킨다고 한다. 고산지대 3,000m에는 산소가 10% 부족하기 때문이다. 일산화탄소는 흡연으로 인해 더 많은 산소가 필요한 피부에 전달되는 산소와 영양소를 더 줄어들게 만든다. 흡연을 하면 온몸에 산소가 부족해져 가벼운 운동만 해도 쉽게 숨이 차게 된다.

흡연을 하면 들이마시는 연기와 함께 많은 양의 타르가 폐 속에 쌓이게 된다. 한번 폐 속으로 들어와 쌓인 타르는 폐에 그대로 흡착되어 사라지거나 분해되지 않는다.

성인의 상체에는 한쪽에 공기 1.5리터의 용량을 담을 수 있는 폐가 두 개로 총 3리터의 용량을 담을 수 있다. 죽기 전까지 두 개의 폐를 가지고 생명의 호흡을 유지해야 한다. 폐는 부드럽고 말랑한 젖은 스펀지 같은데 담배를 피우면 폐에 검은색 연탄가루를 뿌리는 것이나 마찬가지다. 흡연자는 3리터 용량의 폐를 연탄재 같은 타르로 채우면서 폐 조직이 탄성을 잃고 점점 기능을 소실하게 된다. 폐는 들이마신 공기 중 산소를 혈액으로 전달하기 힘들어지고 속피부는 산소를 전달받기 어려워지는 악순환이 반복된다.

우리가 매일 아무 생각 없이 마시는 공기는 세포에게 주는 생명과도 같은 것이다. 그만큼 중요한 것이 호흡이다. 속피부의 세포에 어떤 숨을 불어넣어줄지 얼마나 줄지 깊이 생각해봐야 한다.

니코틴, 타르, 일산화탄소가 피부 속 세포에 산소를 전달하거나 영양 공급을 하기 어렵게 만든다면 다른 중금속이나 세포를 산화시키는 물질들이 세포를 산화시키고 염증을 유발하게 된다.

예를 들어 중금속에 속하는 비소, 크롬, 카드뮴 등이 포함되어 있는 담배연기는 피부에 닿는 것만으로도 나쁜 영향을 미친다. 담배를 피우는 사람뿐 아니라 주위에서 담배연기를 들이마시는 사람도 조심해야 한다는 뜻이다.

또한 담배연기는 세포의 산화과정을 과하게 만들어서 많은 양의 활성산소에 의해 세포가 파괴되고 염증을 유발하는 원인이 된다. 담배는 활성산소뿐 아니라 체내에서 산화과정을 촉발하는 질소함유물질이나 타르 등이 다량 함유되어 있으며 동물실험에서 DNA 손상을 증가시키고 체내 항산화제인 비타민 C, 비타민 E, 베타카로틴, 글루타티온 농도를 감소시킨다는 것이 밝혀졌다.

담배 반 갑을 피면 몸의 면역세포인 림프구의 DNA가 파괴되는 양이 늘어난다는 연구결과가 있다. 이처럼 흡연은 세포에 나쁜 영향을 줄 뿐 아니라 피부에도 직접적인 영향을 준다. 흡연은 진피 내에 염증을 유발할 수 있으므로 속피부의 건강을 위해서 금연을 해야 한다.

담배를 피우던 사람이 금연을 하면 피부 속 탄력도가 높아지고 멜라닌색소도 줄어들어 피부 톤이 밝아진다. 특히 담배는 속피부인 진피 속의 콜라겐 합성을 방해한다. 비싼 화장품을 바르는 것보다 금연하는 것이 속피부를 지키는 더 빠른 방법이다.

● 속피부 지키는
  금연을 도와드릴까요?

　무조건 의지로만 금연하기는 정말 힘들다. 주위에 담배 피는 사람이 있다면 더욱 힘들고 종종 갖게 되는 술자리에서 흡연의 유혹은 금연하려는 의지를 일순간 무너뜨린다. 모든 걸 내려놓고 산 속에 들어가 세상과 격리되어 지낸다면 좀 더 효과적일 수 있다. 그러나 현실적으로 어려운 방법이다. 흡연은 안 좋은 습관이라고 생각할 때 더 금연하기 힘들다. 흡연은 질병이다. 스스로 질병으로 인식해야 금연하는 데 더욱 도움이 된다.
　만약 금연하기로 결심이 섰다면 금연할 수 있는 다양한 방법을 병행하는 것이 도움이 된다. 금연 의지가 쉽게 무너진다면 금연치료를 받으며 금연하는 것이 좋다.
　우선 국민건강보험공단(www.nhis.or.kr)에서 시행하는 금연 프로그램에 신청하면 도움을 받을 수 있다. 금연 보조제 사용과 상담을 병행해서 받아볼 수 있으며 스스로 극복하기 어려운 흡연의 유혹을 견딜 수 있도록 도와준다.

흡연 욕구를 누를 수 있는 금연 보조제와 지압법뿐 아니라 아로마 요법 등으로 무사히 금연에 성공해서 건강뿐 아니라 탄력 있는 피부 미인으로 거듭나보자.

약국에서 파는 금연 보조제는 어떤 종류가 있을까?

금연 치료제(성분 : 바레니클린타르타르산염)

담배 맛이 없어지게 만드는 치료약으로 의사 처방이 필요하다. 니코틴이 니코틴 수용체에 결합하는 것을 차단하여 뇌의 쾌감중추를 자극하는 도파민 분비를 감소시켜 흡연하는 만족감을 떨어뜨린다.

금연 치료 기간은 총 3개월로 금연을 준비하는 1주일간은 0.5mg으로 시작해서 3일간은 아침에 한 알, 4~7일간은 아침저녁으로 한 알 식후에 충분한 물과 함께 복용한다. 금연을 처음 시작하는 1주일 동안은 흡연이 가능하다. 금연을 본격적으로 하는 2~12주간은 흡연이 금지되며 1mg을 1일 2회 1정씩 복용한다. 복용 기간 동안 가벼운 울렁거림 증상이 나타날 수 있으므로 임의로 중단하지 말고 상담을 받아보자.

금연 패치제(성분 : 니코틴)

성인 기준 하루에 1장을 신체의 털이 없는 부위(엉덩이, 팔 안쪽)에 붙인다. 하루 한 갑 이상을 피우는 심한 흡연가는 니코틴 함량이 가장 높은 1단계부터 시작해서 3단계까지 단계별로 각각 4주간 사용한다. 한 갑 미만을 피우는 보통 흡연가는 중간 단계인 2단계부터 시작해 8주간 사용한 후 마지막 3단계를 4주간 사용한다. 금연 패치제는 반드시 금연을 결심한 후에 시작해야 하며 패치를 붙이는 동안 담배를 피우면 니코틴에 의한 심혈관계 이상반응이 더욱 심하게 나타날 수 있다. 니코틴 패치 접착 면에 피부 알레르기가 생길 수 있으므로 매일 다른 부위에 붙이도록 한다. 3개월 이상 사용하지 않는다.

금연 껌(성분 : 니코틴폴라크릴렉스)

니코틴이 구강 점막을 통해 흡수되며 간에서 분해되는 금연 보조 껌이다. 하루 20개비 이하의 흡연자는 2mg 껌을, 20개비 이상의 흡연자는 4mg 껌이 권장된다. 흡연 욕구가 생길 때 껌을 씹다가 쉬었다가 하는 방식으로 쉬면서 씹기를 약 30분간 반복한 후 씹던 껌을 버린다. 하루 사용량이 15개를 넘지 않도록 한다. 간혹 담배는 끊었으나 금연 껌을 끊지 못하는 경우가 있다. 3개월 이상 사용 시 효과가 없다면 다른 치료방법을 상담받는다. 금연 보조제는 금연 결심을 한 후에 사용해야 성공률이 높다.

금연 트로키(성분 : 니코틴타르타르산염수화물)

피부가 예민해서 패치를 사용하기 힘든 경우나 패치제를 사용하던 중 흡연 욕구가 생길 때 보조제로 사용한다. 1정을 입안에서 천천히 녹여 흡수시킨다. 1정(1mg)을 1~2시간 간격으로 복용하며 1일 최대

25정 이상 복용하지 않는다. 최소 3개월간 사용하며 그 이후부터는 서서히 복용량을 줄여서 1일에 1~2정으로 조절될 때 치료를 중단한다.

금단 증상 완화하기 위해 꼭 알아두세요

금연을 시작하면 몸에 다양한 금단 증상이 나타나는데 이를 견디기 어려워 대다수의 사람이 금연에 실패한다. 금단 증상을 완화하는 방법으로 잘 견뎌보자. 흔히 나타나는 증상으로 혀가 마르고 통증을 느끼면서 심한 갈증이 생기는데 수시로 시원한 물을 마셔 갈증을 줄이면 혀의 통증을 줄이는 데 도움이 된다.

두통이 생기고 신경이 예민해지면서 잠을 잘 이루지 못하게 된다. 이럴 때는 따뜻한 물로 샤워를 하고 가벼운 산책을 하는 것이 도움이 된다. 또한 깊은 호흡을 하며 명상을 하면 도움이 된다.

금단 증상으로 배변이 불규칙해지기 쉬운데 섬유질이 풍부한 채소나 과일을 충분히 먹고 물을 자주 마셔서 배변을 원활하게 할 수 있도록 한다. 금연 기간 동안 졸리고 피로해지는데 2~3주까지는 무리한 활동을 피하는 것이 좋다.

또한 공복감이 크게 느껴지면서 단 음식이나 자극적인 음식을 먹고 싶어지는데 특히 자극적인 음식은 흡연 욕구를 불러일으키므로 되도록 자제하자. 자극적이거나 너무 단 음식을 과하게 먹지 않도록 하고 수분이 많은 오이 같은 채소를 수시로 먹는 것도 도움이 된다. 특히 기관지가 간질간질하거나 마른기침이 자주 나면 따뜻한 차를 마시거나 기관지에 좋은 도라지차 등으로 목의 건조함을 달래주면 좋다.

금연 지압법

가슴이 답답하거나, 가슴에 통증이 있거나, 기침이 나오거나, 폐기능이 좋지 않을 때는 운문과 중부 혈자리에 반대 손 엄지를 대고 10번씩 압하며 눌러준다.

- 운문혈 : 쇄골뼈 아래 끝나는 지점 움푹 파인 정중앙

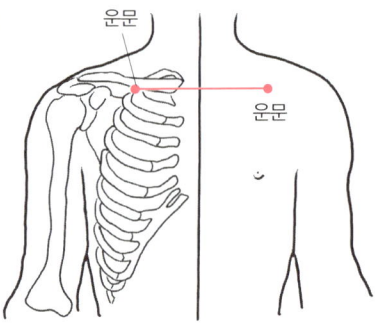

- 중부혈 : 운문혈에서 손가락 한 마디 아래로 떨어진 곳

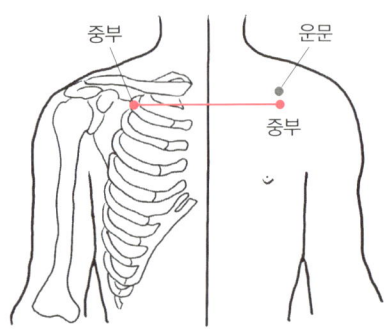

금연을 돕는 아로마테라피

제인 버클Jane Buckle은 《임상 아로마테라피Clinical Aromatherapy》에서 안젤리카(학명 *Angelica archangelica*)가 금연에 효과가 있다고 언급했다. 안젤리카는 참당귀속에 속하는 식물로 수증기 증류법으로 뿌리나 구근에서 에센셜 오일을 추출한다. 안젤리카는 뿌리에서 추출한 것이 금연에 더 효과가 좋으나 광독성이 있어서 빛을 차단해 보관해야 한다.

30종류가 넘은 안젤리카 오일이 있으며 대부분 의학 분야에 이용된다. 안젤리카는 기관지염이나 기침 치료에 효과가 있어 기관지가 좋지 않고 기침이 잦은 흡연자에게 도움을 준다. 특히 심장을 튼튼하게 하고 면역계를 자극해서 금연을 위해 좋은 오일이다.

라벤더(학명 *Lavandula angustifolia*), 안젤리카를 서로 섞어서 맡아도 금연 욕구를 줄이는 데 도움을 준다. 이중 하나의 오일만 응용해도 금연에 도움이 된다.

집에서는 아로마 오일 버너에 한두 방울 떨어뜨려 발향하거나 베개에 한 방울 떨어뜨려 잠잘 때 생기는 흡연 욕구를 억제하는 데 도움을 받아보자. 외출 시에는 라벤더 오일이나 안젤리카 오일을 수시로 맡을 수 있도록 몸에 지니고 다니는 것이 좋다. 손수건이나 깨끗한 휴지에 라벤더 오일이나 안젤리카 오일을 한두 방울 떨어뜨려 흡연 욕구가 생길 때마다 향기를 맡으면 된다. 혹은 소매 끝 안쪽에 라벤더 오일을 한 방울 묻히면 팔을 움직일 때마다 은은한 향기를 맡을 수 있다.

술은 어떻게 속피부를 파괴하는가

소주, 위스키, 와인, 맥주 등의 술은 알코올이 함유되어 있다. 알코올은 다른 말로 에탄올이라고 한다. 술은 함께 마시는 사람과 즐거운 시간을 보내고 분위기를 풀어주는 역할을 하지만 피부 건강에는 좋지 않다.

전날 술을 많이 먹어 숙취 해소가 덜 된 상태로 피부관리를 받으러 오는 사람이 있다. 피곤해 보이기도 하지만 피부는 한바탕 전쟁이라도 치른 듯하다. 얼굴을 관리하기 위해 피부를 만져보면 예상대로 피부가 건조하고 거칠었다. 약간의 술은 혈액순환을 빠르게 해서 혈액순환이 잘되지 않는 사람에게 도움이 될 수 있지만 과음은 피부 세포를 손상시키는 주범이다.

술을 많이 마시면 속피부인 진피에 자리 잡은 혈관이 늘어나고 흐르는 혈액량이 많아져서 피부가 붉어진다. 문제는 혈액만 많이 흐르는 것이 아니라 혈액 안에 흘러들어온 알코올도 피부 속 혈관을 타고 흐르게 된다.

알코올은 수용성이라 주로 수분으로 이루어진 몸의 세포의 세포막을 쉽게 통과하면서 세포막 단백질을 손상시킨다. 특히 외관상으로 보면 속피부인 진피는 그대로 알코올의 피해를 받게 된다. 진피 내에 뻗어 있는 혈관은 확장되고 혈액과 함께 흘러들어온 알코올은 속피부를 이루고 있는 세포들의 막을 손상시키기 때문이다.

결국 속피부의 수분이 부족해져서 건조해지고 피부 탄력도 떨어진다. 속피부인 진피의 피해는 그대로 겉피부로 이어진다. 속피부의 피지샘이 피지를 과하게 만들면서 트러블이 생기기도 한다.

알코올은 탄수화물, 지방, 단백질과는 다르게 소화과정이 필요하지 않기 때문에 위에서부터 소장에서 빠르게 흡수되고 탄수화물보다 먼저 연료로 대사된다. 더구나 빈속에 술을 마시면 훨씬 빠르게 흡수되어 더 쉽게 취한다.

알코올은 2~10%가 신장과 폐에서 제거되고 나머지는 간에서 대사된다. 간은 알코올 대사를 약물 대사보다 우선적으로 처리하기 때문에 만약 다른 약을 복용하고 있다면 술을 마시지 말아야 한다.

알코올을 대사할 때 필요한 알코올 탈수소효소나 알데하이드 탈수소효소가 부족하면 알코올이 분해되지 않아서 두통이 생기거나 구토를 하고 얼굴이 붉어지는 등 여러 가지 증상들이 나타난다.

에탄올 —— 알코올 탈수소효소 ⟶ 아세트알데하이드 —— 알데하이드 탈수소효소 ⟶ 아세틸 CoA

특히 여성은 남성보다 위벽의 세포에서 알코올 탈수소효소가 적게 만들어져서 알코올의 약 30%가 위로 흡수되고 나머지는 혈액에 섞여 피부 속 혈관 등으로 흐르기 때문에 같은 양의 술을 마셔도 남성보다 더 취하게 된다.

술을 적게 마실 때는 세포 내의 알코올 탈수소효소가 작용해서 알코올을 대사하지만 많이 마실 경우는 알코올을 대사하기 위해 포도당과 물이 필요해진다. 술을 마시고 나면 다음 날 갈증이 심해지는 이유다. 술을 피할 수 없이 마셔야 한다면 물을 함께 마시고 안주를 충분히 먹는 것이 알코올로부터 피부를 지키는 방법이다.

특히 한국은 술을 많이 마시는 문화가 있어서 술 마시는 자리를 완전히 피할 수는 없다. 그러나 간에서 대사할 수 있는 알코올의 양이 넘으면 혈액 속에 대사되지 못한 알코올의 양이 늘어난다. 혈액을 떠도는 알코올은 뇌와 중추신경계를 손상시키고 혈당을 낮출 뿐 아니라 탈수를 일으키고 체온을 낮추면서 피부를 창백하게 한다.

간 기능이 정상인 70kg의 남성은 시간당 5~7g의 알코올을 대사할 수 있다. 이 정도의 양은 맥주, 와인, 소주 반잔 정도의 양이다. 생각보다 적은 양이라 겨우 이 정도밖에 대사되지 않는다는 사실이 놀라울 것이다. 그 이상을 넘는 알코올은 온몸의 혈액 속을 돌며 세포를 파괴하고 췌장을 손상시킨다. 특히 술을 많이 마신 사람은 간에서 지방 합성이 늘어나기 때문에 복부비만이 많이 생긴다. 과한 알코올 섭취가 계속되면 지방간이 생기면서 간이 손상된다. 간은 해독작용을 하고 여러 영양소의 저장소이기도 하지만 혈액응고 인자를 만들어내는 곳이기도 하다. 간 손상이 반복되어 간경화가 된다면 몸에 멍이 잘

들고 가라앉지 않게 된다.

　물론 술을 마신다고 모두 질환으로 이어지지는 않을 수도 있지만 과한 알코올 섭취가 피부 속 세포를 고통스럽게 하는 것은 분명하다. 건강한 속피부를 위해 과음은 절대 금물이다.

음주 후 비타민이 풍부한 음식이 필요해요

　술을 많이 마시면 수용성 비타민인 티아민, 나이아신, 피리독신, 시아노코발라민, 엽산뿐 아니라 지용성 비타민인 비타민 A, 비타민 D, 비타민 E, 비타민 K가 소모되므로 부족해진 비타민이 함유된 음식으로 보충해주는 것이 좋다.(비타민 함유 음식은 417~427 참조)

　더구나 여성이 식사량을 많이 줄여 다이어트하는 경우 영양 결핍으로 알코올 대사에 필요한 비타민이 부족해서 피부에 더 많은 손상을 가져올 수 있다.

술로부터 속피부를 지키기 위해 꼭 기억하세요

- 소주 반병이나 맥주 2병을 1회 기준으로 일주일에 두 번을 넘지 말자.
- 알코올 도수가 낮다고 안전한 것은 아니다. 양이 중요하다.
- 빈속에 마시지 말자.

- 술은 되도록 천천히 마시자.
- 물을 많이 마시자.
- 폭탄주는 마시지 말자.
- 해장술은 절대 금지하라.

술 마시면 속피부가 빠르게 망가져요

- 술을 먹으면 얼굴이 달아오르고 심장이 막 뛰어요

술을 조금만 마셔도 얼굴이 빨개지고 가슴이 뛰며 구토를 하는 사람이 있다. 술을 먹으면 알코올 분해 효소의 활동이 증가하는데, 이런 사람은 분해 효소의 활동이 효과적으로 이루어지지 않기 때문이다. 곧 독성물질인 아세트알데하이드를 분해하지 못하기 때문이다. 남자들도 이런 사람이 있는데 알코올 분해 능력이 떨어지는 체질이라고 할 수 있다.

- 술을 먹고 나면 얼굴이 푸석푸석해져요

알코올이 중추신경을 자극하면 맥박이 증가하고 얼굴이 붉어지며 열이 올라 피부의 경피 수분 손실을 초래한다. 수분은 신체 내의 노폐물과 독소를 배출하는 중요한 역할을 하므로 술을 마실 때에는 충분한 수분을 보충해주는 것이 좋다. 알코올이 들어가면 몸에 필요한 수분까지 소변으로 빠져나가면서 독소 배출이 어려워질 뿐 아니라 세포노화로 이어진다. 술을 마시면 혈액순환이 빨라지고 붉어져서 열이 나는 것 같지만 실제로는 열 손실로 몸속이 차가워지고 수분이 빠져나가 얼굴이 푸석해진다.

- 회식 후에 뾰루지와 여드름이 심해졌어요

술을 먹고 난 다음 날은 일시적으로 피부가 좋아진 듯한 느낌이 들다가 며칠 후에 여드름이 심해지거나 없던 뾰루지가 생긴 경험이 있을 것이다. 과음은 몸속 해독과 면역기능을 떨어뜨리고 피부에 염증성 여드름을 악화시킨다. 음주로 인한 탈수 현상은 피부에 스트레스로 작용하여 열을 발생시키고 호르몬 불균형을 가져온다. 스트레스 호르몬인 코르티솔과 안드로겐이 과잉 분비되면서 피지량이 증가하여 피부염증이 심해질 수 있다.

• 과음하셨나요?
  어서 속피부를 회복시키세요

과음 후 속피부 관리는 빠르면 빠를수록 좋다

• 세안으로 모공을 깨끗하게

술로 인해 피부에 열이 오르면 피지 양도 많아지고 세안에 신경 쓰지 않을 경우 메이크업 잔여물과 먼지, 피지 등이 모공을 막아 트러블이 생긴다. 트러블을 원치 않는다면 술에 취해서 그냥 잠드는 일은 금물이다.

• 충분한 수분 공급으로 속피부 갈증을 해소

몸에서 수분이 빠져나가면 눈가와 입 주변의 피부가 건조해질 수 있으므로 고보습 제품을 사용하는 것이 좋다. 또한 충분한 수분 섭취와 함께 몸을 쉬게 해준다. 반신욕과 마사지는 혈액순환을 활성화하여 알코올 분해에 도움을 줄 수 있다.

• 무기질과 비타민 섭취로 독소를 해독

알코올과 중간 대사물질인 아세트알데하이드는 피부에 독성과 탈수, 흡수 장애로 인한 영양소 결핍을 일으킨다. 알코올을 분해하기 위해 일어나는 대사 과정에서 비타민 소모가 커지기 때문이다. 비타민과 무기질을 충분히 보충하면 숙취를 빠르게 해소하고 독소로부터 피부를 보호해줄 수 있다.

술 마신 후 속피부 관리, 지압으로 독소 배출하기

음주 후 알코올의 자극과 스트레스를 받은 간의 기능을 회복하는 데 좋은 혈자리와, 알코올의 독소를 빨리 배출하는 신장에 좋은 혈자리를 지압해준다. 삼음교(복사뼈에서 5cm 올라온 부분)의 정강이 뼈 안쪽을 엄지로 퍼 올리듯 10회씩 눌러준다.

과음 후 약과 음료는 꼭 주의해서 선택하자

숙취를 풀어준다는 숙취 음료가 시중에 많이 나와 있지만, 엄밀하게 말해 술을 깨게 하는 약은 사실상 없다. 숙취로 생기는 오심惡心,

구토, 두통 증상은 간에서 알코올을 분해하는 과정에서 생기는 독성물질인 아세트알데하이드 때문이다. 약국에서는 흔히 숙취로 나타나는 증상들을 가라앉히는 치료약을 주는데 독성물질인 아세트알데하이드를 분해하는 효소인 알데하이드 탈수소효소를 대신할 수 있는 약은 사실상 없다. 따라서 자기의 주량을 넘지 않도록 음주습관을 갖는 것이 바람직하다. 숙취 개선제는 간 기능을 도와주는 앰플과 비타민이 가장 일반적이지만 위가 안 좋은 사람이 과음으로 속쓰림이 심하다면 우선 위를 보호할 수 있는 약이 최선의 숙취 개선제가 될 수 있다. 또한 아세트아미노펜 성분의 진통제는 숙취 때문에 생기는 두통에 복용했을 때 치명적인 간 손상을 가져올 수 있으므로 약을 함부로 먹지 말아야 한다. 사람마다 몸의 컨디션이 다른 상태에서 술을 마시기 때문에 숙취 증상도 다를 수 있다. 숙취 증상을 개선하기 위해서는 마시는 음료 하나도 정확히 알고 나에게 맞는 약을 선택하자.

숙취 해소에 효능을 인정받은 성분

- 타우린

타우린은 우리 몸에서 아주 소량 만들어지는 아미노산이다. 숙취의 원인물질인 아세트알데하이드의 대사를 촉진해 혈액과 간에서 에탄올 제거 속도를 촉진해준다. 술 먹고 비틀거리는 걸음걸이나 졸음을 완화해준다. 타우린은 식물성 단백질에는 없기 때문에 동물성 단백질에서 보충해주어야 한다. 문어, 오징어, 새우, 어패류 등에 많이 함유되어 있다.

- 알로에

알로에는 다양한 효과를 가지고 있어서 외용으로 사용할 때 자외선 차단이나 화이트닝 효과가 있다고 알려져 있고 변비 치료에도 효과를 나타낸다. 또한 알로에는 혈중 알코올 대사를 촉진해 간을 보호하는 작용을 한다. 과량 섭취 시 복통, 오심, 구토 등이 나타날 수 있다.

- 인삼 사포닌

인삼 사포닌의 주성분인 진세노사이드는 피로회복과 면역력 증진 등 다양한 약리효능이 알려진 성분이다. 인삼 사포닌은 알코올의 대사를 촉진하고 아세트알데하이드를 빠르게 제거해준다.

- 노근

노근은 갈대의 뿌리로 한방에서는 해독제나 이뇨제로 사용된다. 노근 추출물의 성분 중 아스파라긴asparagine은 숙취의 원인물질인 아세트알데하이드를 신속하게 제거하는 데 도움을 준다. 노근은 성질이 차므로 열이 많은 사람에게 좋다.

- 밀드로네이트mildronate

밀드로네이트는 러시아에서 알코올 중독 치료에 효과가 있다고 보고된 성분으로 비타민 B군과 화학구조가 비슷하다. 건강한 남학생이 밀드로네이트를 복용한 후 음주로 간세포가 파괴될 때 올라가는 GOT*의 농도가 현저히 떨어진 연구결과가 있다.

- 엉겅퀴꽃 종자(밀크시슬)

엉겅퀴꽃인 밀크시슬 추출물 실리마린은 간 건강에 도움이 되는 성분으로 2000년부터 현재까지 연구되고 있다. 간세포는 파괴되어도 복구력이 좋아서 80% 이상 손상되기 전까지 증상이 나타나지 않는다. 간세포 복구, 담즙분비 촉진, 간 해독에 도움이 된다.

- 비오자임 biozyme

바실러스 서브틸리스 발효액으로 시중에 판매하는 숙취 음료의 주성분이다. 비오자임을 복용한 후 알코올을 섭취했을 때 혈중 아세트알데하이드의 최고 농도 도달시간이 지연되었다. 숙취 예방에 도움이 된다.

- 갈근(칡)

칡의 뿌리를 말린 것으로 칡에 들어 있는 다이진 daidzin 성분은 혈중 알코올 수치를 낮춰주고 음주로 인한 수면시간을 단축해준다. 칡은 성질이 차므로 열이 많은 사람에게 좋다.

- 황칠

황칠은 학명이 '나무인삼'으로 불리며 산삼과 같은 사포닌 성분이 들어 있다. 간의 염증 정도를 파악하는 GOT, GTP** 수치를 정상화하고 간 손상을 보호하는 효능이 있다.

- 헛개나무

헛개나무는 열매의 단맛 때문에 나무에서 나는 꿀이라는 의미의

'목밀' 또는 '지구자나무'라고도 불린다. 알코올을 분해하는 효과가 탁월하여 헛개나무 밑에서 술을 담그면 술이 물이 되어버린다는 이야기가 있다.

※ GOT(Glutamic Oxalacetic Transaminase, 글루탐 옥살아세트산 전달효소)
※※ GPT(Glutamic Pyruvate Transaminase, 글루탐 피루빈산 전달효소)
　　GOT와 GPT는 간 기능검사 시 지표가 되는 수치로 간세포 손상 시 올라감.

술과 폐경으로부터
속피부를 지킬 수 있는 약사의 조언

약국에 오면 늘 유쾌하게 살아가는 이야기를 하던 50대 사장님이 있다. 처방전을 주며 이제 좋아하는 술도 마음대로 못 마시겠다고 푸념을 한다. "왜요?" 하고 물으니 잠이 안 와서 밤에 와인을 한잔씩 마시고 잤는데 자꾸 팔다리가 쑤시고 식은땀이 나서 병원에 가보니 호르몬제를 먹으라고 하면서 술을 마시지 않는 것이 좋다고 권고했다고 한다.

여성은 누구나 한번은 폐경을 경험하는데 편하게 받아들이기에 신체적으로 겪는 변화가 개인마다 많이 다르다. 폐경이 오면 여러 가지 신체 변화가 나타나는데 특히 피부는 여성호르몬과 관계가 깊다.

호르몬은 호르몬 수용체를 통해 전달되는데 호르몬 수용체는 속피부(섬유모세포)와 겉피부(각질형성세포) 모두에서 발견된다. 특히 여성호르몬 수용체는 속피부 전반에 걸쳐 모근과 혈관, 피지선에도 분포되어 있다. 폐경이 되면 최초 5년간 콜라겐이 30%나 감소하고 이후 서서히 노화가 진행된다. 이 시기에는 안면홍조가 심해질 수 있는데 알코올은 속피부의 미세혈관을 더욱 확장하고 흡연은 혈관을 수축해 피부의 혈액순환을 저해하여 탄력을 떨어뜨릴 수 있다. 여성호르몬제를 무조건 거부하기보다는 전문의와 상담하여 득과 실을 잘 따져본 뒤 선택하는 것이 좋다. 여성호르몬제를 12개월간 복용했을 때 속피부의 두께가 30%가량 증가하고 히알루론산의 양이 함께 증가했다는 연구결과가 있다.

속피부 속을 파고드는 미세먼지

미세먼지의 공포가 건강뿐 아니라 피부 속을 파고들고 있다. 황사가 심할 때 피부에 트러블이나 가려움으로 고생해본 터라 황사보다 더 작은 미세먼지가 두려움으로 다가왔다.

우리나라는 예전부터 편서풍의 영향으로 봄이면 중국과 몽골의 사막지대에서 불어오는 황사 때문에 황사용 마스크를 쓰고 건강을 챙기곤 했다. 그러나 이제는 봄철뿐 아니라 1년 사계절 내내 먼지를 경계해야 하는 상황이다. 공장의 매연과 자동차의 배기가스에서 뿜어져 나오는 미세먼지의 공포로부터 자유로울 수 없다. 특히 중국의 개발로 인해 유입되는 미세먼지가 한반도 상공을 덮는 날들이 늘어나고 있다.

미세먼지 입자는 지름이 10마이크로미터(10㎛) 이하인 미세먼지(PM 10), 지름이 2.5마이크로미터(2.5㎛) 이하인 초미세먼지(PM 2.5)

로 분류한다. 2.5마이크로미터 이하의 초미세먼지는 콧속 섬모를 통해 걸러지지 않을 경우 폐포나 기관지 점막 등에 붙어 각종 질병을 유발할 수 있다. 황사나 미세먼지로 인한 대기오염이 심각한 환경문제가 되고 있는데 해결책을 찾을 수 없으니 참 답답한 노릇이다. 미세먼지는 속피부에 알레르기를 유발하는 항원으로 작용하여 민감하거나 아토피가 있을 경우 과잉 면역반응으로 염증이 심해질 수 있다. 또한 미세먼지는 세포의 에너지 발전소인 미토콘드리아의 기능을 마비시키고 활성산소를 만들어 속피부의 콜라겐을 분해해 노화를 빠르게 한다.

　미세먼지를 실시간 확인하는 방법이 있다. 매일 확인해서 심한 날에는 외출을 자제하고 마스크를 써서 미세먼지의 피해를 최소화해야 한다. 전국에는 미세먼지 관련 정보가 '대기오염정보관리시스템[NAMIS]' 서버로 전송되어 '에어코리아(www.airkorea.or.kr)'를 통해 공개되고 있다. 지역별로 PM 10, PM 2.5, 오존, 이산화질소, 일산화탄소, 아황산가스 등의 대기오염물질 농도와 미세먼지 예보와 경보 상황을 알 수 있다.

　그러나 미세먼지 측정기가 지상보다 높은 곳에 설치되어 있어서 미세먼지가 더 많은 지상 부근의 농도는 알 수 없을뿐더러 정작 내가 살고 있는 주변의 미세먼지 농도를 알고 싶어도 주변에 설치되어 있지 않다면 알 수 없다는 것도 문제다.

　또한 WHO[World Health Organization]가 미세먼지가 $3m^2$당 25마이크로그램 이상일 경우 나쁨으로 표시하는 것에 비해 국내는 WHO 기준의 두 배인 50마이크로그램 이상일 때 나쁨으로 표시한다.

WHO 기준 미세먼지 농도를 실시간으로 알려주는 앱을 활용해 현재 미세먼지 농도를 확인할 수 있다. 야외활동 시 앱에서 제공하는 미세먼지 농도를 참고해서 미세먼지 피해를 최소화하자.

★ 한국환경공단(에어코리아) 제공 실시간 정보
  앱 : 미세미세(미세/초미세먼지, 위젯, WHO 기준, 8단계)

미세먼지는 입자가 너무 작아 필터 작용을 하는 콧속을 그냥 지나치기 때문에 뇌까지 전달되기 쉽다. 이로 인해 뇌는 미세먼지에 노출되어 치매 같은 뇌질환 환자들이 늘어나고 있다. 미세먼지와 초미세먼지가 일으키는 알레르기 염증반응은 세포의 기능을 떨어뜨려 속피부의 면역을 저하시키고 피부노화를 가속화하는 원인이 된다. 국가 차원에서 국민건강을 위한 미세먼지 대책이 하루 빨리 마련되어야 한다.

2016년 5월부터 6월까지 환경부와 국립환경과학원은 미국 항공우주국^{NASA}과 함께 국내 대기 질을 공동으로 조사한 결과를 2017년 7월 19일 발표했다. 서울 올림픽공원에서 측정한 미세먼지(PM 2.5) 중 52%는 국내에서, 34%는 중국 내륙에서 발생한 것으로 조사됐다. 물론 봄철이 아닌 다른 계절에는 다른 결과가 나올 수 있다고는 하지만 지속적인 조사와 적극적인 대책으로 국내 대기 질이 개선되어야 한다.

국가가 경제적인 이유를 넘어서 국민의 건강을 위해 미세먼지의 심각성과 급박함을 인식해서 국내 정책적 대책과 국외 외교적 협조를 통해 빠른 시일 내에 마음껏 숨 쉴 수 있는 자유를 누리길 바란다.

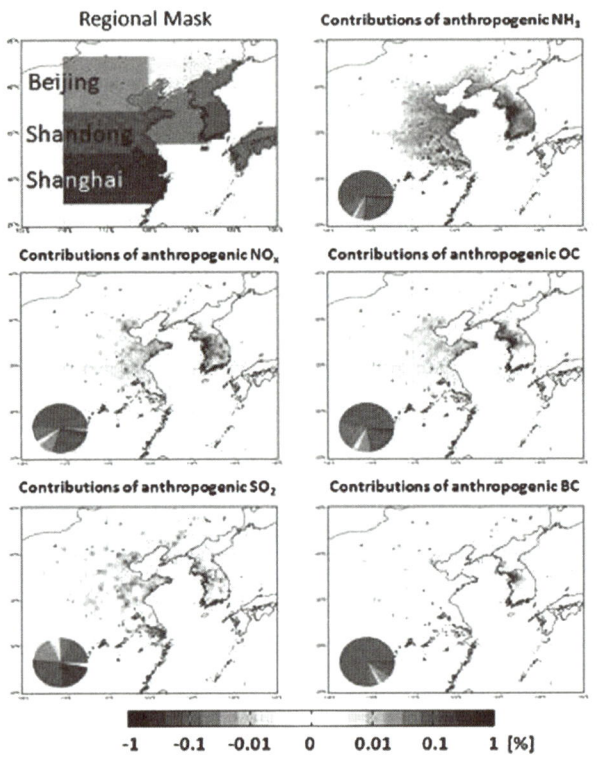

위 그림은 성분별로 국내에 영향을 미치는 미세먼지(PM 2.5)를 조사한 자료다.

★ 환경부 자료 참조.

미세먼지를 적게 마시는 습관 갖기

코호흡으로 1차 먼지를 제거하기

 요즘은 약국을 열면 매일 일과처럼 하는 일이 있다. 오늘의 미세먼지 농도를 인터넷으로 확인해서 칠판에 적어놓는 일이다. 그리고 마스크를 구입하는 사람에게 올바른 호흡법을 알려준다.

 우선 호흡을 할 때는 입으로 하지 말고 코로 호흡해야 한다. 코로 호흡하는 것은 좋은 점이 많다. 깊은 호흡을 통해 폐활량을 늘려주기도 하지만 무엇보다 콧속에 있는 섬모가 먼지나 노폐물을 걸러주는 중요한 역할을 하기 때문이다.

코로 호흡을 하면 폐로 먼지가 들어가지 않도록 콧물이 최대한 먼지를 차단하지만 입으로 숨을 쉬면 먼지가 최소한 걸러지지 않은 채 폐로 들어가므로 더욱 위험하다.

KF 94, KF 80 표시 마스크를 확인하자

코호흡으로도 막지 못하는 것이 초미세먼지다. 일본은 버스나 지하철을 탄 사람 10명 중 5명 이상이 마스크를 하고 있는데 요즘은 우리나라에서도 마스크를 쓰고 다니는 사람을 많이 볼 수 있다. 약국에서도 제일 많이 나가는 품목 중 일회용 마스크가 빠지지 않는다.

약국에 와서 마스크를 찾는 고객에게 마스크를 어떤 용도로 사용하려는지 꼭 질문한다. 일회용 마스크는 필요한 역할에 따라 기능이 다르기 때문이다. 만약 감기 예방이나 단순히 가리기 위한 것이라면 일반 마스크를 해도 된다. 그러나 미세먼지나 초미세먼지 차단효과가 있는 마스크는 식약처 인증이 있는 제품이어야 한다. 마스크 봉투에 KF 94 또는 KF 80 표시가 있어야 미세먼지 차단효과가 있다. KF 표시 뒤의 숫자가 클수록 미세먼지를 더 많이 차단할 수 있다.

간혹 일반 마스크를 미세먼지 마스크 대신 쓰기도 하는데 필터의 기능이 다르므로 구분해서 사용해야 한다. 마스크를 구입할 때 겉포장에 의약외품이라는 문자가 있는지 확인하고 KF 표시를 반드시 확인해야 한다.

마스크는 얼굴에 밀착해서 착용하기

마스크를 착용할 때 답답하다고 코를 빼고 입만 가리거나 턱에만 걸쳐서 쓰고 다니는 경우가 있는데 미세먼지 마스크는 멋내기용이 아니다. 미세먼지가 심한 날은 입과 코 주변이 뺨과 제대로 밀착되도록 착용하는 것이 중요하다. 얼굴이 작은 사람은 끈을 조이거나 마스크에 동봉되어 있는 후크를 이용해 뒤쪽에 한 번 더 조여주면 된다. 특히 코 주변이 눌려서 제대로 밀착되지 않으면 벌어진 틈 사이로 미세먼지가 들어와서 마스크를 착용한 효과가 떨어진다.

1일 1마스크! 마스크 재활용은 금지

KF 94 또는 KF 80 마스크는 정전기 흡착방식으로 미세한 입자가 필터 사이로 걸러진다. 물이 닿거나 빨아서 다시 사용할 수 없는 이유다. 마스크는 일회용으로 다음 날 다시 사용하면 필터의 기능이 떨어져서 효과를 보기 어렵다. 마스크를 세탁하면 필터 조직이 뭉개지고 찢어져서 손상된 필터 사이로 미세먼지가 그대로 통과하기 때문에 재활용하지 말아야 한다.

미세먼지로부터 피부를 지키는 방법

긴팔 옷을 입고 자외선 차단제를 바르자

미세먼지가 피부에 직접 닿으면 가려움과 따가운 증상이 나타날 수 있다. 기존의 아토피나 알레르기 질환이 있는 경우는 더 민감한 자극이 될 수 있으므로 외부에 노출되는 부위를 줄이고 얇은 옷을 겹쳐 입는 방식으로 피부를 보호하는 것이 좋다. 미세먼지에는 피부에 자극을 주는 오존을 비롯하여 유해한 물질들이 포함되어 있으므로 외출할 때는 꼭 자외선 차단제를 챙겨 바르도록 하자.

보호 안경이나 선글라스를 착용하자

황사가 부는 날에는 렌즈보다는 안경을 써서 눈에 이물질이 들어가는 것을 막는 것이 좋다. 선글라스도 자외선과 미세먼지로 피로해진 눈을 보호하기 위해 필요하다. 해변에서는 갈색 선글라스가 강렬한 태양을 막는 데 효과적이고 운전, 골프, 낚시처럼 장시간 오랜 곳을 봐야 할 때는 녹색 선글라스가 좋으며, 노란색은 시야를 밝게 보이게 해서 흐린 날이나 야간 운전할 때 적합하다.

초롱초롱한 눈 관리하기

렌즈뿐 아니라 서클 렌즈를 사용하는 사람이 늘어나면서 눈의 건조함 때문에 인공눈물을 찾는 사람이 많아지고 있다. 특히 황사나 미세먼지가 많은 날 외출하면 눈의 점막이 건조해질 뿐 아니라 가렵고 충혈될 수 있다. 미세먼지가 심한 날 렌즈까지 착용한다면 그 증상은 더욱 심해질 수 있다. 이러한 증상이 생기면 눈을 비비거나 찡그리는 등 눈 주위 근육을 많이 움직이게 돼서 눈이 예민해지거나 눈가에 주름살이 더 잘 생길 수 있다. 렌즈는 착용시간을 줄이고 미세먼지나 황사가 심한 날은 눈의 점막까지 깨끗하게 닦아주자. 간혹 점막 부위에 노랗게 뾰루지가 올라오는 경우가 있는데 약국에서 파는 점막 클렌저로 닦아주면 쉽게 없앨 수 있다.

콧속의 황사먼지 제거하기

황사가 심한 날 외출했다 돌아오면 콧속의 염증을 예방하기 위해 코 세척을 해주는 것이 좋다. 코 세척용 식염수는 분말제제를 포함해서 여러 가지가 있는데 약국에서 식염수를 구입할 때에는 반드시 코 세척용 식염수를 달라고 해야 한다. 렌즈용 식염수에는 염산폴리헥사메틸렌비구아니드(가습기살균제 유사성분)나 벤잘코늄 같은 보존제가 들어 있어서 코 세척용으로 사용이 금지되었다. 연령별로 코 세척 전용 기구에 담겨 있는 제품들도 있으나 식염수를 사서 주사기나 전용 용기에 담아 사용할 때는 식염수 사용 기간이 2일을 넘기지 않는 것이 좋다. 코 세척은 하루 2번, 식염수를 체온과 비슷한 온도로 맞추어 사용한다. 고개를 숙이고 살짝 옆으로 돌린 후 아~~ 소리를 내면서 한 번에 한쪽씩 콧속에 식염수를 주입하여 세척액이 반대 콧구멍으로 나오게 한다. 소아나 어린 학생의 경우 분무하는 압력을 강하게 하면 세척액이 역류하여 귀에 염증이 생길 수 있으므로 주의해야 한다.

미세먼지가 심한 날 피부 자극 피하기

미세먼지가 심한 날은 최대한 보습력을 유지하고 유분기가 없는 제품을 사용해서 메이크업을 해주는 것이 좋다. 유분기가 많은 제품은 미세먼지나 세균들이 피부에 잘 닿아 여드름 같은 트러블이나 알레르기성 피부염이 생길 수 있다. 미세먼지가 심한 날에는 피부에 자극이 없는 세안제를 선택하고 미온수로 여러 번 헹궈주자. 클렌징 후에는 3분 내로 보습제를 충분히 발라주고 수면 팩을 사용해서 지친 피부를 쉬게 해주자.

속피부 면역을 조각내는 스트레스

아침 출근길이나 등굣길에 환하게 웃으면서 집을 나서는 사람은 몇 명이나 될까? 바쁜 생활 속에 현재를 살아가는 사람들은 지속적인 스트레스에 노출된 채 피부 속 면역력이 떨어지고 다양한 피부질환으로 위협받고 있다. 유튜브나 뷰티 채널의 정보를 통해 아름다움을 가꾸기 위해 노력하지만 다양한 스트레스를 받는 상황이 계속된다면 탄력 있고 젊은 피부를 갖기 위한 노력은 물거품이 될 수 있다. 스트레스는 피부의 건강을 위협하는 원인 중 하나이기 때문이다.

물론 가벼운 스트레스는 몸을 적당한 긴장 상태로 만들어 시험을 치를 때 집중력을 높여주거나 직장 내 발표를 효과적으로 해낼 수 있도록 해준다.

시험을 치르면 뇌의 시상하부와 뇌하수체를 통해 콩팥 위의 부신에서는 코르티솔과 카테콜아민(도파민, 에피네프린=아드레날린, 노르에피

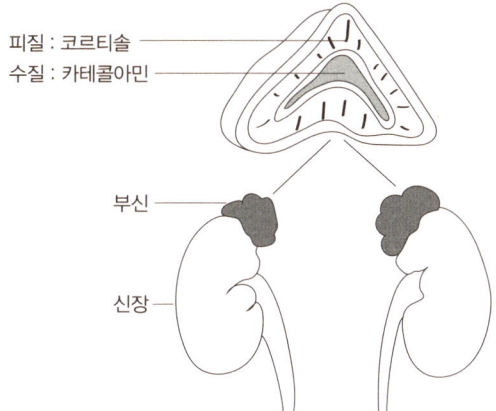

스트레스 호르몬을 분비하는 부신

- 피질 : 코르티솔
- 수질 : 카테콜아민
- 부신
- 신장

네프린) 같은 신경전달물질과 호르몬들이 나온다. 시험을 치를 때 고도의 집중력을 발휘하기 위해 카테콜아민이 분비되어 심박수를 높이고 몸을 긴장상태로 유지해서 시험을 제 시간 안에 치를 수 있도록 해준다. 이때 몸을 긴장상태로 만들기 위해 부신 내부의 수질에서 말초혈관의 수축을 유도하고 혈압을 상승시키는 카테콜아민이라는 물질이 분비된다.

카테콜아민이 혈관을 수축하도록 하는 과정에서 많은 양의 코르티솔이 꼭 필요하다. 코르티솔이 부족한 사람은 카테콜아민이 혈관을 수축하도록 유도하지 못해서 사자가 앞으로 달려오는 스트레스 상황에서 쇼크에 빠지게 된다.

이렇듯 코르티솔은 사자나 호랑이 같은 맹수와 만나게 되는 극한 상황에서 몸을 긴장상태로 만들어 도망치거나 싸울 수 있도록 해준다. 만약 이러한 호르몬들이 분비되지 않으면 인간은 생존의 위기에

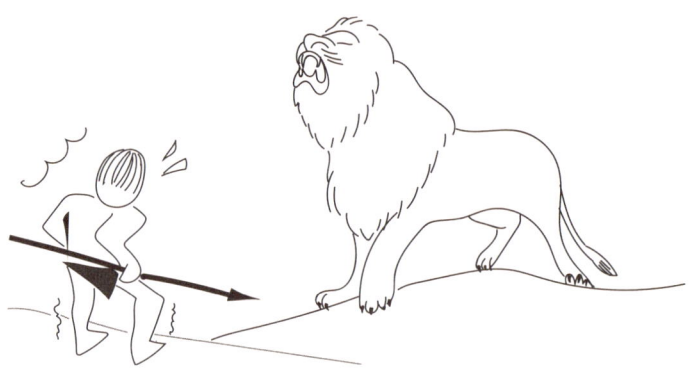

"사자가 나타났다!"
근육을 분해해서 아미노산으로 상처를 재생하라.
간에서 포도당을 만들어 혈액으로 보내라.
지방조직에서 지방산을 혈액으로 보내 에너지로 써라.

서 싸울 힘을 잃게 된다.

그러나 매일 아침부터 저녁까지 맹수들과 싸워야 하는 스트레스 상황이 계속된다면 어떻게 될까? 코르티솔 분비가 많은 상태가 지속되면 몸의 자율신경계는 혼란에 빠지게 된다. 결국 우리 몸은 신진대사가 저하되면서 면역력이 떨어지고 각종 질병에 노출되면서 노화도 빠르게 찾아온다.

만약 다음과 같은 스트레스 증상들이 장기간 나타난다면 당신의 피부면역에 빨간불이 켜진 것이다.

- 아침에 일어날 때 상쾌하지 않다.
- 얼굴이 자주 붉어지는 홍조가 나타난다.
- 숨이 차고 심장이 두근거린다.

- 복부팽만, 속쓰림 등 소화가 잘되지 않는다.
- 두통이 자주 있고 목덜미가 뻐근하다.
- 단 음식(탄수화물, 빵)이 먹고 싶어진다.
- 쉽게 지치고 집중력이 떨어진다.
- 자주 불안하고 우울하다.

스트레스가 피부에 얼마나 안 좋은 영향을 주는지 크게 느낀 경험이 있다.

예전에 피부관리실 고객 중에 꾸준하게 피부관리를 해오던 50대 중반의 여성이 있다. 피부가 같은 연령에 비해 훨씬 젊어 보여서 함께 관리를 받으러 오는 친구들에게서 부러움을 받았다. 그런데 한동안 피부관리를 받으러 오지 못하다가 오랜만에 방문했는데 처음에는 다른 사람으로 착각할 정도로 나이가 들어 보였다. 빛나던 피부가 어두워졌고 피부에 흐르던 윤기도 온데간데없고 푸석푸석하고 건조해 보였다. 특히 피부에 심하게 가려움증이 생겨서 군데군데 붉게 돋아난 흔적들도 보였다. 그간 사정을 들어보니, 노후자금으로 모아둔 돈을 아들 사업자금으로 보태주어야 하는 상황이 되었는데 막상 주고 나니 심리적으로 불안하고 허탈해지면서 밤에 잠도 잘 못 자는 상황이었다고 했다.

스트레스를 많이 받으니 먹기도 힘들고 괴로워서 두통도 심하다고 이런저런 푸념을 했다. 참으로 안타까운 것은 두 달 만에 10년은 더 나이 들어 보였다. 더구나 피부에 조금만 자극이 되어도 심한 알레르기로 힘들어했다.

왜 스트레스를 받으면 피부 속 면역이 떨어지면서 여러 알레르기 질환이 생기고 탄력도 떨어져 보이는 걸까? 이유는 코르티솔 분비와 면역계의 상호작용이 악순환되기 때문이다. 코르티솔은 스트레스로 인해 조직이 손상되면 몸의 면역계의 염증반응을 균형 있게 해주도록 서로 상호작용을 하게 된다. 예를 들어 면역계가 면역을 위해 염증반응을 일으키면 코르티솔은 프로스타글란딘과 류코트리엔 같은 염증성 매개물이 만들어지는 것을 막는다. 초기 단계에서는 침입자들과의 싸움에서 코르티솔이 염증과 상처 회복에 도움을 주지만 만성적인 스트레스 상황에 놓이면 코르티솔은 면역세포의 기능을 약화시켜 감염을 더 잘 일으키고 회복속도를 지연시킨다. 또한 세포 나이를 측정할 수 있는 염색체의 세포분열을 방해해 노화를 촉진한다.

지속적인 스트레스로 인해 코르티솔 분비의 균형이 깨지면 림프구가 부신피질자극 호르몬[ACTH]을 분비하고 면역세포가 방출하는 사이토카인들도 코르티솔 분비를 자극하는 악순환이 반복될 수 있다. 이러한 악순환은 코르티솔이 면역계를 지나치게 억제해서 피부 속 면역을 떨어뜨려 다양한 피부질환이 생길 수 있다.

만성 스트레스 상황이 되지 않도록 코르티솔 수치 조절을 통해 우리 스스로 피부 속 면역을 지켜야 한다.

밤을 잃은 그대, 스트레스 호르몬이 폭주한다

우리 몸은 하루 24시간 생체 시계의 기준에 맞춰서 여러 호르몬이 필요한 상황에 따라 더 많거나 적게 분비되면서 유지되고 있다. 해가 뜨는 아침에 일어나고 밤에 자고 때가 되면 밥을 먹는 것은 일상생활 속에서 반복적으로 하는 생활습관이다. 무심코 반복하는 일상이 피부의 건강과 밀접한 연관이 있다는 것은 부정할 수 없다. 피부면역이 떨어져서 힘들어하는 사람들 이야기를 들어보면 대부분 생활이 불규칙적이고 특히 수면시간이 적거나 불면증으로 오랜 기간 고생하는 경우가 많다.

오늘날 과학문명이 발달하면서 우리는 완벽한 밤을 잃은 시대에 살고 있다. 늦은 밤에도 수많은 가로등과 네온사인에 눈이 부시고 도로 위를 달리는 자동차의 헤드라이트 등은 밤을 온몸으로 체감하기 어렵게 만든다. 특히 스마트폰의 푸른색 빛(청색 파장)은 수면을 유도

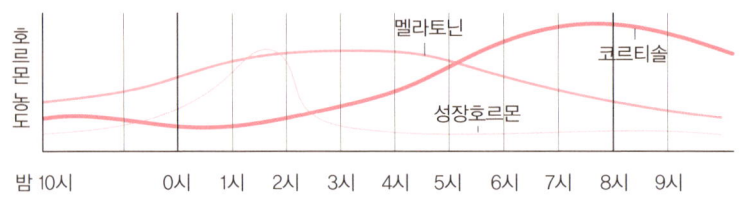

★ 《마음의 병과 치료법》(Newton HIGHLIGHT 99) 참조 수정.

하는 멜라토닌 호르몬이 잘 나오지 않도록 해서 수면을 방해한다. 멜라토닌은 다른 면역호르몬을 활성화하는 호르몬으로 피부 속 건강을 위해서는 꼭 필요한 호르몬이다. 더구나 잠자리에 누워서 스마트폰을 확인하며 잠드는 습관은 깊은 수면을 방해하기 때문에 자기 전에는 스마트폰을 꺼두는 것이 좋다.

수면은 생체 시계의 기준에 맞춰서 변하는 호르몬의 농도에 영향을 미친다. 잠이 들면 몸의 활동을 낮추는 멜라토닌이 활성화되면서 성장호르몬이 올라가는 동시에 코르티솔 수치는 낮아진다.

그러나 수면을 방해하는 많은 상황으로 잠자는 시간이 일정하지 않으면 생체 시계가 무너지면서 코르티솔 분비의 주기에 영향을 주게 된다. 잠을 자는 동안 낮아져야 할 코르티솔 수치는 쉽게 떨어지지 않는 상황이 되면서 몸을 긴장시키게 되고 다른 호르몬의 분비에도 영향을 미쳐 몸이 쉬지 못하게 된다. 특히 높은 코르티솔 수치는 위급할 때 몸을 비상체제로 만들지만 피부 속 면역력은 오히려 낮춘다.

피부 속 면역력이 낮아지면 피부에 트러블이나 아토피, 건선, 탈모 등의 질환이 생기기도 할 뿐 아니라 피부 속 단백질인 콜라겐을 만들어내는 섬유모세포의 양이 줄어들면서 피부 속 탄력도 함께 무너지게 된다. 하루를 꼬박 새우면 피부가 탄력이 없어 보이고 거칠어 보이는 이유다.

더구나 밤과 낮을 수시로 교대하며 일하는 직업에 종사하는 사람은 일정한 시간에 잠을 자지 못하고 밤낮이 바뀌어 생체 리듬이 더 불규칙해진다. 평소에는 코르티솔이 제대로 작동하지만 불규칙한 생활 리듬은 만성적인 스트레스로 작용해서 코르티솔 분비가 정상적으로 이루어지지 않아 건강을 악화하고 각종 피부질환을 일으킨다.

코르티솔 수치는 생체 리듬에 맞춰서 24시간을 기준으로 변한다. 코르티솔 수치는 활동이 필요한 오전 6시부터 8시 사이에 가장 높다가 서서히 떨어져 자야 하는 자정 12시부터 새벽 2시에 가장 낮아졌다가 다시 서서히 올라가는 주기가 반복된다.

정상적인 코르티솔 수치는 낮을 때는 6mcg/dl $^{micrograms/deciliter}$ 정도에서 높을 때는 23mcg/dl 사이에서 변화하지만, 강하고 지속적으로 스트레스를 받으면 이 수치는 정상 범주를 넘어서 높아진다. 이러한 코르티솔 수치의 주기는 야간에 일하고 낮에 잠을 자는 생활을 1년 이상 지속하면 반대로 바뀐다.

그러나 낮근무와 밤근무가 교대로 바뀌는 사람들은 불규칙한 근무시간으로 수면주기가 교란되고 코르티솔 수치가 높은 상태에서 떨어지지 않고 피부 속 면역이 떨어진다. 피부 면역력이 떨어지면서 감염되기 쉬운 피부가 되고 상처가 잘 낫지 않으면서 피부는 노화한다.

현대인은 빠르게 변하는 생활양식이나 수면 부족, 과다한 업무 등으로 만성적인 스트레스 상황에 놓여 있다. 지속적으로 스트레스를 받으면 코르티솔 분비를 높이게 된다. 높은 수치의 코르티솔은 피부 속 결합조직을 분해하고 줄어들게 하여 피부가 탄력을 잃고 처지게 만든다. 이런 상태에서 강한 스트레스를 지속적으로 받으면 피부 속 노화가 가속화되기 쉽다. 이것은 나이가 들수록 심해지고 더 이상 복구하기 어려워진다.

또한 만성적 스트레스로 코르티솔 분비가 높은 상태로 유지된다면 신체는 단백질 합성이 덜 되면서 근육량도 감소하게 된다. 이것으로 피부는 탄력을 잃는 또 다른 원인을 제공받는 것이다. 또한 혈당이 높아져서 세포가 당분을 제대로 얻지 못하게 되고 당분은 지방으로 전환되며 비만해지기 쉬워진다. 코르티솔의 특성상 지방조직에서 지방산을 혈액으로 계속 보내야 하기 때문에 지방세포가 지방을 계속 축적하도록 신호를 보낸다. 특히 지방은 복부에 많이 쌓이게 되며, 마른데도 스트레스를 많이 받는 사람일수록 복부가 비만해질 가능성이 높아지는 것이다. 현대인은 스트레스를 받지 않고 살기는 힘들다. 그렇기 때문에 스트레스가 지속되기 전에 미리 회복할 수 있는 다양한 예방법으로 피부 속을 탄력 있고 건강하게 유지하도록 하자.

이쯤 되면 스트레스는 피부의 적!

피부의 적! 스트레스! 운동은 훌륭한 방패

스트레스로부터 피부를 지키기 위해서는 피부에 안 좋은 영향을 주는 스트레스를 완화해주는 방법을 찾아야 한다. 인간이 살아가기 위해서 완벽하게 스트레스를 피할 수는 없기 때문에 지속적으로 받는 스트레스가 건강을 위협하고 피부 속 면역을 떨어뜨리는 상황까지 가지 않도록 보호장치가 반드시 필요하다.

건강이 나빠지는데 피부 속만 건강한 상태로 유지될 수는 없다. 일상생활에서 받는 스트레스를 그때그때 해소해서 과한 스트레스가 몸에 누적되는 것을 막아준다면 건강을 유지하고 피부 속 또한 지킬 수 있다.

스트레스가 몸에 누적되는 것을 줄여주는 데 꼭 필요한 것이 적절한 운동이다. 힘든 운동을 하면 오히려 스트레스를 더 받는 것 아닌가 하고 의문이 들 수도 있다. 여기서 적당한 운동은 신체 활동을 활발하게 해주는 좋은 스트레스다.

셀리에 박사의 실험에서 한 달 동안 빛과 큰 소음, 전기 충격으로 스트레스를 준 쥐 10마리와 같은 조건에서 규칙적인 운동을 함께 시킨 쥐 10마리를 비교했더니 운동을 하지 않은 쥐는 모두 죽었으나 규칙적인 운동을 시킨 쥐는 모두 살았다. 운동이 건강을 해치는 강하고 지속적인 스트레스를 완화해주는 완충 역할을 한다는 것을 알 수 있다.

특히 운동을 하면 뇌에서 엔도르핀이 분비되면서 행복하다고 느끼게 된다. 건강을 위해 운동을 하다가 점점 빠져들게 되는 이유가 바로 엔도르핀 때문이다. 그러나 운동의 강도를 너무 강하게 하면 오히려 신체적 스트레스를 주기 때문에 피하는 것이 좋다.

운동은 온몸의 기관과 조직을 좀 더 유기적으로 연결될 수 있게 해주고 각 기관들을 활성화해준다. 뼈가 부러져서 움직이지 못하고 누워서 한쪽 다리에 깁스를 하고 있으면 깁스한 다리의 근육량이 현저히 적어지고 탄력도 떨어져서 피부가 처져 보인다.

우리 몸은 피부 따로 근육 따로 혈관 따로 움직이는 분리된 조직으로 구성된 것이 아니다. 모든 조직이 유기적으로 연결되어 움직이면서 생명을 유지하고 있다. 피부만 예뻐지고 탄력을 주고 싶다 한들 근육이 퇴화해버리고 혈관에 혈액이 제대로 흐르지 못한다면 절대 아름다운 피부를 가질 수 없다. 우리 몸은 적절한 운동을 통해 해로운 스트레스를 줄이고 더 강한 스트레스를 이겨낼 힘을 얻게 된다.

스트레스를 위한 운동은 그리 어렵지 않다. 1995년 이후 미국스포

츠의학회ACSM(American College of Sports Medicine)와 미국질병통제예방센터CDC(Centers for Disease Control and Prevention)가 제시한 운동 공동 가이드라인에 보면 빠르게 걷는 정도의 운동을 일주일에 적어도 4일 하라고 추천한다. 최대로 하는 운동의 30~50% 강도로 약 30분 이상 하거나 10분 이상의 운동을 하루에 여러 번 누적해도 좋다.

피부의 적! 높은 코르티솔 수치! 마사지로 낮추자

마사지는 스트레스가 심한 상태에서 높아진 코르티솔 수치와 혈압을 낮추는 효과가 있다. 또한 불안한 마음을 줄여주어 심리적인 안정감을 찾는 데 도움을 준다. 특히 마사지를 받은 후 코르티솔 수치는 31%가 감소하고 행복감을 느끼게 하는 세로토닌이 28% 증가한 것으로 나타났다. 극심한 스트레스로 온몸이 각성된 상태라면 한번쯤 시간을 내서 받아보자. 만약 그럴 시간이 없다면 집에서 가족끼리 해주는 부드러운 손 마사지도 몸의 긴장을 푸는 데 도움이 된다.

피부의 적! 스트레스! 명상으로 관리하자

명상은 현대인이 스트레스를 관리하는 데 꼭 필요한 방법 중 하나다. 해결하기 어려운 과제를 해내면 그동안 받았던 스트레스는 곧 사라지고 성취감이나 만족감이 생긴다. 그러나 아침 출근길에 겪는 교

통체증이나 과다한 업무, 매달 갚아야 하는 대출 이자와 카드 결제일 등 일상생활에서 받는 스트레스는 우리가 피할 수 없는 경우가 많다. 피할 수 없는 스트레스 상황에서 명상은 마음을 차분하게 해주고 스트레스를 완화해줄 수 있다. 명상 음악 몇 곡 정도는 핸드폰에 저장해놓자. 달리는 전철 안에서도 명상 음악을 들으며 나만의 명상 시간을 가질 수 있다.

스트레스는 가장 먼저 뇌로 전달되어 우리 몸의 면역세포들을 약하게 만든다. 각종 알레르기, 피부트러블, 과민성대장증후군, 위장병 등 현대인이 앓고 있는 많은 질환의 원인이 스트레스인 경우가 많다. 명상은 과도한 스트레스 상황에서 스트레스가 뇌로 전달되지 않도록 내 몸의 면역세포를 건강하게 지킬 수 있는 좋은 치료법이다.

천연향기로 스트레스 다스리기

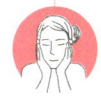

하루 동안 우리는 인공적으로 합성된 많은 향들을 맡고 살아간다. 과자, 음료, 세제, 화장품, 방향제, 가공식품 등 대부분의 제품에 향이 첨가되어 있다. 그러나 우리가 필요해서 먹고 사용하는 제품들에 첨가된 합성 향은 오히려 건강을 해치고 스트레스를 유발한다.

현대는 많은 합성 향에 지나치게 노출되는 생활이 계속된다. 이미 합성 향에 대한 우려 섞인 목소리가 많아지고 방송뿐 아니라 합성 향에 거부반응을 일으키는 사람들도 종종 등장하고 있다. 하다못해 화장지에도 향을 첨가하고 아기물티슈에조차 향을 첨가하고 있다. 이대로 괜찮을까?

원하는 합성 향을 만들기 위해 첨가하는 일부 합성 착향료들은 발암추정물질로 내분비계를 교란시켜 호르몬 분비에도 악영향을 주는 것으로 알려져 있다. 이러한 유해성분이 피부에 접촉되는 방향제나 향수, 비누 등에 들어 있다면 그 위험성에 대한 피해가 더욱 우려된다. 되도록 합성 향을 피한 무향 제품을 사용하는 것이 좋으며 정 피할 수 없다면 천연향을 사용하자.

천연향기를 맡으면 마음이 치유돼요

직장 내 야근이 잦은 사람이 스트레스를 많이 받는다며 아로마테라피 제품을 찾았다. 업무 스트레스에 불면증도 심한 상태였다. 바쁜 스케줄과 수면 부족으로 피부는 싱그러움을 잃고 트러블이 생기고 건조해졌다며 고민을 털어놓았다. 안타까운 마음에 스트레스를 완화하고 불면증에도 도움을 주는 라벤더를 권했다. 가장 좋은 해결 방법은 야근을 하지 않고 업무 스트레스를 받지 않는 것이지만 세상은 짜놓은 계획대로 맞춰지지는 않는 씁쓸한 면이 있다. 어쩔 수 없이 받아야 할 스트레스라면 좀 더 편안하게 받아들일 수 있는 방법을 찾아야 하고 잠을 푹 잘 수 있도록 해야 한다. 그러나 그것도 쉽게 되지 않는 경우가 많다.

스트레스에 지속적으로 노출된다면 아로마테라피_{aromatherapy}에서 사용하는 향기 중 신경계를 안정시키는 효과가 우수한 아로마를 선택해서 사용해볼 수 있다. 아로마테라피란 말 그대로 향_{aroma} 치료_{therapy}법을 말한다. 식물에서 추출한 순도 높은 에센스로 휘발성이 있고 각 식물이 보유한 유효성분을 포함하고 있는 오일을 에센셜 오일이라고 한다.

아로마테라피는 미국에서는 보완대체의학으로 인정받고 있으나 아직 국내에서는 미용 범위에 국한되어 있는 실정이다. 국내에서도 빠른 시일 내에 보완대체의학의 한 영역으로 인정받기를 바란다. 아로마테라피는 심리적인 안정감을 찾고 스트레스를 완화하기에 좋은 방법이다.

에센셜 오일은 가벼워서 잘 날아가 호흡기를 통해 몸속에 흡수가 잘된다. 스트레스에 좋은 에센셜 오일을 선택해서 향기를 맡는 방법만으로도 심리치유에 도움을 받을 수 있다. 향기를 맡으면 후각 신경을 통해 전기 신호로 바뀌어 대뇌 변연계로 전해져서 스트레스를 완화하는 효과가 나타나고 심리적으로 안정감이 생긴다. 더구나 피부로 흡수되는 것보다 향기를 맡는 것이 효과가 빠르기 때문에 극심한 스트레스 상황에서 바로 도움을 받을 수 있다. 아로마는 300종 이상의 종류가 있지만 임상적으로 검증되어 사용할 수 있는 것은 150여 종이다. 그중에서 쉽게 접하기 쉬운 오일로 스트레스를 완화해주고 몸과 마음을 이완하는 데 도움을 주는 아로마를 이용한 몇 가지 방법을 소개한다.

스트레스를 줄여주는 생활 속 아로마테라피

아로마테라피 수업을 할 때 다양한 에센셜 오일을 냄새 맡고 평가해보는 시간을 갖는다. 주로 라벤더, 페퍼민트, 레몬그라스, 오렌지 등에 편안함이 느껴진다고 말한다. 최근 연구를 통해 아로마 오일의 유효성이 과거 전통적인 견해와 상당 부분 일치한다는 것이 증명되고 있다. 많은 에센셜 오일들이 치료요법으로 활용되는 것도 사실이다.

그렇다면 어떤 에센셜 오일들이 긴장으로 경직된 신경과 스트레스를 완화해줄 수 있을까?

라벤더, 로즈메리, 캐모마일, 오렌지, 만다린, 레몬그라스, 민트 등은 주위에서 구하기 쉬운 것들이다. 이들 오일을 자신의 몸 상태에 맞게 진정제나 자극제로도 쓸 수 있다.

불면증으로 밤을 하얗게 지새운다고요?

스트레스와 부족한 숙면은 뇌를 각성 상태로 지속시키고 자율신경계의 균형을 깨뜨린다. 단시간이라도 숙면에 도움을 주는 향기 테라피를 해보자.

라벤더는 우울증이나 불면증에 효과가 있고 긴장을 풀어주고 신경을 안정시켜 깊은 잠에 빠질 수 있게 해준다. 캐모마일도 불면증에 좋은데 잠자기 전에 허브차로 마시면 숙면에 도움이 된다.

- 라벤더 족욕으로 숙면 취하기

약 40℃의 물을 대야에 받아 목욕소금에 에센셜 오일을 섞어 잘 풀어준 후 발을 담근다. 물 수위는 발목 복사뼈 위의 15cm 정도까지 충분히 담그는 것이 효과가 좋다. 발을 담그고 있으면 이마에 살짝 땀이 난다. 10~15분 머물면서 숙면에 좋은 클래식 음악을 들으면 몸이 한층 이완된다. 몸에 열감이 돌면서 편안한 숙면을 취하는 데 도움이 된다.

아로마 족욕물 블렌딩 방법 : 라벤더 2방울 + 로만 캐모마일 1방울 + 목욕소금이나 천연소금 40g(목욕소금에 블렌딩한 에센셜 오일을 충분히 섞어준다.)

- 라벤더 스프레이로 숙면 취하기

식물성 에탄올에 에센셜 오일을 넣어 흔들어준 다음, 정제수를 넣고 잘 흔들어 사용하면 된다. 먼저 방을 환기하고 침구류에 살짝 뿌려놓으면 20~30분 후 향이 은은하게 퍼진다. 너무 많이 뿌리면 오히려 향이 많아 각성 효과가 생겨 숙면에 도움이 되지 않으므로 한두 번 살짝 뿌려주는 것으로 충분하다. 족욕 시간을 내기가 힘들면 침실 방에 숙면에 도움이 되는 에센셜 오일을 살짝 뿌려두자.

아로마향 블렌딩 방법 : 라벤더 20방울+식물성 에탄올 40ml+정제수 10ml(로만 캐모마일 1방울 정도 추가해도 좋다.)

자신감이 없고 우울할 때는 향 테라피 하세요

마음을 편안하게 해주고 자신감을 갖는 데 에센셜 오일이 도움을 준다. 그러나 어떤 오일을 선택해야 할지 고민스러울 때가 많다. 오일 선택 기준은 냄새를 맡았을 때 기분이 좋아지는 향을 고르면 된다. 필요한 에센셜 오일 향을 맡았을 때 몸이 먼저 반응하는 것이 내게 맞는 향이다. 맡으면 괴로운 향이 절대 기분을 좋게 하기는 어렵기 때문이다. 몸과 마음이 우울할 때 가장 쉽게 할 수 있는 방법은 목욕물에 에센셜 오일을 떨어뜨려 몸을 담그는 것이다. 약 40°C의 물에 에센셜 오일 2~3방울을 떨어뜨린다.

이때 에센셜 오일은 물에 섞이지 않아 원액이 피부에 닿을 경우 자극을 주므로 반드시 물에 잘 섞일 수 있는 청주나 우유, 식초, 목욕소금 등에 분산해서 사용해야 한다. 만약 이 방법이 싫다면 올리브 오일이나 호호바 오일 같은 식물성 오일에 섞어서 사용하면 안전하게 사용할 수 있다. 특히 로즈우드, 시더우드, 샌달우드 등 나무에서 추출한 아로마들은 신경안정 효과가 있어서 마음을 편안하게 해주고 명상에도 도움을 준다. 라벤더와 함께 사용하면 시너지 효과를 볼 수 있다.

아로마 목욕물 블렌딩 방법 : 로즈우드 1방울＋라벤더 2방울＋우유나 청주 1/2소주컵

스트레스로 생긴 근육통이나 두통에 좋은 아로마테라피

스트레스나 긴장성 두통으로 근육통이나 두통이 온다면 에센셜 오일을 사용해 목욕이나 마사지로 풀어주자. 페퍼민트, 로즈메리, 라벤더를 섞어서 사용하면 긴장한 근육이 이완되고 통증 해소에 도움이 된다. 특히 로즈메리는 향을 맡으면 상쾌하고 집중력을 높여주어 머리를 맑게 해주는 데 도움을 준다. 그러나 페퍼민트나 로즈메리는 혈압을 높이는 효과가 있으므로 혈압이 높은 사람은 피하는 것이 좋다.

- 두통에 좋은 롤온 만들기

뒷목이나 머리에 수시로 통증이 찾아올 때는 전신 마사지를 받기도, 오일을 바르기도 어렵다. 이런 경우 두통에 좋은 오일을 이용해 두피나 관자놀이, 뒷목 정중앙과 좌우 움푹 들어간 곳에 발라주는 롤온을 만들어 활용하면 좋다. 식물성 에탄올에 에센셜 오일을 섞어준 후 흔들어주고 정제수를 넣고 흔들어 롤링 용기에 담는다.

롤온 블렌딩 방법 : 라벤더 10방울＋페퍼민트 8방울＋식물성 에탄올 5ml＋정제수 45ml

- 에센셜 오일 향을 실내에 퍼뜨린다

에센셜 오일 향을 실내에 퍼뜨리면 심신의 긴장이 풀리고 편안해진다. 약 80℃의 뜨거운 그릇에 에센셜 오일을 떨어뜨려 향기를 확산시킨다. 아로마 오일 버너나 아로마 디퓨저를 사용하는 방법도 있다. 오일 몇 방울을 버너에 떨어뜨려 향기를 퍼뜨려보자. 만약 버너가 없다면 머그컵에 뜨거운 물을 받아 몇 방울 떨어뜨려도 효과를 볼 수 있다.

아로마 방향제 블렌딩 방법 : 로즈메리 1방울+라벤더 4방울+페퍼민트 1방울

• 상처만 났다 하면
  흉이 남는다고요?

강박적 소독보다 상처 회복이 더 중요해요

어릴 때 운동회를 하다가 넘어져서 무릎에 피가 나면 양호실 선생님이 흙을 깨끗이 씻어주고 빨간 소독약을 발라주었다. 처음엔 피처럼 보였는데 마르고 나면 살에 뭔가 한 꺼풀 얇은 막이 씌워진 것처럼 보이고 빛이 비치면 살짝 반짝이기도 했다. 상처가 나면 무조건 소독해야 한다는 생각에 하루에도 여러 번 머큐롬을 발랐다. 한참 뛰어놀 때라 놀다 보면 상처 부위에 붙인 밴드가 쉽게 떨어져 하루에도 여러 번 소독을 했다. 그러나 지금은 수은 때문에 더 이상 그때 그 머큐롬은 판매하지 않는다. 요즘은 요오드 성분이 들어 있어서 피처럼 빨갛게 보이는 포비돈을 사용한다. 상처가 생기면 감염을 막는 것도 중요하지만 상처가 깨끗하게 회복되는 것이 더 중요하다. 소독을 열심히 하면 상처가 빨리 나을까? 소독은 상처 부위의 2차 감염을 막기 위해 꼭 필요하지만 무조건 소독하는 것이 정답은 아니다. 상처가 나서 피부조직이 손상되면 피부의 자연회복 시스템에 의해 염증반응이 일어난다. 상처에서 분비되는 진물에는 세포를 재생하기 위한 여러 가지 세포성장 인자와 혈소판, 백혈구 등의 면역물질들이 포함되어 있는데 진물을 소독약으로 닦아버리면 세포재생이 더 느려진다.

상처 회복 단계에 맞는 치료로 속피부 흉터 남기지 마세요

상처가 나면 손상된 진피와 표피는 정상피부로 돌아가기 위해 세포재생이 빠르게 진행된다. 손상된 상처 부위에서는 피를 응고시키기 위한 지혈작용이 일어나고 상처의 오염물질들은 세균을 잡아먹는 백혈구와 대식세포들에 의해 깨끗하게 제거된다. 이러한 염증반응은 2~3일 지속되는데 초기에 속피부에서 나오는 진물은 상처를 치유하기 위한 면역세포들이 들어 있으므로 닦아내서 상처 부위를 말리게 되면 오히려 상처 회복이 느려질 수 있다.

3일 이후부터는 손상된 혈관 대신 새로운 혈관이 만들어지는 증식기로 상처 조직에 영양을 공급해서 속피부의 재생이 시작되는 단계다. 콜라겐과 같은 섬유모세포가 빠르게 만들어지면서 피부가 다시 차오르게 된다. 새살이 올라오는 재생기를 거치면 상처가 생기고 약 10일 이후부터는 콜라겐이 합성과 수축을 반복하면서 피부가 자리 잡게 되는데 이 시기를 재형성기 또는 성숙기라고 부른다. 콜라겐이 다시 만들어지는 시기는 6개월~1년 지속되는데 이 시기에 콜라겐 합성이 지나치게 많아지면 켈로이드 흉터가 생길 수 있다.

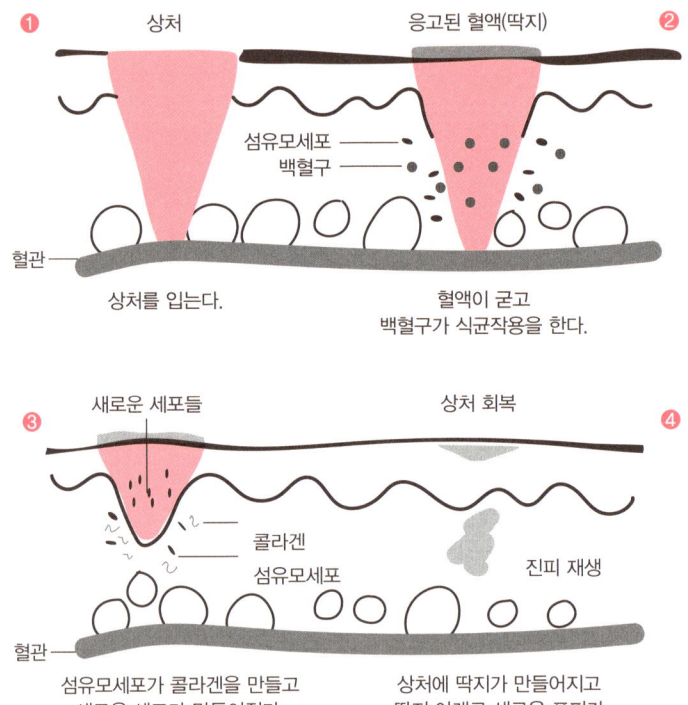

속피부 지키는 올바른 소독법

어릴 때는 과산화수소수로 상처 부위를 소독하면 기포가 생기는 것이 신기하면서도 세균을 없애는 느낌이 들어 자주 사용했다. 그러나 과산화수소수를 사용하면 할수록 상처에 더 자극만 가해지고 상처가 빨리 아물지 않아서 고생을 한 적이 있다.

소독약은 세균의 세포막을 파괴해서 감염을 막아주지만 인간의 세포막과 세균세포의 세포막을 따로 구분할 수 없다. 더구나 인간의 세포는 세균처럼 세포막 이외에도 세포벽이 없어서 소독약에 더 빠르게 파괴된다. 상처 부위를 지나치게 소독하면 피부를 회복시킬 수 있는 면역세포들까지 파괴되어 오히려 세포재생을 늦추게 된다.

상처를 소독해야 한다면 최소한으로 하고 진물이 나기 시작하면 상처는 이미 스스로 회복 중이니 물이 닿지 않도록 2차 감염에 유의해서 속피부가 빠르게 재생되도록 돕는 것이 좋다.

하지만 강한 소독약이 도움이 되는 경우도 있다. 약국에 간혹 손톱 끝이 노랗게 곪아서 오는 학생이 있다. 이유를 물으면 손톱에 거실거리는 각질을 떼어냈는데 따끔거리더니 곪았다고 한다. 대부분 이런 경우 대수롭지 않게 생각하고 지내는데 욱신거리고 염증이 심해져 약국에 오는 것이다. 항생제를 먹지 않고도 과산화수소수와 에탄올 같은 소독약만으로 염증을 가라앉힐 수 있다. 처음 손톱 끝이 부어 있을 때는 과산화수소수가 스며들지 않아 따가움이 전혀 느껴지지 않는다. 과산화수소수는 피부에 닿았을 때 카탈라아제catalase라는 효소에 의해 분해되어 나오는 산소를 이용해서 소독이 되는데 부어 있던 손톱 끝이 따끔거리며 거품이 올라오기 시작하면 다음 날 통증도 줄어들고 욱신거림도 좋아진다. 물이 닿으면 바로 소독을 해주어야 한다. 진물이 없는 일부 상처에는 소독이 도움이 되지만 노출이 되어 진물이 있는 상처에는 강력한 소독약이 오히려 상처 회복을 막을 수 있다. 속피부인 진피까지 상처를 입어서 피가 난다면 당황하지 말고 흐르는 물이나 식염수로 오염물질을 먼저 제거해주고 상처 주변 부위를 소독해서 2차 감염이 생기지 않게 해주는 것이 올바른 상처 소독 방법이다. 소독약의 종류는 의약품인 포비돈과 세네풀, 의약외품인 에탄올과 과산화수소수 등이 있다.

    상처에 닿았을 때 자극이 적은 소독약은 포비돈요오드액과 세네풀이다. 포비돈요오드액은 갑상선질환이 있는 경우 요오드 흡수로 인한 부작용이 생길 수 있으니 넓은 상처에 오래 사용할 때 주의가 필요하며 세네풀은 함유되어 있는 항히스타민제가 가려움을 완화해 아토피 치료제처럼 사용하는 경우가 있는데 환부 주변까지 건조해질 수 있으므로 반드시 소독용으로만 사용하자. 에탄올과 과산화수소수는 상처에 자극을 줄 수 있으므로 화상이나 진물이 나는 상처에 직접 닿지 않도록 한다. 소독용 에탄올은 상처 부위를 피해 사용하고 상처 부위에 사용하는 기구들을 소독하는 목적으로 사용하는 것이 바람직하다.

연고나 드레싱도 상처에 따라 선택하세요

    인간의 피부는 털로 덮여 있지 않아서 상처 입을 일이 많다. 상처가 잘 아물어서 깨끗하게 회복되면 좋지만 그렇지 않은 경우 흉터가 남거나 상처 난 부위가 튀어나오거나 패여서 외관상 보기 좋지 않다. 속피부인 진피까지 다치지 않고 표피에만 상처가 나면 크게 흉터가 남지 않고 상처 난 표피세포 아래에서 새로운 표피세포를 만들어 위로 올려주기 때문에 큰 상처가 남지 않는다. 그러나 진피까지 손상되면 상처가 회복되는 동안 진피 내에 콜라겐이 탄탄하게 다시 메워지는 과정에서 상처 난 부위가 튀어나오거나 패이면서 흉터로 남는다.

피부에 흉터를 남기고 싶은 사람은 없다. 상처가 나면 흉터가 최대한 남지 않도록 하기 위해 성형외과나 피부과를 찾아가기도 하고 상처 회복에 좋다는 연고를 바르기도 한다.

흉터를 최대한 남기지 않기 위해서는 속피부인 진피의 재생을 최대한 원래의 모양으로 바꿔주도록 유도해야 한다. 피부 속 진피가 회복되기 위한 조건들을 잘 맞춰주는 것이 깨끗한 피부로 돌아갈 수 있는 방법이다.

상처가 나고 3~4일 지나면 표피를 만들어내는 줄기세포가 평소보다 40배 이상의 세포분열을 하며 상처 부위로 이동해서 상처 부위를 덮는다. 이때는 각질형성세포를 만드는 분화를 멈추고 상처 회복 시스템으로 전환된다. 상처 부위를 회복하기 위해 진피 속의 혈관이 재생되고 섬유모세포가 급속도로 늘어나면서 콜라겐을 합성한다. 급격히 늘어나서 상처 부위를 채운 콜라겐은 다시 생성과 분해가 동시에 이루어지면서 흉터가 옅어진다.

이러한 과정에서 콜라겐이 너무 많이 만들어져서 상처 부위보다 넓어지면 켈로이드가 되거나 콜라겐이 상처 부위를 다 채우기 전에 재생이 끝나면 움푹 패인 채 흉터로 남는다. 특히 여드름의 경우 염증이 심한 상태에서 무리하게 짜내거나 하면 진피층의 재생이 미처 완료되지 못하게 되어 패인 흉터는 자연적으로 회복되기 어렵다. 상처를 흉터로 남기지 않으려면 상처 회복의 초기 단계인 염증 단계에서 자극적인 소독약으로 진물을 닦아내지 않도록 주의해야 한다. 또한 상처가 마르지 않도록 연고나 패치 등으로 드레싱을 유지해주고 염증 단계가 지날 때까지 최소 3~4일간은 물에 닿지 않도록 주의하는 것이 속피부에 흉터를 남기지 않는 관리방법이다.

연고도 성분에 따라 증상별로 적용하는 방법과 사용 범위가 달라질 수 있으므로 정확히 알고 사용해야 부작용 없이 원하는 효과를 얻을 수 있다. TV 광고처럼 바르기만 하면 흉터가 생기지 않는다는 것은 말이 안 된다. 대부분의 상처연고의 주성분은 항생제다. 항생제는 세균을 죽이는 역할을 하는 살균제와 세균의 증식을 억제하는 정균제로 나뉘는데 후시딘, 마데카솔, 박트로반 등에 들어 있는 항생제는 대부분이 세균의 증식 속도를 늦춰주는 정균제 상처연고다. 따라서 심한 상처일 경우 속피부 조직의 재생을 위한 상처 관리를 같이 해주는 것이 더욱 중요하다. 병원에 갈 정도의 상처가 아니라면 진물 흡수 정도에 따라 다양한 습윤 드레싱 제제가 있으니 적극 활용해보기 바란다. 상처를 마르게 두어 딱지를 앉게 하는 건조 드레싱보다 딱지 없이 상처를 치료하는 습윤 드레싱 방법이 속피부 재생에 더욱 도움이 되어 흉터를 덜 남길 수 있다.

"점을 뺐는데 연고를 바를까요? 아니면 뭘 붙여야 하나요?"

한두 개만 없애려고 갔는데 더 많이 빼고 왔다면서 마스크를 한 중년 여성이 약국에 들어왔다. 자세히 보니 목에 있는 쥐젖까지 다 제거했는데 이틀째라 딱지가 군데군데 앉고 진물도 있는 상태였다. 점을 빼면 상처가 남는데 피부에 흉이 남지 않게 할 수 있는 방법을 물어봤다. 점을 뺀 부위가 넓고 깊을 경우 초기에 염증이 생기지 않도록 하는 관리가 제일 중요하다. 병원에서는 연고를 바르라고 하고 습윤 밴드도 붙여준다. 습윤 밴드가 떨어지면 연고를 바르라고 하는데 관리하기가 쉽지 않다.

가장 중요한 것은 초기 3~4일간 물이 닿지 않게 하고 상처가 마르지 않도록 해주어야 한다. 습윤 밴드를 붙인 뒤 며칠간 떼지 않고 그대로 두는 것이 가장 좋다. 연고를 발라야 한다면 염증반응이 없어질 때까지, 딱지가 앉았다면 딱지 위에 계속 덧발라주고 딱지가 자연스럽게 떨어져 새살이 올라올 때까지(물이 닿아도 된다고 할 때까지) 상처 부위에 염증이 생기지 않도록 연고를 덧발라주는 것이 좋다.

습윤 드레싱, 어떤 상처에 사용할까요?

시중에는 상처를 치료하기 위한 다양한 드레싱제와 흉터를 개선하기 위한 패치제가 있다. 드레싱이라고 하면 보통 상처가 난 부위에 소독을 하고 연고를 바른 후 거즈나 밴드를 붙이는 방법으로 알고 있는데 최근에는 상처에서 생기는 진물을 그대로 두어 딱지가 생기지 않도록 거즈나 밴드 대신 피부처럼 생긴 하이드로콜로이드(hydrocolloid)를 붙여주는 습윤 드레싱 방법이 많이 보편화되었다. 일반 거즈나 밴드는 외부 세균이 침투하는 것을 막아주는 역할을 하는데 진물이 거즈에 붙을 수 있고 거즈와 상처 부위가 새롭게 올라오는 피부조직과 붙어서 떨어져 나감으로써 다시 상처가 생기기도 한다. 그러다 보니 흉터가 생길 확률도 높아진다.

흉터를 예방하기 위해서는 습윤 드레싱을 더 추천한다. 피부처럼 생긴 하이드로콜로이드 습윤 드레싱제는 상처 부위에서 생기는 진물을 그대로 흡수해서 딱지가 생기지 않도록 하고 면역 인자들의 활동을 방해하지 않아서 효과적으로 상처가 빠르게 재생된다. 습윤 드레싱을 붙이면 아프지도 않고 일정 시기마다 밴드를 바꿔주기만 하면

습윤 밴드 사용법

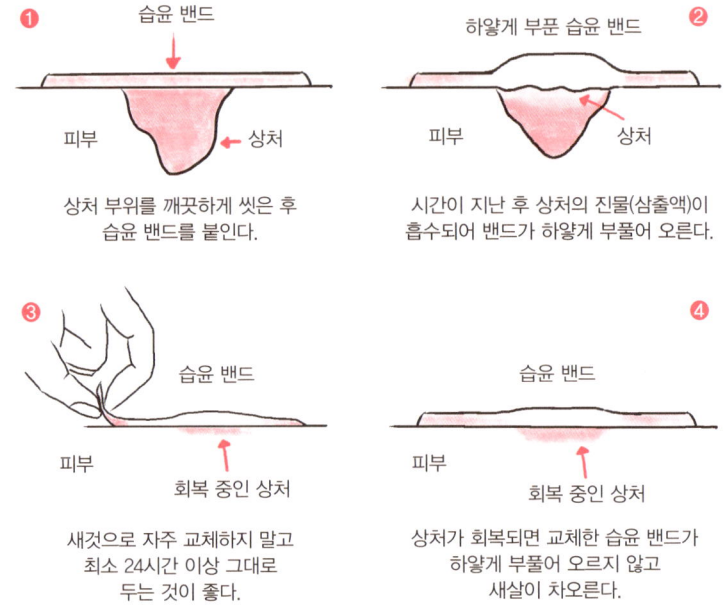

 소독을 하지 않아도 상처가 낫는 데다가 흉터도 거의 남지 않는다. 가장 좋은 점은 피부의 딱지 역할을 대신해서 속피부 재생에 효과적인 습윤 환경을 만들어준다는 점이다.

 하지만 이런 습윤 드레싱도 잘못 사용하면 피부 속 진피가 제대로 회복되지 않아 흉터가 더 크게 남기도 한다. 습윤 드레싱은 두꺼운 형태의 메디폼 제품과 얇은 형태의 더마플라스트, 이지덤, 듀오덤, 테가솝 등이 있는데 진물이 많이 나는 상처에는 메디폼처럼 흡수층이 두꺼운 제품을 사용한다. 습윤 드레싱은 감염 우려가 없는 가벼운 상처에 사용해야 하고 화상이나 깊은 상처에는 사용하지 않는 것이 좋다. 간혹 습윤 밴드가 부풀어 오르자마자 교체하는 경우가 있는데 상처 부위에 생기는 삼출액에 포함된 면역물질이 계속 없어지면 오히려 상처 회복이 늦어진다. 어느 정도까지는 그냥 두었다가 많이 부풀어 올라 상처 부위 전체에 퍼지면 그때 교체하고 진물이 적게 나오면 2~3일까지도 두었다가 교체하는 것이 좋다. 최소 24시간은 그대로 붙여두자.

습윤 드레싱 제품은 아토피가 있거나 민감한 피부에는 밴드 주변으로 피부 알레르기가 생길 수 있다. 메디폼이나 더마플라스트 하이드로숍 컴포트 같은 제품은 가벼운 화상을 입었을 때 사용할 수 있는 제품이다. 습윤 드레싱 제품은 염증이 있는 상태에서 붙이면 염증이 더 심해질 수 있으므로 화상이나 상처가 깊을 경우 병원을 방문하여 적절한 치료를 받아야 한다.

흉터 개선제는 상처 치료제와 달라요

흉터를 치료하기 위해 사용하는 겔제형의 치료제(노스카나겔, 콘투라투벡스겔 등)는 상처가 회복된 이후 콜라겐이 합성과 수축을 반복하는 피부 재형성기에 사용하는 것으로 상처 치료제와는 다른 제품이다. 주성분은 피부진정 효과가 있는 알란토인, 뭉친 피를 녹여주고 흉터 조직을 느슨하게 만들어주는 헤파린, 항염작용과 섬유모세포 과다증식 억제작용, 수렴작용을 하는 양파연조엑스가 들어 있다. 이 제품들은 수술 자국과 튀어나온 비후성반흔이나 켈로이드 흉터 혹은

흉터 개선 겔시트 사용법

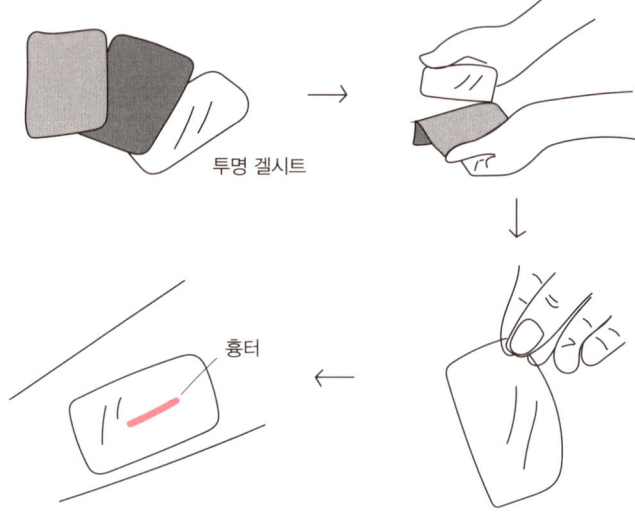

상처가 쪼그라들거나 붙어서 협착된 곳을 개선해주는 효능을 인정받았다.

최근에는 여드름 자국이나 점 뺀 후 흉터 회복 등 적응증이 커지면서 관심을 모으고 있는데 여드름 흉터처럼 패인 자국보다는 올라온 흉터 치료에 더 효과적이며 붉은색을 흐리게 해주고 피부 결을 고르게 개선하는 효과가 있다. 흉터 치료제는 상처 연고와 달리 한 달 이상 꾸준히 사용해야 효과를 볼 수 있다.

흉터 개선 겔시트(시카케어, 노스카나 등)

실리콘 겔시트는 상처가 아닌 흉터를 치료하는 목적으로 출시된 의료기기다. 이 제품은 상처가 회복된 이후 피부의 재형성기에 흉터 부위에 실리콘시트를 붙여서 압박해주고 적절한 수분환경을 유지해 콜라겐이 과잉 증식되어 올라온 부위를 편평하게 회복해주는 효과가 있다. 수술 후 흉터나 켈로이드 부위에 사용한다. 겔시트 하나는 2주간 재사용이 가능하고 부착시간을 서서히 늘려서 알레르기가 없을 경우 종일 부착해도 무관하다.

간혹 흉터 제거제를 염증이 있는 상태에서 쓰는 경우도 있는데 상처가 다 나은 후에 사용해야 한다. 오래된 흉터에도 사용할 수는 있으나 상처 회복 후에 바로 사용하면 더욱 효과적으로 흉터를 개선할 수 있다. 흉터 제거제는 흉터 크기에 따라 최소 3개월에서 길게는 1년 정도 사용해야 효과가 있으므로 꾸준하게 사용하는 인내심이 필요하다.

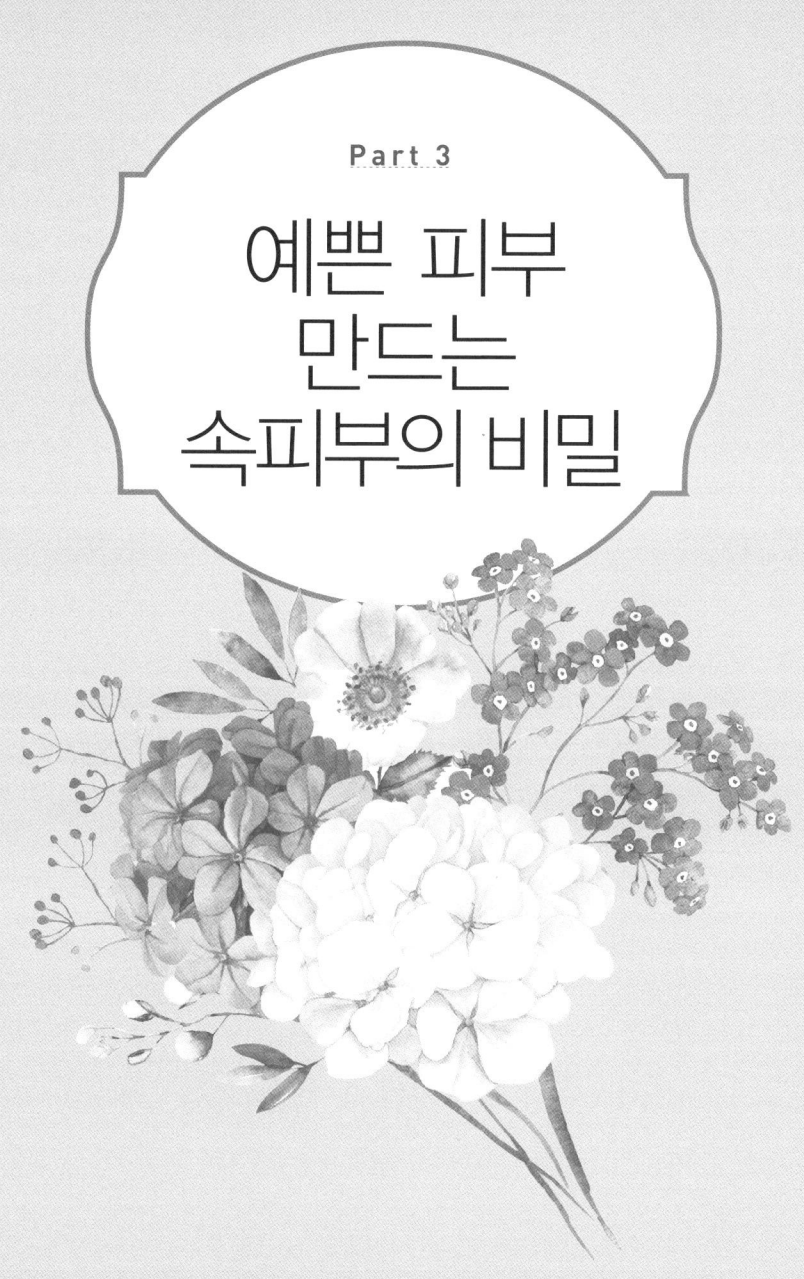

Part 3

예쁜 피부 만드는 속피부의 비밀

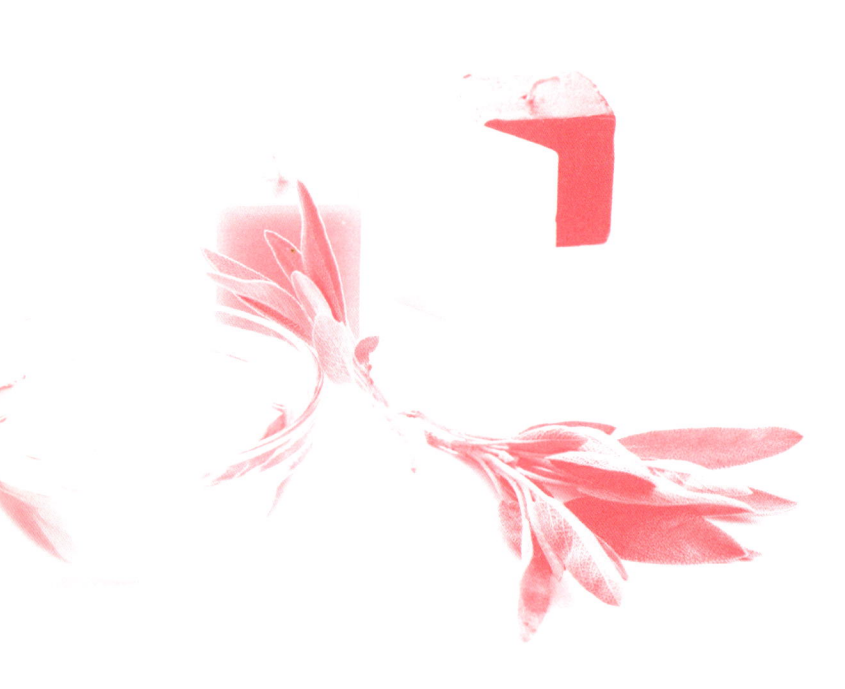

혈관 목을 조르는 패션, 속피부를 굶기지 마세요

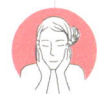

아름답기를 원하는 많은 이들이 탄력 있고 생기 있는 얼굴을 위해 팩을 하고 마사지를 하면서 정작 몸속 혈관을 조여서 피부를 숨 막히게 하는 일을 매일같이 반복한다. 날씬한 허리를 만들어주는 꽉 조이는 보정속옷과 가슴을 아름답게 보이기 위해 옆구리 살을 가슴 쪽으로 모아주는 브래지어, 다리를 날씬하게 보이게 하는 고탄력 스타킹 등으로 속피부는 숨이 막힌다.

몸속의 혈관은 모세혈관까지 길게 늘어뜨리면 약 6,000km로 지구 반지름의 거리와 가깝다. 우리 몸의 1cm×1cm 안에 약 70cm의 혈관이 있다. 속피부인 진피의 모세혈관은 지름이 100분의 1mm 정도이며 시골길처럼 가느다랗고 섬세하게 뻗어 있다. 구석구석 뻗어 있는 모세혈관을 통해 혈액은 다양한 영양소와 산소를 세포에 전달해주는 역할을 한다. 또한 혈액에는 외부의 세균 침입을 감시하고 싸울 태세를 갖춘 백혈구가 타고 있어 침입자가 나타나면 재빠르게 대항해서 몸을 지킬 수 있도록 해준다.

속피부의 모세혈관에 흐르는 혈액이 세포에 영양소와 산소를 전달하지 못하는 경우가 생긴다면 피부는 죽게 된다. 적혈구는 좁은 모세혈관의 지름보다 더 커서 납작하게 눌린 상태로 모세혈관을 겨우 통과한다. 스스로 움직일 수 없는 전신마비 환자의 경우 오랜 시간 눌려 있는 피부는 모세혈관으로 혈액이 원활하게 흐르지 못해서 욕창이 쉽게 생긴다. 영양소와 산소를 공급받지 못한 세포는 활동할 재료를 공급받지 못하고 썩게 되는 것이다.

모세혈관은 세포와 혈액 사이에 물질을 주고받을 수 있는 중요한 장소다. 세면대에 차가운 물을 가득 담아 10분간 손을 넣었다가 빼면 피부가 새하얗게 질린다. 외부 온도가 차가워지면 체온을 유지하기 위해 피부로 흐르는 혈류가 차단되기 때문에 혈색이 없게 보이는 것

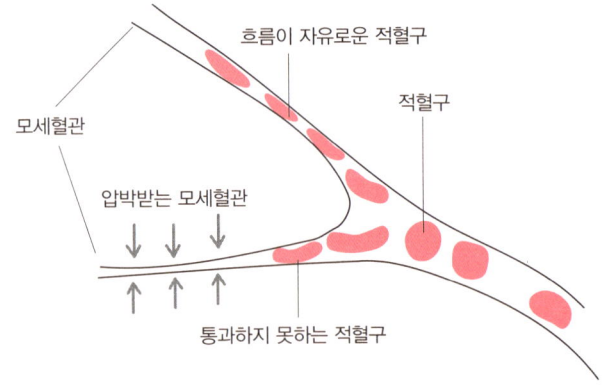

모세혈관의 수축과 팽창에 따른 적혈구의 흐름

이다. 이런 상태가 지속된다면 영양소와 산소의 운반책인 혈액이 제때 세포에 도착하지 못하거나 적게 도착하기 때문에 세포가 받는 영양소와 산소는 턱없이 부족할 수밖에 없다.

결국 세포는 에너지를 생산하기 어려워지고 힘을 잃게 된다. 특히 세포생산 공장인 기저층에서 새로운 세포를 만드는 데 필요한 영양소와 산소가 턱없이 부족해서 원활하게 공장을 운영하기 힘들 수밖에 없다. 새로운 세포를 만들어내는 시스템에 문제를 일으키고 겉피부의 건조함과 각질이 들뜨는 현상 등이 나타나게 된다.

만약 영하의 온도까지 떨어지는 겨울이라면 혈관의 흐름이 좋지 않고 세포활동도 느려진다. 한겨울에 조이는 구두를 신으면 동상에 더 잘 걸리는 것은 혈액의 흐름이 좋지 않은 데다가 온도가 낮아지면서 발 말단으로 흐르는 혈류가 줄어들기 때문이다.

혹시 오늘 패션으로 피부를 압박하는 속옷과 스타킹, 허벅지까지 눌러주는 부츠를 신었다면 반드시 생각해야 한다. 몸을 압박하는 패션이 자기 혈관의 목을 조르고 있다는 것을 말이다. 속피부의 혈관의 흐름까지 안 좋아지면 속피부 세포는 산소와 영양 부족으로 건강을 잃게 된다.

간혹 TV 드라마에 출연한 배우가 꽉 조이는 의상을 입고 나오면 예쁘다는 생각보다 혈액이 온몸을 돌 수 있을까 하는 생각을 하게 된다. 의상은 대부분 협찬이라고 하는데 그 드라마가 인기를 끌고 배우가 예쁘면 많은 사람이 배우가 입은 옷을 똑같이 사 입을 거란 생각에 씁쓸하기도 하다. 더구나 배우는 드라마에서 왜 잘 때도 편안한 옷을 입고 자지 않을까? 잘 때라도 속피부를 위해서 브래지어나 조이는 속옷은 벗고 자는 것이 좋다.

이제 옷장에 구비할 패션은 속피부 혈관에 자유를 주는 것으로 바꿔보자.

- 몸매 보정속옷 → 치수에 맞는 면 속옷
- 고탄력 스타킹 → 일반 스타킹
- 조이는 부츠 → 손가락 하나 정도 들어가는 부츠
- 와이어 있는 브래지어 → 와이어 없는 브래지어
- 조이는 청바지 → 편안한 청바지
- 구두 → 편안한 운동화

피부세포도 밥 먹고 숨 쉬어야 재생돼요

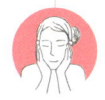

건강한 피부를 갖고 싶다면 건강한 세포가 계속해서 재생되고 유지되어야 한다. 건강한 세포를 만드는 데 필요한 것이 혈액을 통해 전달되는 영양분과 산소다. 피부를 젊고 아름답게 하기를 원한다면 세포가 필요한 영양분과 산소를 충분히 공급할 수 있도록 하는 것이 수십만 원짜리 재생 크림을 바르는 것보다 더 중요하다는 사실을 알아야 한다.

약 200종의 세포가 우리 몸의 항상성을 유지하기 위해 제각기 맡은 역할을 수행하고 있다. 이 세포활동을 위해 꼭 필요한 것이 영양분과 산소다. 영양분과 산소는 혈액을 통해 세포로 전달된다.

피부를 이루는 세포 또한 몸의 일부이니 세포활동에 필요한 영양분과 산소가 필요하다. 심장에서 한번 박출된 혈액 중 9% 정도가 피부로 전달된다. 혈액이 각 조직으로 배분되는 양은 필요에 따라 혈관의 지름이 바뀌면서 혈류량이 조절된다. 운동을 하면 근육과 피부로 전달되는 혈액의 양이 늘어난다. 혈액은 운동을 해서 에너지를 생성하는 세포에 산소와 영양을 더 주고 발생하는 열은 몸의 항상성을 유지하기 위해 몸 밖으로 내보낸다. 그러나 뇌는 전체 양의 13% 정도가 그대로 유지된다. 그만큼 뇌세포 활동은 필요에 따라 늘어나거나 줄어들지 않고 안정적으로 유지된다는 뜻이다. 뇌로 4분만 혈액이 가지 않아도 뇌는 죽어서 되살리기 어렵다. 피부의 세포도 살기 위해서는 혈액의 도움이 필요하다.

세포는 살아 있기 위해 영양분과 산소를 소비하고 노폐물과 이산화탄소를 배출한다. 이러한 물질교환은 몸 밖에서 이루어지지 않고 몸 안에서 혈액을 통해 이루어진다. 피부에 아무리 좋은 제품을 바른다고 해도 세포에 영양분과 산소를 줄 수 없는 이유다. 세포는 겉피부 위에 바르는 화장품과 물질교환이 어렵기 때문이다. 세포는 우리가 섭취한 음식이 분해된 영양분을 혈액을 통해 공급받는다.

우리가 먹은 음식은 세포에 직접 전달되지 않고 소장에서 흡수되어 작은 아미노산, 포도당, 지방산 등의 잘게 쪼개진 형태로 필요한 세포에 전달된다. 각 영양소는 새로운 세포를 만들거나 세포대사를 위해 사용되고 저장되기도 한다. 세포에 꼭 필요한 영양소와 산소를 배달해주는 집배원 같은 혈액의 역할이 중요할 수밖에 없다. 하지만 아무리 좋은 영양분을 포함한 혈액이 있어도 흐르지 못하면 세포는 죽는다. 한 손가락 끝을 혈액이 통하지 못하게 묶은 채로 오래 놔두면 조직이 썩는다. 이 손가락에 아무리 좋은 산소를 제공하고 영양듬뿍 넣은 화장품을 발라준다고 해도 조직을 살릴 수는 없다. 세포를 살리는 것은 혈액이기 때문이다.

　모세혈관은 빠르게 영양분과 산소를 주고 노폐물과 이산화탄소를 받아야 하기 때문에 세포와 최대한 가깝게 뻗어 있다. 모세혈관 벽은 세포와 물질교환이 쉽도록 사람 머리카락의 100분의 1 정도 두께로 얇다.

　또한 모세혈관의 지름은 적혈구보다 작아서 적혈구는 납작한 형태로 모세혈관을 겨우 통과할 수 있다. 속피부 안에 있는 모세혈관의 벽에는 수용성 물질만 통과시키는 미세한 구멍들이 있어서 이온, 포도당, 아미노산 같은 수용성 물질들은 이곳을 통해 빠져나간다. 지용성인 산소나 이산화탄소는 이 수용성 구멍을 통과하지 못하고 지질 이중막에 녹아서 모세혈관 내피세포를 통과한다. 이렇게 모세혈관을 빠져나온 영양분과 산소는 세포간질액이라는 매개물질에 의해 속피부에 있는 세포에 전달된다.

　혈액이 영양분과 산소를 전달해주지 못한다면 세포는 생산활동에 필요한 재료를 충분히 공급받기 어렵다. 속피부에 있는 모세혈관의 흐름을 좋게 하여 영양분과 산소가 세포에 잘 전달되도록 해야 피부가 좋아지는 것이다.

따라해봐요! 속피부 순환 마사지!

복잡한 시대를 살아가는 현대인은 잘못된 생활습관이나 자세로 혈액순환이 잘되지 않고 통증이 생기기도 한다. 당장 혈액순환이 안 되는데 피부가 좋을 리 없다. 몸의 혈액순환을 위해서 운동을 할 수도 있지만 실내 공간에서 일을 하거나 운동할 시간이 없을 때는 셀프 마사지로 혈액순환을 도울 수 있다. 필요한 부위의 마사지 중 한 가지 동작만 따라해도 도움이 되니 부담 갖지 말고 수시로 해보자.

얼굴부터 목과 어깨, 혈액순환 마사지로 깨끗한 속피부 만들기

목과 어깨는 머리와 몸을 이어주는 곳으로 혈액순환이 잘되면 혈색이 좋은 사람으로 보인다. 그만큼 목과 어깨는 건강하게 관리해야 할 중요한 곳이다.

　현대인은 스마트폰이나 컴퓨터를 보기 위해 고개를 숙이거나 몸을 옆으로 비스듬하게 하고 등을 동그랗게 하는 굽은 자세를 장시간 유지한다. 이러한 자세는 목과 어깨의 근육을 쉽게 뭉치게 하고 통증을 일으키며 두통을 유발한다.

　목은 많은 혈관과 신경이 분포하고 있다. 특히 머리에 혈액을 공급하는 총경동맥은 뇌로 혈액을 공급하는 내경동맥과 뇌를 제외한 나머지 머리 부분과 얼굴의 혈액을 공급받는 외경동맥으로 나뉜다. 신체적으로 심리적 스트레스나 물리적 자극을 받으면 목을 지나는 혈액의 흐름이 줄어들거나 신경이 자극받을 수 있으며 목과 이어진 어깨의 승모근이나 견갑근도 함께 혈액공급이 원활하지 못하고 경직된다.

　목과 어깨의 통증이 만성화되지 않도록 평소에 바른 자세를 유지하도록 노력하고 혈액순환을 돕는 마사지로 건강한 혈색을 가진 속피부 미인으로 거듭나보자.

마사지 혈자리

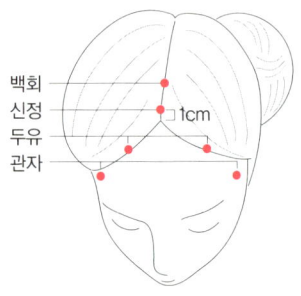

- **백회혈** – 가장 뾰족한 귀 산에서 정수리 쪽으로 곧바로 올라오는 지점과 머리 중앙선이 만나는 교차점
- **신정혈** – 미간 중앙에서 전발제(이마와 머리카락 경계 부위) 헤드라인 쪽으로 1cm 들어간 곳
- **두유혈** – 신정혈에서 7~8cm 떨어진 곳. 이마 양 끝 M자 모서리 부분
- **관자혈** – 측두골에 위치하고 눈썹 끝으로 조금 내려오면 살짝 파인 부분

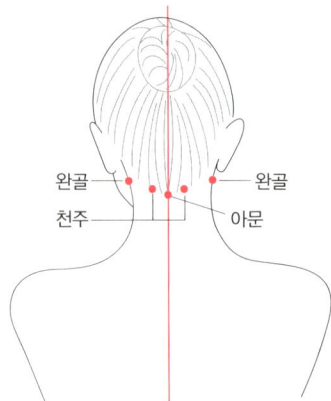

- **아문혈** – 목 뒤 정중앙선 움푹 들어간 곳
- **천주혈** – 목 뒤 아문혈 위치선에서 3cm 떨어진 움푹 들어간 곳
- **완골혈** – 귀 뒤 가장 톡 튀어나온 뼈 바로 아래 움푹 들어간 곳

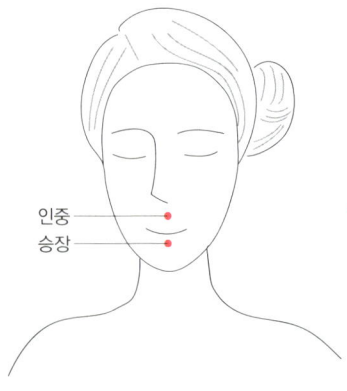

- **승장혈** – 입술 중앙선에서 2cm 내려온 곳으로 아랫입술 아래 움푹 들어간 곳

마사지 혈자리 효능

백회혈	백 가지를 다스린다는 혈자리로 머리의 신경과 직결되는 곳이다. 두통, 어지럼증, 수면 장애, 가슴이 답답할 때 자극하면 도움이 된다.
신정혈	피로를 개선하고 머리를 맑게 해주는 데 도움을 주는 대표적 혈자리다. 건망증 및 정신적 스트레스 해소도 좋게 해서 마음을 편안하게 해준다.
두유혈	머리를 보호해주는 기능으로, 탈모에 좋으며, 두통이 있을 때 이 부분을 만져주면 머리가 맑아진다. 시력 감퇴나 눈의 피로를 풀어줄 때 효과가 있으며, 얼굴의 삼차신경을 다스리는 혈자리다. 삼차신경은 12쌍의 뇌신경 중 가장 큰 뇌신경으로 안신경, 상악신경, 하악신경으로 나뉘며 얼굴 피부, 코, 입 점막, 치아 등에 분포하는 감각신경과 음식을 씹을 때 저작근을 활성화하는 운동신경으로 구성되어 있다. 삼차신경이 손상되면 안면 발생의 삼차신경통과 근육통을 일으킬 수 있다.
관자혈	스트레스나 긴장으로 두통이나 편두통이 생겼을 때, 눈이 피곤할 때 이 혈자리를 만져주면 머리와 얼굴의 에너지 순환을 도와서 증상이 좋아지고, 얼굴의 곡선을 아름답게 한다.
아문혈	정신적인 스트레스, 피로에 의한 두통, 어깨 결림에 아문혈을 자극하면 머리가 맑아지고 머리로 흐르는 기혈들을 뚫어주는 역할을 한다.
천주혈	천주혈은 머리의 혈액순환을 좋게 하고, 눈을 맑게 해주며 만성피로 및 고혈압, 비염질환에 도움을 줄 수 있다.
완골혈	머리가 무거울 때, 피로를 개선하고 불면증을 해소하는 데 도움이 되고 어깨를 풀어주는 운동을 병행하면 어깨통증 개선에도 도움이 된다.
승장혈	입술과 혀에 나타나는 구강궤양의 증상을 개선하고, 얼굴의 붓기를 좋아지게 한다. 인중과 같이 만져주면 신체 에너지 순환을 좋게 해주어 몸을 따뜻하게 할 수 있다.

깨끗한 속피부 만드는 목과 어깨 마사지

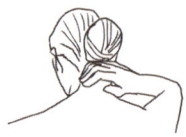 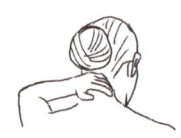 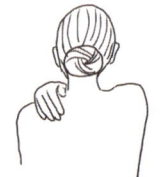 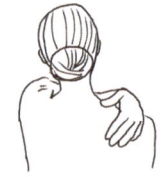

오른손 손바닥으로 목을 감싸고 왼쪽 어깨에서 올라오는 목 라인을 눌러준다.

왼손 손바닥으로 목을 감싸고 오른쪽 어깨에서 올라오는 목 라인을 눌러준다.

오른손으로 왼팔 팔꿈치를 받치고 왼손 끝으로 어깨뼈 라인을 눌러준다.

왼손으로 오른팔 팔꿈치를 받치고 오른손 끝으로 어깨뼈 라인을 눌러준다.

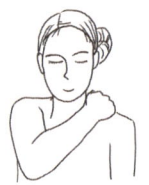 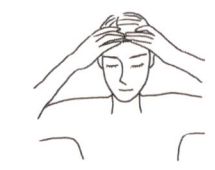

양 손바닥을 크로스해서 어깨를 집어준다.

양 중지로 신정을 누르듯 모근육이 있는 백회 쪽으로 끌어올린 후 양 중지로 원을 그려주고 지그시 눌러준다.

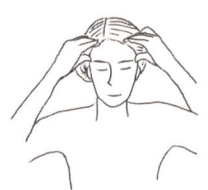 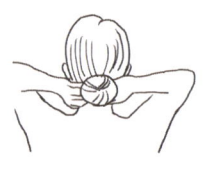 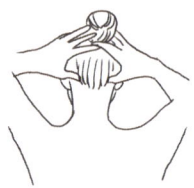 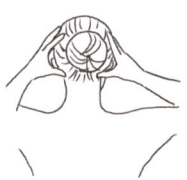

두유와 관자를 지그시 돌리듯 눌러준다.

양 중지로 아문을 누른 후 힘을 뺀 목을 앞뒤로 젖혀준다.

양 엄지로 천주를 누른 후 지그시 돌린다.

양 엄지로 완골을 누른 후 지그시 돌린다.

깨끗한 얼굴 만드는 마사지

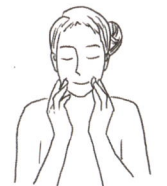 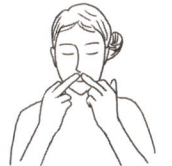 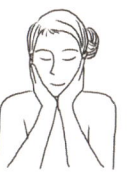

1, 3지로 턱 가운데(승장), 입꼬리, 인중을 지그시 누른 후 턱을 쓰다듬는다.

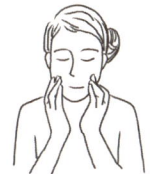 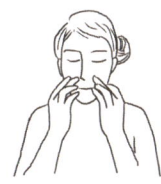 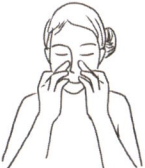 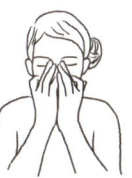 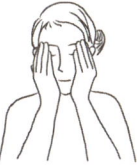

양 중지로 광대 아래, 콧망울, 코 중간, 눈앞을 지그시 지압하듯 누른 후
양 손바닥으로 눈썹 아래 얼굴을 쓰다듬는다.

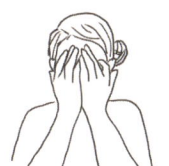 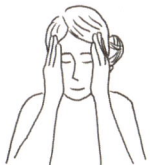

양 손을 이마 중앙으로 올려 이마 전체를 쓰다듬는다.

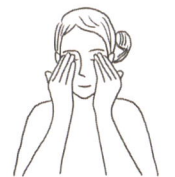 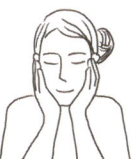 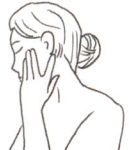 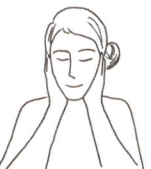 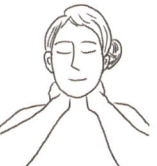

양 손가락으로 눈을 굴려주고, 볼을 쓰다듬고, 턱을 쓸어올리고, 목을 쓸어 감싸준다.

복부 혈액순환 마사지로 건강한 속피부 만들기

복부에 혈액순환이 잘되지 않으면 배가 차갑고 소화가 잘되지 않는다. 경우에 따라서는 복통을 동반하기도 한다. 속이 더부룩하고 거북함이 오래 지속되면 두통과 때론 피부질환을 일으키기도 하므로 복부 마사지로 위장의 기능을 돕고 뱃속을 편안하게 해주자.

★ 주의사항 : 식사하고 30분이 경과한 후에 복부 마사지를 해야 위장을 자극하지 않는다.

복부 마사지 혈자리 효능

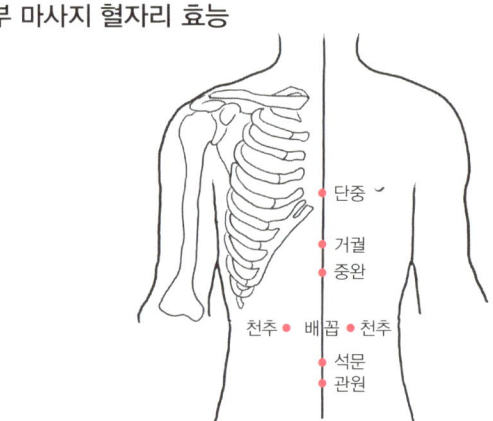

단중 (가슴 중앙)	심폐의 기능을 보호하면서 전체적 몸의 기 순환을 조절한다.
거궐	심장의 맥을 조절하는 기능으로 몸의 혈액순환을 도와 손발이 싸늘하고 피부혈색이 좋지 않을 때 이 맥을 만져주면 좋다.
중완	위장의 질환, 구역질, 딸꾹질, 소화 장애로 인한 불면증 등에 도움을 준다.
천추 (배꼽 좌우)	대장의 노폐물을 제거하는 기능으로 변비, 부종, 복부팽만, 위염증상 회복에 좋다.
석문 (배꼽 아래)	소화흡수를 돕고 부종과 복부팽만감 증상을 완화해준다.
관원	몸의 에너지를 생성해주고, 자궁과 복부를 따뜻하게 해준다.

건강한 속피부 만드는 복부 마사지

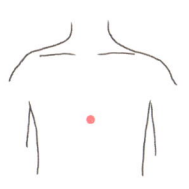 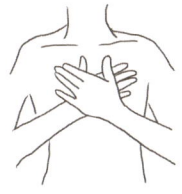

단중을 손바닥으로 원을 그리듯 마사지한다.

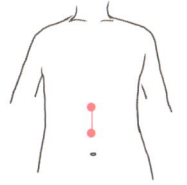 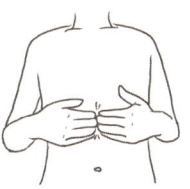

거궐에서 중완까지 양 손끝으로 쓸어내린다.

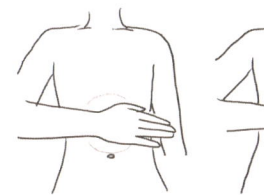

중완을 손바닥으로 원을 그려 마사지한 후
넓은 주먹으로 가볍게 두들겨 마사지한다.

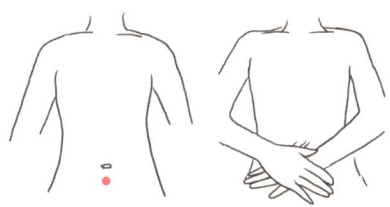

관원은 양 손바닥을 겹쳐 지그시 누르듯
원을 그리며 넓게 돌려준다.

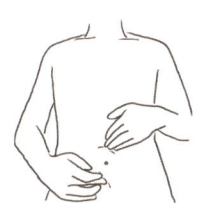 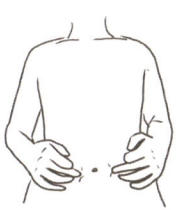 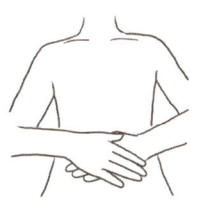

배꼽을 중심으로 주변을 좌, 우, 위, 아래 지그시 눌러주고
손바닥으로 넓게 돌려준다.

다리 마사지로 예쁜 다리 만들기

다리는 몸의 체중을 그대로 떠안고 몸을 지탱해주는 역할로 심장과 멀리 떨어져서 혈액순환이 원활하게 일어나기 힘든 부위다. 직업과 체질에 따라 다르겠지만 다리가 붓거나 심한 경우 정맥류 같은 질환이 생기기도 한다. 하지만 신체 어느 부위보다 쉽고 간단하게 마사지를 통해 혈액순환을 해줄 수 있다. 다리 마사지와 족욕을 같이 하면 더 효과적이다.

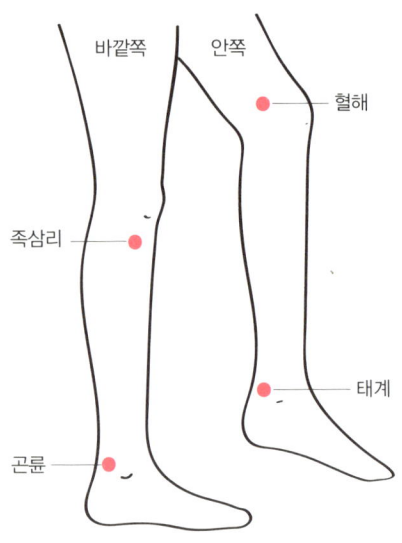

발 마사지로 온몸의 혈액을 순환시키기

발에는 신체 장부와 연결된 반사구들이 다 모여 있어서 제2의 심장이라고도 말한다. 이 반사구들 중에서 우리 몸의 혈액순환을 도울 수 있는 반사구로 노폐물 배출을 원활히 도와서 몸의 컨디션을 좋게 유지할 수 있는 반사구 마사지를 소개한다.

예쁜 다리 만드는 마사지

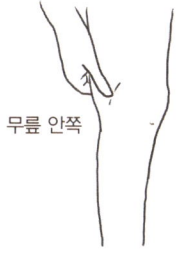

무릎 안쪽

무릎 안쪽 혈해 부위를
엄지로 돌려 마사지한다.
비만, 과식, 다리부종에
효과적이다.

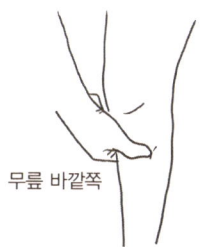

무릎 바깥쪽

무릎 바깥쪽 족삼리 부분을
엄지로 지그시
눌러주듯 쓸어내려준다.
부종에 의한 다리 불편함을
즉각적으로 해소하는 데
효과적이다.

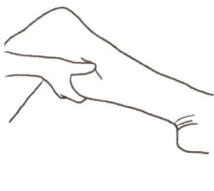

종아리 뒷면을 손바닥으로
감싸고 손끝으로 지그시
누르며 발목 방향으로
원을 그리듯 쓸어내려준다.
종아리 뒤의 뭉친 근육을
이완하는 데 효과적이다.

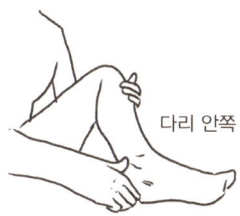

다리 안쪽

태계혈(복사뼈 안쪽) 자리를
엄지로 퍼올려준다.
다리염증과 신장의
노폐물 배출을 도와
부종에 효과적이다.

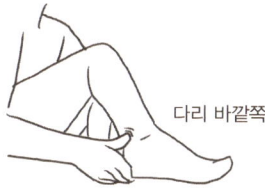

다리 바깥쪽

곤륜혈(복사뼈 바깥쪽) 자리를
엄지로 퍼올려준다.
다리통증으로 인한 허리통증 완화와
신장의 노폐물 배출을
돕는 데 효과적이다.

온몸의 혈액순환을 돕는 발 마사지

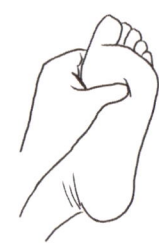

용천(콩팥 반사구)을 엄지로 눌러서 지압해준다.

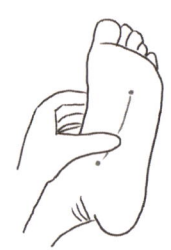

발바닥 가운데의 신장에서 방광(수뇨관, 오줌길) 라인으로 엄지로 밀어낸다.

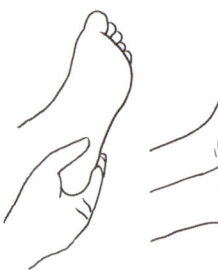

발꿈치 안쪽을 눌러 장내 노폐물 배출을 돕는다.

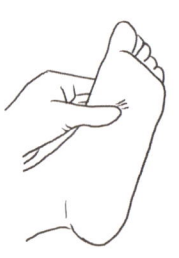

위 자리를 눌러 소화력을 돕고 복부에 가스가 차는 것을 예방한다.

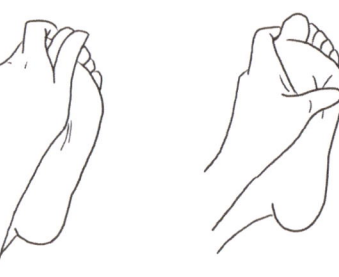

심장 반사구를 지그시 눌러 혈액순환을 돕는다.

뷰티에스테티션이 소개하는 속피부 혈관을 위한 생활 속 팁

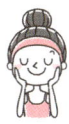

손발이 차가울 때 손발 피부 속의 모세혈관을 건강하게 만드는 간단한 방법이 있다.

피부관리를 할 때는 관리사의 손이 따뜻한 정도에 따라 고객의 만족도 반응이 달라진다. 체내 혈액순환이 되지 않으면 피부 속 모세혈관은 수축하고 피부가 차가워진다. 특히 손발이 차가운 상태로 고객 얼굴을 관리하면 고객 피부의 체온을 빼앗고, 혈관 흐름을 원활하게 돕지 못해서 피부의 세포활동을 더디게 만드는 부작용이 있다. 이런 부분을 잘 알고 있기에 항상 고객의 얼굴을 만지기 전에 차가운 손이 늘 신경이 쓰였다. 특히 아침에는 잠에서 깬 지 얼마 안 되어 손이 부은 느낌이 항상 있었고, 하루 중 가장 손발이 차가웠다. 그래서 아침 첫 고객을 관리하는 것은 여간 신경이 쓰이는 일이 아니었다. 이 같은 과정을 겪으면서 터득한 운동이다. 지금은 한겨울 추운 날 아니면 손이 시리다는 느낌을 잘 받지 못한다. 일상생활에서 하루 종일 몇 번씩 생각날 때마다 해주면 좋은 운동이 될 것이다.

- 손목의 힘을 빼고 손끝을 아래로 적당한 세기로 털어준 후 손가락 사이를 깍지 끼고 반대 손가락을 스트레칭해주고 손가락 마디부터 손끝으로 오면서 좀 더 강하게 누르듯 만져준다. 이렇게 털어주는 동작만으

로도 몸의 기운을 따뜻하게 만들어줄 수 있으며, 몸의 면역력 증강에도 도움을 준다.
- 발뒤꿈치를 올렸다 내렸다 하는 운동은 발의 모세혈관을 확장해주어 발의 온도를 높이는 데 효과가 좋으며, 이 운동은 발뿐만 아니라 온몸 순환운동이 될 수 있다.

속피부 감각세포가 느끼는 대로

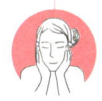

우리의 피부 1cm×1cm 안에는 감각을 받아들이는 센서가 200개 정도 있다. 피부에 존재하는 수용기들은 외부의 다양한 자극을 담당하는 역할이 조금씩 다르다. 역할에 따라 가벼운 자극을 감지할수록 진피의 위쪽에 있고 큰 압력을 감지할수록 진피의 깊은 곳에 자리 잡고 있다. 이러한 감각센서들이 계속해서 밀려나 떨어져 나가는 겉피부인 표피에 있다면 매번 감각센서들을 새롭게 만들어내야 하는 피곤한 일이 생겼을 것이다. 감각센서는 인간에게 중요한 것인 만큼 겉피부가 아닌 속피부에 골고루 자리 잡았다.

속피부에 감각을 받아들이는 수용기가 없다면 인간은 지금까지 후손을 이어가며 생존하기 어려웠을 것이다. 우리 피부 1cm^{2}당 통증을 느끼는 통각이 100~200개, 촉감을 느끼는 촉각이 25개, 차가움을 느끼는 냉각이 12개, 압력을 느끼는 압각이 6~8개, 따뜻함을 느끼는

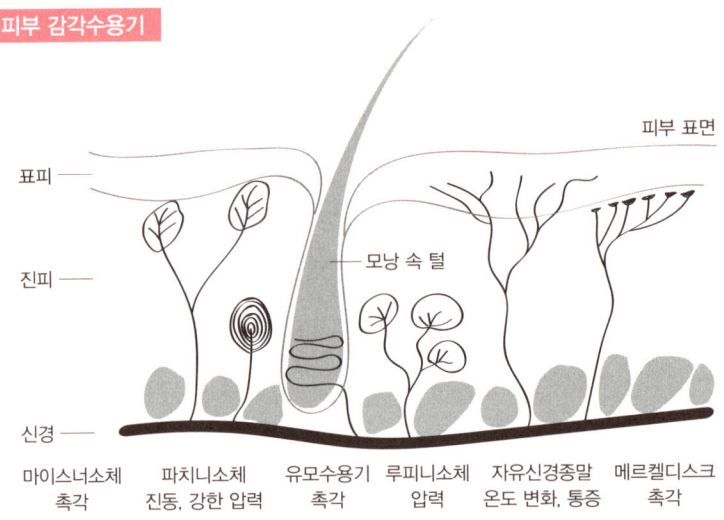

피부 감각수용기

온각이 1~2개 분포되어 있다. 이러한 감각센서는 밀도가 신체 부위에 따라 다르지만 생존에 필수적인 감각이며 공동체를 이루며 살아가는 데 필요한 교감을 나누는 데 중요한 역할을 했을 것이다.

우리가 마사지를 받으면 기분이 좋아지고 신체적으로 편안해지는 것은 속피부의 감각이 뇌에 전달해주는 메커니즘 때문이다. 특히 속피부인 진피 중 유두진피층에는 촉각과 통각을 느끼는 감각세포가 많으며 유두진피층 아래 망상진피층에는 냉각, 온각, 압각을 느끼는 감각세포가 많다.

추운 겨울 밖에 있던 연인들이 따뜻한 커피 잔을 잡았을 때 느끼는 따뜻함은 표피 근처에 있는 자유신경종말free nerve ending 때문이다. 자유신경종말은 일부는 온도 변화를 감지하고 나머지는 통증을 감지한다.

표피 가까이 있는 수용기는 수초(전기가 통하지 않는 절연체)를 가지고 있으며 외부 환경과 가깝게 위치해서 우리가 화상이나 동상을 통증과 함께 수용하면서 빠르게 반응하도록 해서 몸을 보호할 수 있도록 해준다.

커피를 마시기 위해 커피 잔을 잡을 때 속피부의 루피니소체 Ruffini's corpuscle는 물건을 잡을 때 받는 압력과 당겨지는 피부의 감각을 감지한다. 루피니소체는 손에 쥔 커피잔이 떨어지지 않도록 뇌를 자극하여 손에 쥐는 힘을 더 세게 해준다. 만약 루피니소체가 더 이상 정보들을 뇌로 전달하는 일이 없어진다면 커피 잔을 쥐는 힘을 조절하기 어려워서 커피 잔을 집어도 떨어뜨리기가 쉽다.

눈을 감고 사랑하는 이의 머리를 손으로 쓸어내릴 때 지속되는 촉각이나 결을 느끼는 감촉은 메르켈디스크 Merkel's disc다. 메르켈디스크는 진피와 표피의 경계면에서 표피세포와 결합되어 있다.

머리카락 끝에 있는 유모수용기 hair recepter는 사랑하는 이가 머리를 부드럽게 만지는 촉감을 느끼게 된다. 사랑하는 이가 머리카락으로 얼굴을 간질일 때 느끼는 감촉은 표피 아래 진피 상단에 위치한 마이스너소체 Meissner's corpuscle다. 마이스너소체는 표피 쪽으로 솟아 있는 진피의 유두층에 자리 잡고 있다.

더 깊이 들어가면 강하게 지속되는 압력과 진동을 감지하는 파치니소체 Pacinian corpuscle가 있다.

마이스너소체와 파치니소체는 콜라겐으로 만들어진 소체에 싸여 있다. 두 종류의 소체는 우리가 물건을 잡을 때 피부에 느껴지는 진동에 반응하여 소체에 접해 있는 신경이 질감이나 감촉을 느끼게 된다.

때로는 피부를 위한다는 명목으로 때를 밀거나 아픔을 참아가며 강한 지압을 받기도 한다. 따가움을 참아가며 필링을 하거나 클렌징 도구를 이용해 피부가 빨갛게 자극될 만큼 문지르기도 한다. 그러면 피부가 좋아지는가? 그렇지 않다. 오히려 피부는 충혈되고 손상될 뿐이다.

이미 속피부의 감각센서들은 따가움과 아픔으로 충분히 경고했을 것이다. 그러나 경고를 무시한 결과는 피부에 고스란히 남는다. 속피부의 감각센서들은 외부 세계와 접촉해 이를 뇌에 전달해주는 고리다. 해로운 환경을 접하면 피하도록 하고 부드럽고 기분 좋은 환경을 접하면 안정감과 쾌락을 주고 편안함을 느끼도록 한다.

하루 중 속피부의 감각센서들이 느끼는 대로 했는지 생각해보자. 피부에 하는 어떠한 행위에서도 차갑거나 뜨겁거나 아프거나 따갑다고 속피부의 감각센서가 알려준다면 귀 기울여서 느끼는 대로 따르자.

스킨십이 감각세포를 살린다

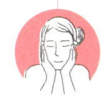

피부의 감각센서들은 외부에서 들어오는 물리적인 자극에 쉽게 익숙해진다. 예를 들어 머리에 쓴 모자나 걸친 옷의 압력이 계속해서 뇌에 전달된다면 우리는 불편해서 옷을 입을 수 없을지도 모른다. 감각센서가 받은 지속적인 자극은 일정 시간이 지나면 소실되어 생활하는 데 큰 불편함이 없도록 자각되지 않는다. 그러다가 옷을 사러 가서 새로운 옷을 입어볼 때 새 옷의 감촉과 질감을 피부의 감각센서로 새롭게 느끼게 된다.

피부의 다양한 감각 메커니즘은 다양한 신호를 뉴런(신경)을 통해 몸을 컨트롤하는 뇌에 전달해서 외부 환경으로부터 우리 몸을 보호하도록 한다. 피부의 감각센서는 눈이나 혀, 코를 통한 감각과 달리 온몸을 둘러싸고 있다. 촉각은 몸의 부위에 따라 다르지만 온몸을 감싸고 있는 만큼 다양한 자극이 뇌로 전달되는 것이다.

특히 손바닥과 손가락은 약 17,000개의 촉각 수용기가 있어서 손등보다 훨씬 예민하게 감각을 뇌에 전달할 수 있다. 실제로 손등으로 물건을 만지면 손가락을 통해 들어온 정보보다 적은 정보가 뇌에 전달된다. 속피부인 진피는 이러한 자극을 받아들여 뇌에 전달하는 중요한 센서가 있는 곳이다.

표피와 진피 사이에 자리 잡은 메르켈 세포는 지름이 100분의 1mm 정도로 작으며 약 100개가 있다. 메르켈 세포는 압력을 받으면 세포 표면의 이온 통로로 이온이 유입되면서 전기 신호가 생겨 뇌로 전달된다. 센서가 자리 잡은 속피부를 부드럽게 자극해주는 마사지는 다양한 감각세포들을 자극하게 된다. 그 자극은 뇌로 전달되고 뇌는 다시 피부를 튼튼하게 해준다.

어릴 때 배가 아프면 종종 엄마의 손이 약손이었다. 이상하게 손으로 배를 부드럽게 마사지해주면 언제 그랬냐는 듯이 나아지곤 했다. 엄마의 따뜻한 손 마사지가 피부 접촉을 통한 다양한 피부 자극이 되어 뇌로 전달된 결과다. 미국 마이애미의 한 접촉연구소의 연구에 따르면 미숙아로 태어난 아기에게 마사지를 해줄 경우 체중이 40% 정도 증가하고 그렇지 않은 아기보다 1주일 정도 빠르게 퇴원할 수 있다고 한다. 아기 피부의 감각은 뇌를 발달시키는 많은 정보를 전달해주는 송신기다. 엄마와 아기의 피부 접촉이 중요하며 목욕 후 부드러운 마사지를 하면 아기의 피부 건강과 뇌 발달에 좋을 수밖에 없다.

지금 가족과의 부드러운 터치로 속피부의 감각 메커니즘을 자극해보자. 강하지 않은 부드러운 마사지 또한 속피부의 감각센서들을 자극하고 건강하게 한다.

림프는 온몸을 순환하는 항균필터

속피부를 건강하게 유지하기 위해서는 림프의 순환이 중요하다. 림프계는 피부 속에서 두 가지 중요한 역할을 담당하고 있다.

첫 번째로 림프계는 피부 속 노폐물을 걸러주는 정화 시스템이다. 세포는 혈관을 통해 영양분과 산소를 받아서 소비하고 노폐물들을 버린다. 인간이 음식을 먹으면 쓰레기를 버리고 화장실에 가는 것과 같다. 세포가 쓰고 버리는 노폐물들은 세포조직 사이의 체액에 섞여 둥둥 떠다니게 된다. 세포의 노폐물이 섞인 체액 중 일부는 정맥으로 흡수되지만 남은 노폐물은 림프관으로 흡수된다.

만약 림프관이 막히거나 순환이 되지 않으면 노폐물을 흡수하지 못하고 세포조직에 체액이 필요 이상으로 남아 조직이 퉁퉁 붓는 부종edema이 생긴다.

피부에 부종이 생기면 모세혈관과 세포 사이가 멀어져 혈액을 통해 영양분과 산소를 공급받지 못하게 되어 속피부의 면역력이 약해진다. 평소에 림프순환이 잘되지 않으면 팔다리에 힘이 없고 가벼운 부종이 생길 수 있으며 피부의 탄력도 함께 떨어진다. 몸을 조이는 옷은 림프관을 조여서 림프액의 흐름을 방해하게 되므로 피해야 할 패션이다.

두 번째로 림프계는 피부 속 세균과 바이러스를 제거하는 면역 시스템이다. 림프계는 림프관과 림프절, 골수, 비장 등으로 구성되어 있

우리 몸의 림프계

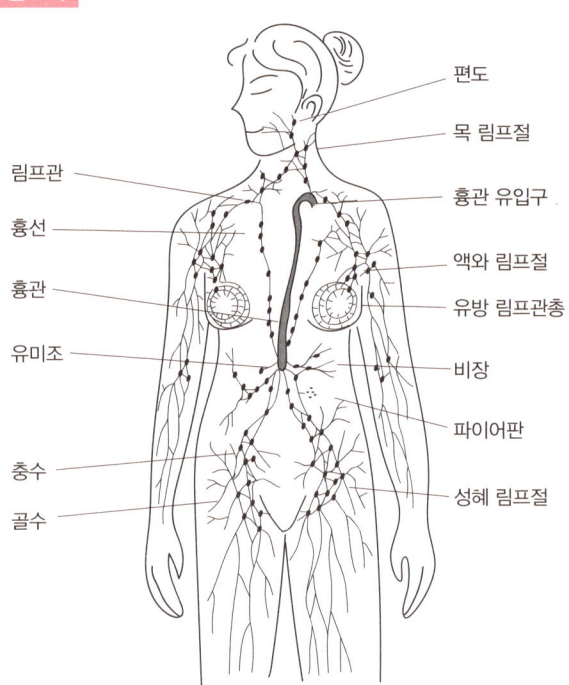

림프계는 몸 전체에 뻗어 있으며 세포대사 활동 후 생기는 노폐물을 림프액으로 흡수해서 제거하고 면역작용을 하는 면역 순환 시스템이다.

다. 그중 림프절lymph node은 완두콩 모양처럼 생겼으며 주로 귀 아래, 겨드랑이, 허벅지 안쪽 등에 분포되어 있다. 림프절은 마치 조선시대 사대문 안으로 들어가기 위해 통과해야 하는 관문과 같다. 세균이나 바이러스가 섞인 림프액이 림프절을 통과하면 관문을 지키는 병사처럼 면역세포가 싸워서 제거한다. 이러한 관문 역할을 하는 림프절이 온몸에 약 450개가 분포되어 있다. 가끔 몸이 너무 피곤하면 겨드랑이 같은 곳의 림프절이 부어서 크게 만져질 때도 있다.

감기에 걸리면 편도가 붓는 것도 림프절에서 면역세포가 세균에 맞서 싸우고 있기 때문이다. 림프액은 낯설게 느껴질 수 있지만 상처가 나면 생기는 진물이 바로 림프액이다.

몸속 체액은 혈액에서 세포 사이 조직액으로 되었다가 림프액으로 흡수되고 다시 혈액으로 순환된다. 림프순환에 문제가 생기면 노폐물뿐 아니라 세균과 바이러스가 섞인 림프액이 그대로 정맥으로 흘러들어가 혈액과 섞이게 되고 피부 속 면역을 떨어뜨리고 염증을 일으킨다.

혈액은 온몸을 돌며 산소와 영양분을 세포에 공급하지만 림프액은 림프계를 따라 온몸을 돌며 세포가 쓰고 버리는 노폐물을 청소해주고 면역활동을 하며 세포를 건강하게 지켜준다. 따라서 평소에 림프가 잘 흐를 수 있도록 해야 피부 속 건강도 지킬 수 있다.

혈액은 심장의 펌프질로 순환되지만 림프액은 동맥의 맥박운동이나 근육의 수축과 이완에 의해 천천히 순환된다. 가슴 부분의 굵은 림프관인 흉관의 압력으로 림프순환이 촉진된다. 림프관은 동맥이나 정맥처럼 두껍지 않고 얇으며 거의 투명하고 중간에 판막이 있어서 천천히 흐르는 림프액이 역류하지 않도록 한다. 그만큼 자칫 림프액

림프 흐름 방향

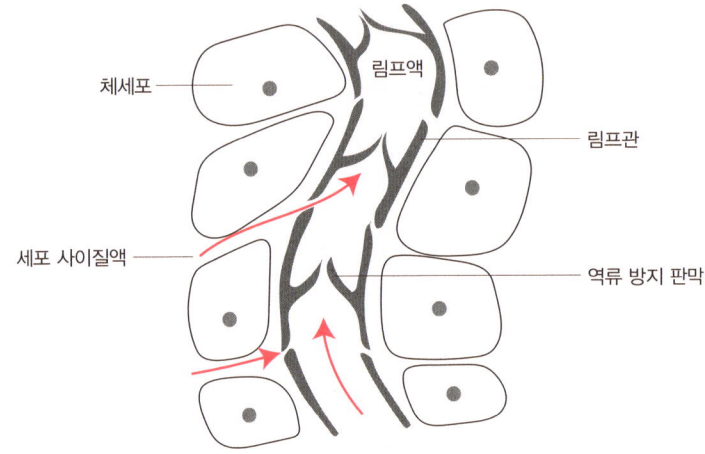

모세혈관에서 빠져나온 체액은 모세림프관으로 흡수된 후
림프관을 따라 이동하여 정맥으로 들어가 다시 온몸으로 순환된다.

이 정체될 수 있기 때문에 가벼운 운동이나 적당한 자극의 마사지가 림프순환을 촉진할 수 있는 좋은 방법이다.

속피부에 쌓인 노폐물은 림프순환 마사지로 배출하자

림프순환을 돕기 위한 마사지가 림프드레나쥐 lymphatic drainage 다. 림프드레나쥐는 세포가 배출하는 노폐물이 포함된 체액을 배출할 수 있도록 해서 부종을 예방한다. 림프순환이 좋아지면 병원체와 싸울 수 있는 항체가 잘 만들어지고 몸의 저항력을 키워주어 세포 면역력을 높이는 효과를 볼 수 있다.

림프드레나쥐는 강하게 누르면서 하는 마사지가 아니다. 마사지 압력은 30~40mmHg로 해야 한다. 보통 고탄력 압박스타킹의 압력이 20~30mmHg인데 그 정도의 압력보다 약간 더 누른다고 생각하고, 근육이 살짝 밀리는 정도로 하면 된다. 림프 마사지를 할 때 너무 높은 압력을 주면 림프관에 경련이 일어날 수 있으므로 주의해야 한다.

림프는 판막에 의해 한쪽 방향으로 흐르므로 림프가 흐르는 속도와 방향에 맞춰 마사지를 해야 림프에 무리를 주지 않고 림프의 흐름을 원활하게 할 수 있다. 같은 동작을 한 부위에 1초 이상 5~7회 천천히 반복하는 것이 노폐물 배출에 더욱 도움이 된다. 림프드레나쥐는 체액을 10~20배 빨리 림프관으로 흐르게 해서 속피부의 면역력 증진에 도움을 줄 수 있다.

림프 마사지(림프드레나쥐)로 속피부 청소하기

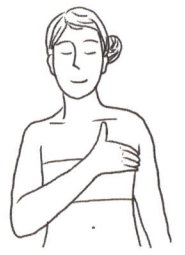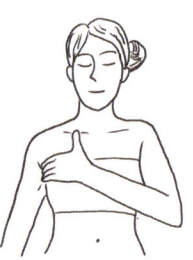

양 손끝을 겨드랑이 안으로 쓸어내린다.

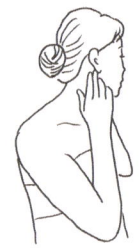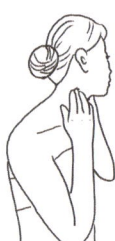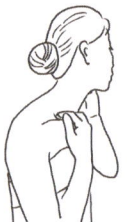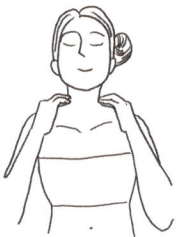

양 중지로 좌우 동시에 귀밑, 목 중간, 쇄골을 쓸어내린다.
귀밑에서 곧장 목을 타고 내려오면 움푹하게 파인 쇄골을 만난다.

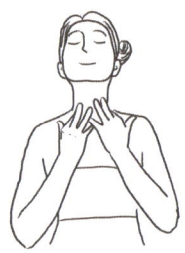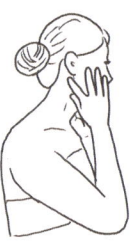

양 4지 손가락으로
목 전체를 위에서 아래로
쓸어내려준다.

2, 3지를 턱에 걸어
턱 중앙에서 귀 뒤까지
쓸어올린다.

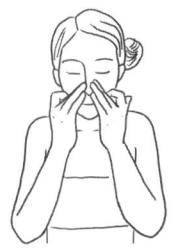 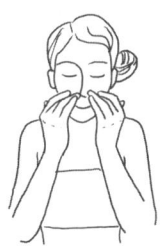

중지로 코 전체를 코끝으로 쓸어내린다.

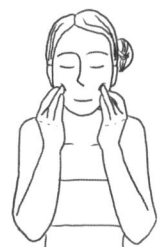 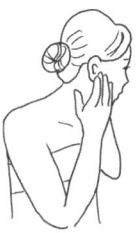 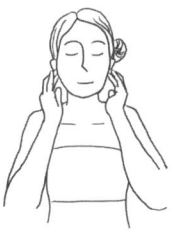 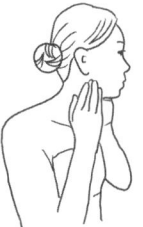

중지를 쓸어 광대 가장 중앙을 돌려주고
광대 라인을 쓸어 귀 앞으로 돌리고 턱 끝으로 빼준다.

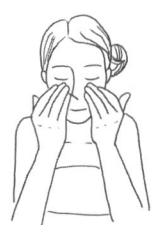 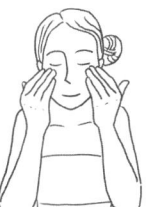 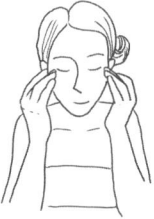 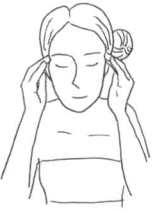

중지로 눈 밑을 쓸면서 3등분 굴러주고 관자에서 굴러준다.

림프 마사지(림프드레나쥐)로 속피부 청소하기

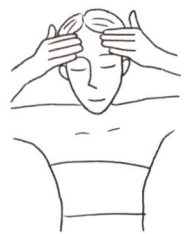 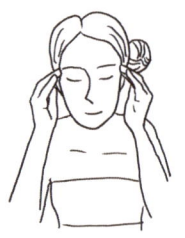

이마 중앙에서 관자까지 손끝으로 쓸어내린다.

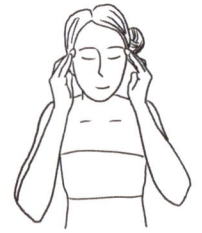 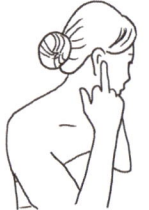 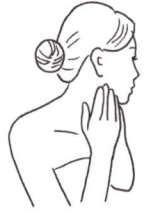 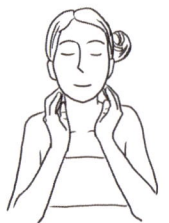

관자, 귀 앞, 위턱 끝을 굴리듯 쓸어내린다.

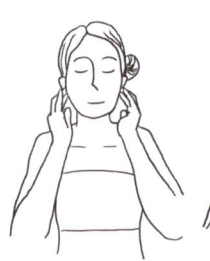 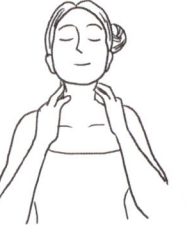 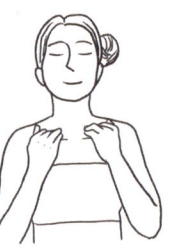 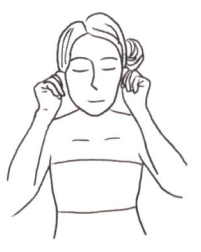

귀 뒤, 목 중간, 쇄골로 쓸어내린다.   귀 전체를 주물러주고 10회 반복한다.

속피부가 좋아하는 온도 37.8℃

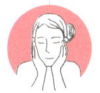

사람의 체온이 36.5℃라고 하는데 실제 몸의 내부 온도인 37.8℃를 유지할 때 세포대사의 기능을 최고로 발휘한다. 겉피부의 적정 체온과 속피부의 세포활동에 적합한 체온은 서로 다르다. 피부는 몸의 내부 온도를 일정하게 유지하기 위해 날씨가 추우면 열이 피부로 빠져나가지 않도록 신체 말단뿐 아니라 피부로 가는 혈액을 줄인다. 몸의 체온이 변하면 세포활동도 변한다. 실제로 피부는 20℃에서 40℃의 온도를 오가며 일정한 내부 온도의 항상성을 유지하도록 한다.

다시 말해 체온이 오르면 세포활동이 활발해지고 체온이 떨어지면 세포활동은 느려진다. 우리 몸은 최적의 체온을 유지해서 세포의 대사활동이 안정될 수 있도록 항상성을 유지하기 위해 혈액의 흐름을 조절한다. 동맥에서 나뭇가지처럼 갈라져 나온 얇은 세동맥은 스스로 움직일 수 있는 평활근으로 둘러싸여 있어서 혈관을 수축하거나

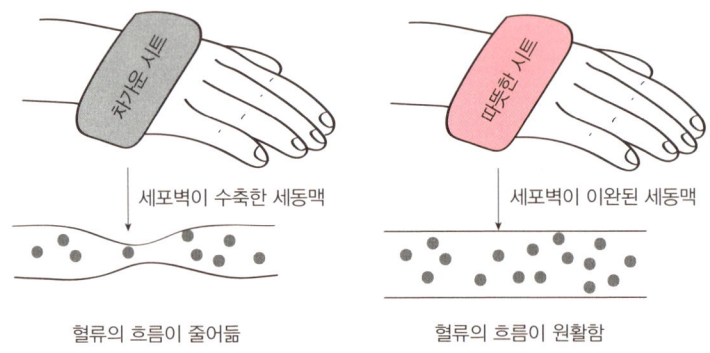

이완해 흐르는 혈액의 양을 조절한다.

몸은 추운 겨울에 체온을 유지하기 위해 피부로 가는 혈액의 흐름을 줄여서 열을 빼앗기지 않도록 한다. 신체의 손이나 발이 저온에 계속 노출된다면 혈액이 제대로 미치지 못해서 동상에 걸리고 심하면 괴사한다. 우리 몸에 붙어 있는 신체라도 혈액이 공급되지 않으면 잘라내야 할 정도로 피부가 괴사하게 된다. 혈액의 흐름이 세포활동에 얼마나 중요한지 알 수 있는 예다.

이러한 극한의 상황이 아니더라도 평소에 피부의 혈액순환을 돕는 마사지는 속피부의 세포활동을 활발하게 하여 건강한 속피부를 유지하는 좋은 방법이다. 피부는 마사지를 받으면 속피부에 흐르는 혈액의 흐름이 좋아지면서 체온이 오르고 피부의 세포활동도 활발해진다. 마사지는 몸의 순환을 좋게 해줄 뿐 아니라 체온을 상승시켜서 피부 속 세포대사가 활발해지고 새로운 세포를 생성하는 데 도움을 준다.

또한 세포활동의 특성을 생각해본다면 최대한 몸을 따뜻하게 하고 혈액의 흐름을 원활하게 하기 위해 적당한 운동까지 병행한다면 금상첨화다. 실제 운동을 하면 심장에서 박출된 혈액 중 9%가 피부에 흐르다가 13.6% 정도로 늘어난다. 물론 운동에 필요한 골격근은 15%에서 64%까지 혈액이 늘어난다. 운동을 하면 세포가 산소와 영양분 공급이 더 많이 필요하고 이산화탄소와 노폐물을 많이 배출하기 때문이다.

한겨울에 피부가 그대로 추운 외부 기온에 노출되는 짧은 치마나 발의 혈액순환을 막는 불편한 구두는 피부 속 온도를 낮추고 피부로 가는 혈액을 줄여서 세포대사 활동을 어렵게 만들므로 지양하는 것이 좋다.

아로마 오일, 피부에 이렇게 쓰세요!

아로마 오일aroma oil을 몇 번 사기는 했는데 정작 어떻게 써야 할지 몰라서 오래 방치해두다 버리는 경우가 많다. 아로마 오일의 정식 명칭은 에센셜 오일essential oil이다. 라벤더 에센셜 오일, 티트리 에센셜 오일이라고 부른다. 평소에 마사지를 할 때 허브 에센셜 오일을 함께 사용하여 피부의 면역력을 높여서 건강한 속피부를 갖게 할 수 있다. 에센셜 오일은 분자가 매우 작고 휘발성이어서 코로 흡입했을 때 폐를 통해 혈액 내로 전달되고 피부에 흡수되어 에센셜 오일에 따라 20~60분 후면 혈액이나 날숨(내뱉는 호흡)에서 확인할 수 있다. 에센셜 오일은 몸속의 건강 상태에 따라 피부에 나타나는 질환을 치료하고 특정 신체기관을 자극하거나 이완해서 건강을 찾도록 도울 수 있다. 에센셜 오일 중 혈액순환을 돕는 에센셜 오일은 몸의 순환을 돕고 체온을 올려서 세포대사 활동에 도움을 준다.

혈액순환을 돕는 에센셜 오일과 피부재생 능력이 있는 에센셜 오일로 마사지를 해서 속피부 면역을 한층 업그레이드해보자. 에센셜 오일로 마사지 오일을 만들어 얼굴이나 몸에 부드럽게 마사지해보자.

혈액순환에 좋은 에센셜 오일로 페이스 오일을 만들 수 있다. 특히 로즈힙 오일은 피부재생을 도와주는 유효한 성분이 함유되어 있어 캐리어 오일carrier oil(베이스 오일base oil)로 쓰면 좋다. 마사지 오일로 부드럽게 마사지하거나 화장할 때 색소 침착이 많은 부분에 발라주면 혈색을 맑게 하는 데 도움이 된다. 로즈힙 오일은 정제한 로즈힙 오일이 있고 정제하지 않은 로즈힙버진 오일이 있다. 정제한 오일은 약간 맑고 투명한 노란색을 띠며 정제하지 않은 오일은 붉은 주황색을 띤다. 반드시 정제하지 않은 로즈힙버진 오일을 사용해야 효과가 있다. 정제한 오일은 유효성분이 걸러진 상태로 좋은 효과를 기대하기는 어렵다. 다만 로즈힙버진 오일은 특유의 비릿한 냄새와 점도가 있어서 호호바골든 오일이나 스위트아몬드 오일과 섞어서 쓰는 것이 좋다. 만약 냄새에 민감한 사람이라면 로즈힙 오일 대신 호호바골든 오일로만 사용하는 것을 추천한다.

아로마 마사지 오일 만들기

- 재료

제라늄 5방울, 네롤리 3방울, 레몬 2방울, 호호바 오일 40ml, 로즈힙 오일 10ml

민감한 피부라면 에센셜 오일의 양을 2분의 1로 줄인다.
로즈힙 에센셜 오일이 없다면 다른 오일로 대체 가능하다.

- 만드는 방법

1. 호호바 오일과 로즈힙 오일을 섞는다.
2. 에센셜 오일을 베이스 오일에 섞고 잘 흔들어준다.

- 사용법

위 방법은 간단하게 섞기만 해서 만들 수 있으며 오일의 선택에 따라 다양한 효과를 거둘 수 있는 방법이다. 캐리어 오일(베이스 오일)과 에센셜 오일을 레시피대로 섞어 잘 흔들어준다. 만든 오일을 손바닥에 완두콩만 하게 덜어 양 손바닥으로 비벼서 따뜻하게 하여 얼굴에 바른다. 바를 때 얼굴에 부드럽게 원을 그리듯 마사지해준다. 몸에 사용할 경우 손바닥에 동전 크기만큼씩 덜어 손바닥에서 따뜻하게 만든 후 마사지해주면 좋다.

장시간 같은 자세로 누워 있는 환자나 평소 혈액순환이 잘되지 않는 사람은 다양한 피부질환이 생기기 쉽다. 이럴 때 에센셜 오일을 사용하면 혈액순환을 도와 건강한 피부를 갖도록 해준다. 그레이프프루트(자몽)나 레몬 등의 에센셜 오일을 캐리어 오일에 섞어 부드럽게 마사지하면 좋다.

에센셜 오일과 캐리어 오일

추천 에센셜 오일

에센셜 오일의 종류는 많지만 되도록 사용하기 무난하고 비싸지 않은 오일을 권한다. 에센셜 오일은 자연에서 얻기 때문에 희귀하고 얻는 과정이 힘들수록 가격이 비싸다. 싸다고 효과가 낮고 비싸다고 효과가 높은 것은 아니니 취향과 증상에 맞고 가격 부담 없는 것을 사용하는 것이 경제적이다.

- 혈압이 낮을 때 블렌딩 추천 : 로즈메리, 유칼립투스, 페퍼민트, 타임
- 혈압이 높을 때 블렌딩 추천 : 스위트마조람, 레몬, 라벤더, 일랑일랑
- 림프순환이 안 될 때 추천 : 그레이프프루트, 라임, 레몬, 만다린
- 부종이나 정맥류에 추천 : 사이프러스, 레몬
- 얼굴 추천 : 제라늄, 레몬, 라벤더, 그레이프프루트
- 몸 추천 : 로즈메리, 사이프러스, 페퍼민트, 그레이프프루트

에센셜 오일과 캐리어 오일 블렌딩 방법

에센셜 오일과 캐리어 오일을 섞어서 마사지 오일을 만들 때 블렌딩을 얼마나 해야 할까? 에센셜 오일의 종류에 따라 효과가 좋다고 해서 넣고

싶은 만큼 넣을 수는 없다. 에센셜 오일을 올리브 오일이나 포도씨 오일처럼 생각해서 원액을 그대로 사용하면 화상을 입을 수 있으니 주의해야 한다. 에센셜 오일은 약처럼 다뤄야 할 오일로 올리브 오일이나 포도씨 오일과는 성분이 다르다. 특히 원액을 사용해서는 안 되며 반드시 희석해서 사용해야 한다.

• 캐리어 오일이 뭔가요?

캐리어 오일이란 아로마테라피를 위해 에센셜 오일을 희석해 기본 베이스로 사용하는 식물성 오일을 말한다. 아로마테라피를 위해 베이스로 사용하기 때문에 베이스 오일이라고도 부른다.

• 블렌딩 방법(마사지 오일 성인 기준)

다음의 블렌딩 기준은 일시적인 마사지 오일 기준이며 매일 사용하는 화장품이나 바디용은 아래 권장량의 1/2을 블렌딩하여 사용한다. 또한 상처가 있거나 피부에 염증 및 피부과적 시술을 받았다면 피부 손상이 복구된 후 사용해야 한다.

캐리어(베이스) 오일	에센셜 오일(얼굴)	에센셜 오일(몸)
10ml	2방울 이하	2~6방울
50ml	10방울 이하	10~30방울
100ml	20방울 이하	20~60방울

발라도 발라도 속당김? 식물성 오일을 발라보세요

나이가 들면 속피부의 세포생성 활동이 떨어지고 콜라겐, 엘라스틴 뿐만 아니라 보습성분도 함께 줄어든다. 특히 보습성분은 세포가 혈액으로부터 영양분과 산소를 공급받기 위한 매개체 역할을 한다. 진피 내의 보습성분이 부족해지면 피부세포 활동이 약해지고 피부 전반에 나쁜 영향을 미친다. 특히 노화된 피부는 피지샘에서 피지 생성이 잘되지 않아 겉피부의 방어막인 피지막을 제대로 만들지 못하게 된다. 이로 인해 피부는 외부 세균에 쉽게 노출되고 세포의 수분을 빼앗기기 쉬운 피부가 된다.

이때 피부에서 만들어내지 못해 부족한 오일을 대체해서 사용할 수 있는 자연에서 얻은 식물성 오일이 있다. 식물의 씨앗이나 과육에서 짜낸 오일(기름)이다. 식물성 오일은 지용성이라 피부에 잘 흡수되어 수분 증발을 막는 보호막 역할을 해준다. 따라서 꾸준히 바르면 피부에 해로운 이물질과 환경으로부터 피부를 지키고, 윤기 있고 촉촉한 피부로 가꿀 수 있다.

오일은 피부 속의 수분을 공기 중에 빼앗기지 않도록 해주고 피부 겉의 유분과 수분의 균형이 깨지지 않도록 도와준다. 과일에 다양한 비타민과 무기질 등 여러 성분이 함유되어 있는 것처럼 식물성 오일은 다양한 지방산뿐 아니라 비타민 A, 비타민 E 등 피부에 도움이 되는 성분들로 이루어져 있다.

오일에 함유된 지방산fatty acid은 한 개의 산acid과 한 개의 지방으로 이루어져 있다. 지방산은 우리 몸의 지방을 구성하는 성분이기도 하며 몸속 기관의 세포막의 주요 성분이기도 하다.

지방산의 탄소사슬 개수에 따라 지방산 한 개의 길이가 달라지는데 짧을수록 피부 각질세포 사이로 침투해서 각질층에 흡수되어 피부에 발림감이 좋다. 특히 오일에 따라 사람의 피지샘에서 분비된 피지(피부기름) 성분과 유사한 지방산 성분을 많이 함유한 오일은 피지

지방산 기본 구조

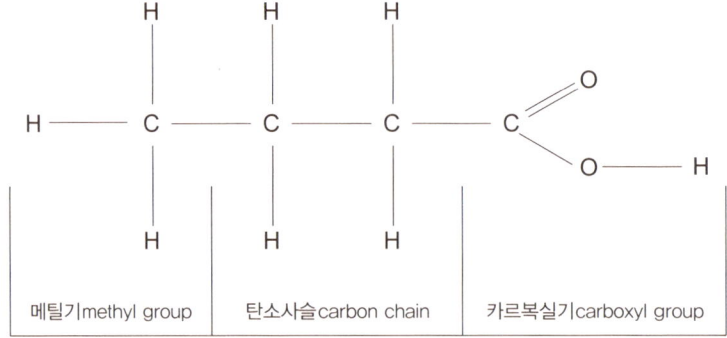

역할을 훌륭히 수행해낼 수 있다. 탄소사슬이 긴 지방산을 많이 함유한 오일은 피부 표면에 바르면 두껍게 유분 막을 만들어서 보호가 필요한 건조하고 손상된 피부에 도움이 된다.

이러한 식물성 오일은 스킨케어용 페이스 오일로 그 효과가 널리 알려지면서 다양한 연령층에서 사용하는 뷰티 아이템으로 급부상하고 있다. 식물성 오일은 피부 속과 외부 환경이 부딪치는 충격을 완화해주어 노화가 더 빨라질 수 있는 환경을 줄여주는 역할을 한다.

속피부 주름과 피부노화를 막는 식물성 오일

주름과 피부노화를 막는 식물성 오일은 어떤 것이 있을까?

식물성 오일은 그 성분과 효능에 따라 종류가 매우 다양하다. 다음에 소개하는 오일들은 모두 정제하지 않은 오일을 말하며 오일의 효능에 따라 피부에 적절하게 사용하면 건조해지는 피부에 도움을 받을 수 있다. 또한 소개한 오일을 몇 가지 섞어서 바르면 여러 오일의 장점이 배가되어 시너지 효과를 볼 수 있다.

호호바 jojoba 오일

제일 먼저 추천하고 싶은 오일은 바로 호호바 오일이다. 호호바 오일은 지방이 아닌 액체 왁스로 긴 지방산과 단일 수산화 알코올이 에스테르 결합을 하고 있다. 이러한 액체 왁스의 특성상 보존기간이 길고 안정성이 있다. 호호바 오일은 유·수분이 줄어든 피부에 보습막을 형성하여 피부의 미세주름을 예방하는 데 도움이 된다. 호호바 오일은 피부 산화 방지 효과도 있어서 기미와 주름을 유발하는 활성산소를 억제한다. 호호바 오일은 피지와 유사한 성분으로 흡수가 잘되고 산뜻해 마사지용으로 사용하기 좋다. 얼굴이나 모발 관리용으로 주로 사용하고 염증에도 효과가 있다는 연구결과가 발표되었다. 뿐만 아니라 모공 속의 노폐물을 잘 용해하여 여드름 피부에도 사용할 수 있는 오일이다. 거의 모든 피부에 적합하며 건조한 피부와 노화 피부에 특히 효과적이어서 안티에이징 오일로 적극 권한다.

호호바 오일은 응고점이 높아서 추운 곳이나 냉장고에 보관하면 딱딱하게 굳으므로 상온에 보관해야 한다. 만약 겨울에 응고되었다면 따뜻한 실내로 옮겨놓으면 다시 액체로 바뀌며 사용하는 데 지장은 없다.

코코넛 coconut 오일

코코넛은 탄소사슬이 12개인 라우르산이 많은 중쇄사슬지방산 MCT(Medium Chain Triglycerides)을 함유하고 있어서 유아의 피부관리와 성인의 잔주름 제거에 탁월한 효과가 있다는 것이 입증되었다. 중쇄사슬지방산은 지방을 태워주는 역할을 하므로 음식에 곁들여 요리해서 먹으면 다이어트에 좋다. 특히 다이어트 마사지 오일로도 적극 권장한다. 코코넛 오일은 소량을 손바닥에 올리면 녹는데 크림처럼 피부에 발라도 좋다. 잔주름 제거에도 효과가 있어 눈가에 발라주면 좋고, 팔꿈치, 무릎, 발꿈치 등 각질이 있는 부위에 바르면 부드러워진다. 코코넛 오일은 유기농 엑스트라버진 오일을 사용하는 것이 좋으며 마사지용으로 따로 판매한다. 식품용과는 다르므로 별도 마사지용으로 구입해서 사용하는 것이 좋다.

아르간argan 오일

아르간 오일에는 항산화 효과가 뛰어난 비타민 E(토코페롤)가 풍부해서 피부를 이루는 세포를 건강하게 하고 잡티나 기미를 예방하는 데 좋다. 모로코 지방에서는 오래전부터 피부관리와 모발관리에 두루 사용했다. 아르간 오일은 올레인산이 많아서 흡수가 잘되고 각질 사이의 세포간지질(세포 사이 지질)을 건강하고 촉촉하게 해주어 자외선으로부터 피부를 보호한다. 또한 폴리페놀 성분이 있어 세포 손상을 막아주는 등 노화방지에 탁월한 효과가 있다. 아르간의 효과를 비유해 신이 내린 선물이라는 별명을 가질 정도로 젊음을 유지하는 데 탁월한 오일이다.

아로마테라피스트가 말하는
호호바 오일 구입법

호호바골든 오일과 호호바정제 오일 중 어떤 것을 사야 할까?

막상 호호바 오일을 사려고 할 때 혼란스러움을 느끼게 된다. 바로 호호바골든 오일과 호호바정제 오일 중 어떤 오일을 발라야 할지 혼란스럽기 때문이다. 냉압착으로 추출해서 정제하지 않은 호호바골든 오일과 호호바 오일 중 무조건 어떤 것이 더 좋고 나쁘다고 말하기는 어렵다. 처음에는 노랗고 특유의 약한 향이 있는 호호바골든 오일만 생산했는데, 나중에 화장품 회사에서 제품의 색이나 향에 영향을 주지 않게 하려고 색과 향을 제거한 호호바정제 오일을 생산하게 됐다. 호호바의 특성을 살려서 마사지를 하고 싶다면 골든 오일을, 향이나 색에 영향을 주지 않는 화장품을 만들거나 향에 민감하다면 정제 오일을 선택해도 무방하다. 하지만 색과 향을 제거하는 정제 과정에서 호호바의 모든 특성이 온전히 보존된다고 보기는 어려울 것이다. 되도록 호호바 오일의 특성을 좀 더 함유한 호호바골든 오일을 추천한다. 그러나 사람에 따라 호호바골든 오일의 성분 중 일부가 알레르기를 일으킬 수도 있다. 그럴 때는 호호바정제 오일을 선택해서 사용하거나 다른 종류의 식물성 오일을 선택하는 것이 좋다.

속피부를 위한 오일 이렇게 활용하자

앞에서 소개한 식물성 오일과 에센셜 오일을 효과적으로 섞어서 사용할 수 있는 블렌딩 방법을 알아보자. 노화예방에 효과가 좋은 식물성 오일들을 섞어서 얼굴과 각 부위에 활용하면 좋다. 얼굴에 사용할 오일을 블렌딩할 때 식물성 오일의 1% 이내로 에센셜 오일을 섞어서 사용한다. 예를 들어 호호바오일 100ml라면 에센셜 오일을 1ml 이내로 넣어야 한다. 그런데 1ml라면 보통 측정하기가 어렵지만 에센셜 오일이 담긴 드로퍼 용기의 방울수로 계산하면 쉽다. 에센셜 오일 1ml는 보통 20방울로 계산한다. 드로퍼 용기 구멍에서 떨어지는 에센셜 오일 20방울은 1ml와 같다고 계산하면 블렌딩하는 데 큰 어려움은 없을 것이다. 예를 들어 호호바 오일 10ml를 페이스용 오일로 블렌딩하고 싶다면 에센셜 오일을 0.1ml의 넣어야 한다. 1ml가 20방울이므로 2방울을 넣으면 1%가 된다. 바디용은 보통 식물성 오일의 3% 이내로 에센셜 오일을 블렌딩하는데 식물성 오일 10ml라면 에센셜 오일 6방울을 넣으면 3%가 된다.

에센셜 오일 블렌딩 방법	
페이스용	식물성 오일 총량의 1% 이내
바디용	식물성 오일 총량의 3% 이내

★ 주의사항 : 피부에 이상 증상이 없는 건강한 피부일 경우 블렌딩 방법이다.

식물성 오일, 피부에 이렇게 활용하세요

• 손바닥에 데워서 사용하기

손바닥에 오일을 떨어뜨려 두 손바닥을 포개어 손의 체온으로 피부 온도와 유사하게 데운 후 피부에 바르면 흡수가 빠르다.

• 얼굴은 손바닥으로 지그시 누르기(문지르거나 두드리지 말 것)

얼굴에 오일을 바를 때는 자극을 줄이기 위해 피부에 문지르거나 톡톡 두드리지 않는다. 손바닥에서 데운 오일을 손바닥으로 얼굴을 감싸듯이 지그시 누르며 얼굴 안쪽부터 바깥쪽까지 반복해준다.

• 몸은 마사지하듯 피부에 밀착시켜서 손바닥을 천천히 슬라이딩하기

얼굴 이외의 신체 부위에 오일을 바를 때는 오일을 손바닥에 덜어 데운 후 손바닥을 피부에 밀착시켜서 천천히 피부 위에서 슬라이딩하듯 바르는 것이 좋다. 등이나 팔다리 등은 마사지하듯 바르면 혈액순환이 좋아지고 흡수력도 좋아진다. 두피에 바를 경우 양손으로 두상을 감싼 후 손가락 지문으로 머리를 감듯 천천히 지압하며 바르면 좋다.

• 기초화장 후 수분 지킴이 역할

기초화장을 한 후 마지막 단계에 오일을 손바닥에 2~3방울 덜어 양손으로 고루 펴서 비빈 후 손바닥을 맞대고 따뜻하게 해서 얼굴을 감싸듯 지그시 눌러준다. 건조한 피부에 효과가 크다. 지성 피부라면 1방울 정도도 충분하며 겨울에는 필요에 따라 양을 늘려도 좋다.

• 크림에 섞어 쓰기

시중에서 산 크림이 생각한 만큼 보습력이 충분하지 않다고 느껴진다면 오일과 섞어서 사용해보자. 크림을 손바닥 위에 사용량만큼 덜어 오일을 1~2방울 떨어뜨린 후 손바닥으로 비벼서 섞어준 후 바른다. 건조함의 정도에 따라 오일 양을 늘리거나 줄여서 사용하면 된다.

• 피지가 부족한 건조한 피부에 피지 역할

피지선이 덜 발달한 피부는 항상 유분이 부족하고 건조하고 주름도 생기기 쉽다. 피지를 대신할 수 있는 오일을 평소에 활용하면 피부 수분을 지키고 오일 막을 만들어 피부가 건조해서 생기는 주름을 예방할 수 있다. 세안 후 물기를 가볍게 제거하고 토너를 바른 다음 오일을 얼굴 전체에 고루 발라 지그시 눌러준다.

• 제모 후 피부 보호 역할

팔, 다리, 겨드랑이 등을 면도나 왁싱으로 제모하면 피부가 손상되고 열감이나 염증이 생기기도 한다. 오일은 제모로 생긴 상처가 공기 중에 바로 노출되는 것을 막고 피부를 보호한다. 특히 염증에 좋은 호호바골든 오일을 발라주면 피부진정에 도움이 된다.

• 건조한 계절에 오일 마스크팩으로 활용하기

한겨울에 피부가 건조해지면 마스크팩으로 피부 겉에 보습을 주자. 잠자리에 들 때 오일을 두껍게 바른 후 자면 오일로 팩한 효과를 거둘 수 있다. 오일만 바르는 것이 익숙하지 않다면 크림과 함께 섞어서 두껍게 팩을 해도 된다. 얼굴에 3~4회 바를 양의 크림을 손바닥에 덜고 식물성 오일을 20방울 떨어뜨려 섞은 후 얼굴에 두껍게 발라준다. 다음 날 아침 피부가 촉촉해진 것을 느낄 수 있다.

- 피부과 치료 후 오일로 보호 진정하기

피부과에서 잦은 레이저 등의 시술을 받으면 피부에 열 손상을 입어 건조하고 민감해진다. 이럴 때는 오일을 충분히 발라주면 피부를 보호하고 진정하는 데 도움이 된다. 단 절대 비비듯 바르거나 눌러서 바르지 말아야 한다. 민감해진 피부는 물리적인 자극에 더 손상받을 수 있으므로 피부에 도포하듯 발라준다.

- 파운데이션에 섞어 쓰기

피부가 건조하면 파운데이션을 발랐을 때 피부에 잘 밀착되지 않고 화장이 떠 보이는 현상이 생긴다. 이럴 때는 얼굴에 바를 양의 파운데이션을 손바닥에 짠 후 페이스 오일 1~2방울을 떨어뜨려 섞어 골고루 발라주면 파운데이션이 부드럽게 잘 발라진다. 액상 타입보다 주로 크림 타입의 파운데이션에 섞으면 그 효과를 더욱 느낄 수 있다.

탈모? 두피 속을 되살려요!

'머릿결도 피부다' 할 정도로 윤기 나고 풍성한 머리카락은 외모를 더욱 아름답게 표현할 수 있는 신체의 일부다. 그러나 나를 아름답게 표현할 수 있게 해주던 찰랑거리는 머리카락도 나이가 들어감에 따라 윤기가 없어지고 숱도 줄어든다. 머리숱이 줄어들기 시작하거나 머리카락이 많이 빠지면 머리카락이 자라는 두피 속을 건강하게 해야 한다. 나이에 따라 두피 나이도 달라지고 피부처럼 늙어간다. 머리카락이 자라 이미 두피 밖으로 나오면 살아 있는 세포가 아니다. 머리카락을 아무리 꼬집어도 아픔을 느끼지 못하는 것은 케라틴이라는 단백질로 이루어진 죽은 세포로 구성되어 있기 때문이다.

이미 자란 머리카락에 영양을 주는 것이 탈모를 막는 것에는 큰 도움을 주지는 못한다. 정작 머리카락 뿌리가 박혀 있는 두피 속을 지켜내야 탈모를 조금이라도 줄일 수 있다.

머리카락 뿌리에 있는 모모세포는 줄기세포로서 분열하여 새로운 세포를 만들어낸다. 모모세포가 만들어내는 머리카락은 죽은 세포지만 모모세포도 노화하면서 겹겹이 만들어지던 머리카락이 성글고 약하게 만들어진다. 모모세포 아래는 원활한 세포활동을 위해 필요한 영양분과 산소를 공급받을 수 있는 혈관이 자리 잡고 있다. 모모세포가 영양분을 제대로 공급받지 못한다면 머리카락은 잘 자라지 못하게 된다. 무리하게 굶는 다이어트로 모모세포가 영양분을 제대로 공급받지 못하면 머리카락이 빠지거나 잘 자라지 않게 된다. 자연재해 등으로 고립되어 음식을 먹지 못하면 우리 몸은 최소한의 에너지를 소모하는 몸 상태로 전환되어 머리카락이나 손톱 등이 거의 자라지 않게 된다. 몸의 재생 시스템보다는 생존에 가장 필요한 곳에 에너지를 쓰기 때문이다. 무조건 굶는 다이어트는 아름다운 머리카락을 유지하기 위해서는 피해야 할 방법이다. 아름다운 머리카락을 소유하기 위해서는 잘 먹는 것이 필수다.

머리카락이 덜 빠지도록 하려면 머리카락의 뿌리를 싸고 있는 모낭이 박혀 있는 두피 속이 건강해야 한다. 튼튼한 나무를 키우기 위해 뿌리가 튼튼해지도록 땅을 기름지게 하는 것과 마찬가지다.

머리카락은 하루에 0.35mm 정도 자라는데 계속 자라서 40세가 되면 5미터의 머리카락으로 단체 줄넘기도 할 수 있을 것이다. 그러나 머리카락이 그만큼 자라기 전에 빠진다. 두피 속은 실제로 다른 얼굴 피부 속의 피지샘보다도 크게 발달해 있고 머리카락을 만드는 모모세포가 얼굴의 피부에 있는 털보다 두꺼운 털을 만들어낸다. 그리고 다른 피부의 털과는 다르게 오랜 기간 동안 두피에 박혀서 길게 자란다.

또한 두피 피지샘에서 피지(기름)를 만들어 두피 쪽으로 올려보내 머리카락을 기름지게 만드는데 나이가 들어가면서 피지의 양이 줄어들어 머리카락은 윤기가 많이 떨어진다.

하필이면 왜 머리카락의 생장주기가 제일 길까? 아마도 인간의 머리카락은 생존에 중요한 뇌를 보호하는 머리뼈 이외에도 외부의 충격을 완화하고 상처가 나지 않도록 두껍고 길게 진화했을 것이다. 겨드랑이나 눈썹에서 자라는 털이 모발의 생장주기를 갖도록 진화했다면 재미있는 상황이 생길 수도 있을 것이다. 아마 우리는 미용실에서 머리카락이 아닌 다른 부위의 털을 가꾸며 아름다움에 취해 있을지도 모른다.

왜 머리카락은 인내심 갖고 오래 기르면 허리까지도 자라 묶을 수 있는데 눈썹이나 팔다리의 털은 길러서 묶을 수 없을까? 이유는 몸에서 자라는 털은 신체 각 부위에 따라 생명력이 다르고 모발 뿌리의

몸의 다른 부위 털이 머리카락처럼 자란다면?

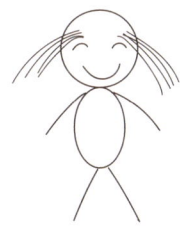
눈썹이 길게 자라면
표정을 들킬
염려가 없다.

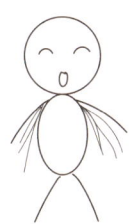
겨드랑이에
샴푸의 향기를
남길 수 있다.

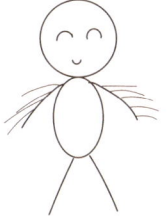
팔의 털이
길게 자라면
연인을 따뜻하게
감쌀 수 있다.

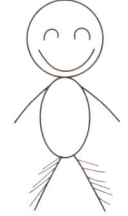
다리털이
길게 자라면
겨울철 보온스타킹이
필요 없다.

크기도 다르기 때문이다. 몸의 털은 생장주기가 각기 다르다. 털뿌리 끝의 모모세포에서 세포분열을 왕성하게 해서 머리카락이 무럭무럭 자라는 생명력을 갖는 시기가 바로 성장기다. 이 시기가 머리카락은 2~8년, 다리털은 5~7개월, 팔털은 1.5~3개월로 모두 다르다.

 털은 성장기가 지나면 더 이상 자라지 않는 휴지기를 거쳐 털뿌리가 점점 건조해지면서 새로운 성장기 머리카락에 의해 위로 밀려나오면서 빠지는 퇴화기에 들어선다. 아무리 다리털을 머리카락처럼 기르려고 해도 7개월이 넘으면 더 이상 자라지 않는 이유는 성장기가 끝나기 때문이다. 몸에 나는 털의 각기 다른 생장주기 때문에 각 생장주기가 끝나면 머리카락뿐 아니라 다른 부위의 털도 빠지고 다시 나기를 반복한다.

 머리카락의 성장기는 팔이나 다리 털의 성장기보다 길어서 모발의 생장주기를 마친 머리카락은 다른 부위 털보다 훨씬 길어서 같은 개수가 빠져도 더 많이 빠지는 것처럼 느껴진다. 긴 머리카락일수록 더 많이 빠진 것처럼 보이지만 하루에 50~60개 빠진다면 정상이라고 볼 수 있다. 그러나 100개 이상 빠진다면 탈모증을 의심해봐야 한다. 요즘 현대인은 질환이나 유전적인 이유가 아닌데도 머리카락이 빠지는 경우가 많다.

 탈모관리는 머리카락 관리와는 별개다. 머리카락이 박혀 있는 두피 속의 뿌리를 튼튼하게 해주는 것이 진정한 탈모관리라고 할 수 있다. 머리카락 세포를 만드는 모모세포에 혈액을 잘 공급할 수 있는 두피 마사지도 도움이 많이 되겠지만 그전에 두피 속을 약하게 만드는 물리적 자극을 없애거나 줄이는 일이 시급하다. 두피를 자극하는 펌이

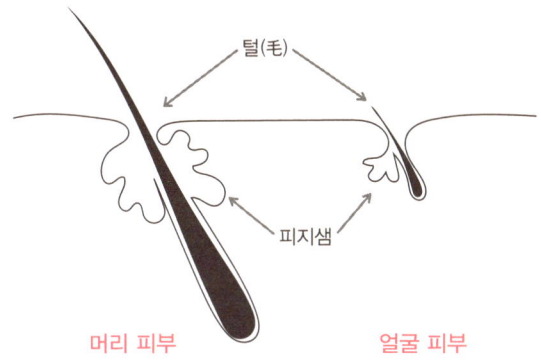

나 염색을 자제하는 것은 말할 것도 없다. 그러나 거의 매일 머리를 감는 데 사용하는 샴푸가 물리적인 자극의 주요 원인이다. 샴푸 습관을 개선하지 않는다면 두피 겉과 속이 함께 건조해지고 약해져 탈모가 더 심해진다.

두피 속에 박혀 있는 머리카락 옆의 피지샘(기름샘)은 신체 다른 부위보다 큰 편이어서 피지(두피 기름)를 더 많이 만들어 두피 겉으로 올려보낸다. 두피에서 나오는 기름기가 싫거나 혹은 습관처럼 샴푸나 비누로 머리를 하루에 두 번씩 감는 경우가 있다. 특히 탈모로 고민하는 고객과 이야기를 나누다 보면 머리를 자주 감거나 여러 번 감는다는 이야기를 많이 듣는다. 이런 고민을 듣고 있으려니 인간이 세정제로 머리를 감기 시작하면서부터 탈모 고민이 더욱 많아지지 않았을까 생각한다.

세정제를 이용해 머리를 자주 감으면 두피의 기름기가 너무 많이 없어진다. 두피에 기름이 있어야 하는 중요한 이유가 있다. 기름기가 없는 두피는 군대 없는 나라처럼 적군이 쳐들어와 땅을 점령하고 파괴해도 막을 도리가 없다. 두피와 머리카락에 묻은 기름은 외부의 먼지나 이물질을 잡아주고 세균이 두피 쪽으로 침투하지 못하게 1차적으로 파괴하는 역할을 한다. 두피에 묻은 피지는 피부의 각질에서 서식하는 특히 말라세지아 malassezia (혹은 피티로스포룸 pityrosporum) 효모균 같은 균들로부터 보호하는 역할을 한다.

지루성 두피염이 생기는 경우 말라세지아균이 늘어난 것을 관찰할 수 있는데 이로 인해 모낭염도 생기고 탈모도 진행된다.

머리에 비듬이 많거나 지루성 두피염일 때 사용하는 케토코나졸 성분의 항진균제 샴푸는 곰팡이균을 치료하는 효과가 있지만 장기간 사용하면 내성균이 생길 수 있고 두피가 건조해질 수 있으므로 치료 목적으로 단기간 사용하는 것이 좋다.

이미 탈모가 시작된다면 치료하는 데 시간이 걸린다. 머리를 현명하게 감아서 두피에 물리적인 자극만 줄여도 탈모를 예방하는 데 도움이 된다. 물론 유전적인 탈모라면 치료 대상이니 제외한다. 그러나 유전적인 요인 이외에 추가적으로 생기는 탈모에는 도움이 될 수 있으니 함께 실천해보자.

두피를 지키는 샴푸법을 실천하세요

머리는 외출에서 돌아온 저녁에 감는다

머리는 외출에서 돌아온 후 가볍게 감는 것이 좋다. 바깥에서 머리카락에 묻은 먼지나 이물질들을 깨끗하게 씻어내는 것이 두피를 지키는 일이다. 그러나 아침에는 밤새도록 두피를 보호하기 위해 나온 기름기가 두피에 있는 것이 외출 시 외부의 오염된 환경으로부터 두피를 보호하는 길이다. 만약 아침에 흐트러진 머리 때문에 감아야 한다면 물로만 감기를 권한다.

자극이 적은 약산성 샴푸를 사용한다

세정제의 때를 빼는 특성상 자극이 없을 수는 없다. 자극이 없다면 더러움이 그대로 남는다는 뜻이기 때문이다. 하지만 더러움을 과하게 제거하느라 건강한 피부에 피해를 주어서는 안 된다. 두피의 피지막을 과하게 제거하는 합성계면활성제가 함유된 성분이 없는 것을 고르자. 특히 모발이나 두피에 맞는 약산성 샴푸를 사용한다.

샴푸 후 헹굼을 깨끗하게 한다

샴푸 성분을 두피에 오래 머물지 않게 한다. 또한 샴푸 성분이 두피나 머리카락에 남아서 두피를 자극하는 일이 없도록 깨끗하게 헹궈야 한다.

항균력이 좋은 에센셜 오일을 이용한 헹굼 방법 실천하기

두피에 살고 있는 진균을 억제하기 위한 방법으로 에센셜 오일을 이용할 수도 있다. 특히 티트리 같은 에센셜 오일이 효과적이며 라벤더는 염증에 좋은 에센셜 오일로 알려져 있다. 따뜻한 물을 대야에 담아 티트리, 라벤더를 각각 1방울씩 떨어뜨린 후 머리를 헹궈보자.

먼저 샴푸기를 모두 제거하고 수건으로 지그시 눌러서 두피와 모발의 물기를 어느 정도 제거한다. 그러고 나서 에센셜 오일 헹굼 물에 두피 구석구석 충분히 헹궈준다.

헹굼 물 만들어서 활용하기

- 재료

티트리 1방울, 라벤더 1방울, 유칼립투스 1방울

- 활용 방법

1. 대야에 따뜻한 물을 받아놓는다.
2. 준비한 에센셜 오일을 대야에 떨어뜨려서 충분히 섞어준다.
3. 샴푸를 한 후 샴푸 잔여물을 충분히 헹군다.
4. 마른 수건으로 두피와 머리카락을 지그시 눌러서 닦아준다. 특히 두피는 물기를 말려준다.
5. 어느 정도 물기가 제거되면 미리 준비해놓은 헹굼 물에 두피를 헹군다. 두피 구석구석 충분히 헹궈준다.

항균작용을 하는 라벤더, 티트리 등을 넣은 헹굼 물로 두피를 헹구면 비듬과 가려움증에 도움이 된다.

두피에 뜨거운 헤어드라이기를 사용하지 않는다

뜨거운 헤어드라이기는 두피의 수분을 급속도로 제거하기 때문에 두피가 건조해지고 뜨거운 열기는 두피 속의 세포에 치명적이다. 머리를 감은 후에는 수건으로 머리를 지그시 누르듯 물기를 제거한다.

되도록 자연 건조하는 것이 좋으며 마르기 전에 머리를 묶지 않아야 한다. 만약 헤어드라이기로 말려야 한다면 시원한 바람을 선택하고 멀리 떨어뜨린 후 말리는 것이 좋다.

만약 건조하고 민감한 피부라면 두피 미스트를 만들어 뿌린 후 건조한다면 두피 건강에 도움이 된다.

두피 미스트 만들어서 활용하기

- 재료

알로에 워터 100ml, 라벤더 2방울, 로만 캐모마일 1방울, 호호바 오일 5ml, 스프레이 용기

- 활용 방법

1. 스프레이 용기에 호호바 오일을 넣는다.
2. 호호바 오일에 에센셜 오일을 잘 흔들어 섞는다.
3. 여기에 알로에 워터를 넣고 잘 흔들어준다.
4. 샴푸가 다 끝나고 머리를 말리기 전에 두피에 골고루 뿌려주면 민감한 두피를 보호할 수 있다.
5. 머리카락이 마르면 다시 한 번 뿌려서 두피를 보호한다.

   물에 섞이게 하는 가용화제가 들어가지 않기 때문에 사용할 때 꼭 흔들어서 뿌린다. 미스트를 잘 섞어 쓰고 싶으면 올리브리퀴드 5ml를 추가해서 사용할 수 있다.

지루성 두피염으로 딱지가 생기면 뜯지 말자

두피에 생긴 딱지를 때 밀듯이 밀거나 손톱으로 뜯어내면 안 된다. 딱지를 억지로 뜯어내면 피부 각질이 함께 떨어져 나가 피가 날 수 있고 세균에 감염될 수 있다. 딱지가 두꺼워지면 수분이 부족해 건조한 상태에서 갈라지고 두피에서 피가 날 수 있다. 딱지가 두꺼워지기 전에 다음에 소개하는 방법에 따라 조금씩 부드럽게 제거하면서 관리해야 한다.

올리브 오일을 딱지에 발라 불려서 제거한다

집에 있는 올리브 오일을 두꺼운 딱지 위에 충분히 바른 뒤 딱지 두께에 따라 10~20분 동안 충분히 불려준다. 우리가 흔히 먹는 콩기름이나 포도씨 오일 등을 사용해도 된다.

제거되지 않는 딱지는 그냥 놔둔다

불린 딱지는 가볍게 살살 닦아낸다. 세게 벗겨내지 말고 살짝 불린 딱지만 제거하고 떨어지지 않는 것은 그대로 놔둬야 한다. 미지근한 물에 머리를 헹구면서 닦아내면 더 자극을 줄일 수 있다.

딱지가 건조해지지 않게 보습제를 발라준다

두피에 보습력이 떨어지면 딱지가 건조해서 관리하기가 힘들다. 머리카락과 두피에 끈적임을 최대한 줄인 두피에센스는 두꺼운 딱지에 사용하기에는 보습이 충분하지 않을 수 있다. 잘 때는 끈적이더라도 페이스로션을 딱지에 발라서 보습을 해주면 좋다. 두피 염증에 좋은 어성초 추출물, 병풀 추출물, 프로폴리스 등의 성분을 함유한 두피에 센스라면 더욱 좋다. 스프레이나 젤 타입의 두피에센스는 끈적임이 적어서 활동하는 시간에 뿌리면 좋다. 앞에서 만든 두피 미스트를 활용해도 좋다.

두피 건강을 유지하는 생활습관을 갖자

불과 3~4년 전에는 머리를 묶으면 드문드문 두피 속이 보일 정도로 탈모가 진행된 상태였다. 머리가 빠질까 봐 겁이 나서 머리를 감을 수 없을 정도였다. 그러던 어느 날 체질을 한번 바꿔보는 것이 어떠냐는 의사선생님의 권유로 먹는 음식부터 바꿔나가기 시작했다. 지금 되돌아 생각해보니 나름대로 운동도 열심히 했고 몸에 좋다는 건강식 위주의 음식만 먹었는데도 손톱이 얇아서 잘 부서졌고 몸이 잘 붓는 체질이었다. 개선하고자 하는 의지를 갖고 3년가량 꾸준히 다음에 적어놓은 관리습관을 지키려고 노력했고 지금은 정수리탈모에서 해방됐다. 탈모가 심했던 때보다 신기하게도 머리숱이 두 배는 늘어났다.

사람 머리카락의 생장주기 시기는 한올 한올이 다 다르다. 그래서 동물처럼 한 번에 털갈이를 하지 않는다. 사람의 머리카락은 약 3년간 지속적으로 성장하면 약 3개월간은 성장을 멈추고 그대로 있다가 3주간 서서히 생장주기가 끝난 모발이 빠진다. 따라서 최소 3년 정도는 지나야 머리숱의 변화를 확실하게 느낄 수 있다. 머리카락이 정상적으로 빠지는 수보다 많이 빠지고 정수리 부위가 드러나 보여서 고민이 된다면 다음 항목을 꼭 실천해보자.

단백질이 풍부한 음식을 먹는다

탈모는 유전적인 요인이 크게 작용하지만 건강상태나 먹는 음식에 따라서도 장기적으로 탈모가 생길 수 있는 원인을 제공한다. 어릴 적부터 채식 위주의 건강한 식사를 해왔고 콩요리를 좋아해서 두부와 콩만으로 단백질 공급이 충분하리라 생각했다. 하지만 늘 몸에서는 단백질이 부족하다고 신호를 보내왔다. 몸이 잘 부었고 손톱이 얇아서 뜯기고 부러졌다. 잘 먹고 영양제도 챙겨 먹는데 왜 이럴까 생각했다. 단백질이 부족한 줄 몰랐던 것이다. 먹지 않던 고기를 일부러 챙겨 먹으려니 제일 어려웠다. 반평생을 먹지 않던 고기를 먹고 나서 놀랍게도 부실한 손톱과 머리카락이 건강을 되찾았다. 올바른 식습관의 균형이 탈모관리에 중요하다. 특히 붉은 살코기 위주로 양질의 단백질을 꼭 섭취해야 한다. 체내 흡수율도 동물성 단백질이 식물성 단백질보다 5배가량 더 높다.

혈액순환이 잘되도록 운동도 편식하지 않는다

운동도 근력운동, 유산소운동, 필라테스 등 여러 종류가 있다. 10년 이상 꾸준히 웨이트 근육운동을 열심히 했다. 운동 중독인가 생각할 정도로 근력운동 후에 달리기를 하고 온몸에 흠뻑 땀이 나면 기분이 너무 상쾌해졌다. 어깨근육이 뭉쳤을 땐 마사지가 아닌 어깨운동으로 풀어야 한다는 생각을 가지고 있었다. 늘 운동시간을 최대한 채우고 몸을 만들어가려는 생각에 근육운동 한 가지만을 고집했다. 그러나 체질 개선과 동시에 운동의 종류를 힘을 몰아서 쓰는 강한 운동이 아닌 온몸의 힘을 풀어주는 이완운동으로 바꾸었다. 요가와 스트레칭 마사지같이 예전에 잘 하지 않던 정적인 운동과 몸의 긴장과 뭉친 근육을 풀어주는 마사지에도 관심을 갖게 되었다. 어떤 운동이건 과하지 않게 꾸준히 할 수 있는 것을 찾아서 자신의 체중을 관리 해야 한다. 그리고 운동 후에는 스트레칭을 충분히 해서 혈액순환이 잘 되도록 해주는 것이 중요하다.

스트레스 관리는 그때그때 푼다

스트레스는 뇌의 시상하부와 뇌하수체 부신을 통해 스트레스와 관련된 코르티솔 같은 신경호르몬들을 자극하여 면역체계에 이상반응을 일으킨다. 스트레스가 모든 탈모의 원인이라고 할 수는 없지만 모발이 자라 나오는 모낭 주변 세포에 영향을 주어서 모낭을 조기에 퇴화시키고 정상적인 모발의 성장을 방해한다. 피부나 두피 모두 스트레스에 민감한 조직으로 알레르기나 피부염증이 생기기 쉽고 지속적인 스트레스는 증상을 더욱 악화시킨다. 몇 년 전에 얼굴에 주사 rosacea(얼굴에 심한 열감과 부종, 붉어짐, 염증성 구진과 고름 등이 생기는 만성질환)라는 질병이 오면서 탈모도 심각한 수준이 되었다. 화를 쌓아두면 병이 된다고 스트레스는 모든 것의 원인이 될 수 있다. 스트레스를 관리하는 방법은 모두 다 다르겠지만 꾹꾹 눌러 쌓아두지 않도록 그때그때 풀어야 한다.

두피 건강을 위한 약사의 조언

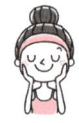

비듬이나 지루성 두피 질환이 있고 그 기간이 오래된 사람일수록 얼굴에 피지량이 많고 트러블이 있는 경우가 많다. 결국 생활습관이 피부질환의 원인일 수 있는데 얼굴 트러블의 원인을 찾으면 두피도 건강해질 수 있다. 약을 써서 증상이 좋아질 수는 있겠지만 근본적인 원인을 찾아서 두피 건강을 되찾는 일은 스스로 해야 한다. 자신이 잠은 충분히 자는지, 술을 많이 마시는지, 식사는 제때 하는지, 하루에 한번은 웃는지 스스로 체크해보자. 한때 두피는 아니지만 지루성 피부염 진단을 받고 스테로이드 약을 먹어본 적이 있는데 안 먹으면 심해지고 먹으면 좋아지고를 반복했다. 어느 날 약 먹는 걸 잊고 오랜만에 편한 친구들과 배꼽이 빠지게 웃고 들어왔는데 다음 날 피부가 너무 깨끗해졌다. 이걸 어떻게 증명하겠는가? 웃으면서 면역이 좋아지고 혈중에 좋은 면역 글로불린이 많아져서 가려움과 피부염증이 줄어든 것이다. 그 이후 일부러라도 웃고 싶어서 코미디 프로그램을 찾아서 보던 기억이 있다. 두피 속 피부의 건강을 찾는 방법은 스스로 몸의 면역력을 키우는 것이다.

병원에서 처방을 받아 사용하는 약용샴푸나 두피의 가려움을 개선해주는 약들이 효과는 좋지만 오랫동안 사용하면 내성균이 생겨서 처음만큼 효과를 못 보게 된다. 증상을 개선할 수 있는 다양한 방법 중에 약물치료만 고집한다면 더 강력한 약물에 의존할 수 있기 때문에 증상이 심할 경우에 치료 기간 동안에만 사용하고 장기적으로 사용하는 것은 바람직하지 않다. 두피 질환이 있는 사람들과 상담을 하다 보면 불규칙한 식습관과 스트레스가 두피 질환의 주원인일 수 있겠다는 생각을 하게 된다. 여러 연구논문에서도 영양 불균형과 스트레스가 주요 원인임을 입증해준다. 두피 속 피부의 면역을 위해 리보플라빈과 피리독신이 풍부한 음식을 섭취해주면 좋다. 비타민 B_2는 호르몬의 균형을 도와 피부를 안정시키고 비타민 B_6는 두피의 피지 분비를 억제하여 지루성 두피나 비듬 치료에 도움을 준다. 이들이 풍부한 음식은 녹황색 채소들과 육류, 참치, 바나나, 감자, 콩 등이다.

두피에 사용하는 약용샴푸

- 니조랄(케토코나졸 2%)

곰팡이균에 의한 비듬이나 지루성 피부염 어루러기가 있는 두피나 피부에 일주일에 한두 번 샴푸처럼 3분가량 마사지한 뒤 물로 헹구어낸다. 드물게 부분적으로 자극감과 탈모가 생길 수 있다.

- 진크피(피리티온 아연 2%)

두피의 각질층을 정상화해주고 곰팡이균을 치료해주는 약용샴푸로 일주일에 2~3회 3분간 마사지한 뒤 물로 헹구어준다. 비듬과 지루성 두피의 가려움 치료에 효과가 있다.

- 세비프록스(시클로피록스올라민)

두피의 곰팡이균과 염증을 치료하는 약용샴푸로 비듬과 가려움, 붉음증을 개선해준다. 일주일에 2~3회 거품을 충분히 내어 3~5분간 마사지한 뒤 물로 헹구어준다.

• 두피 영양제(마이녹실에스, 판시딜)

모발 성장에 필수 영양소인 케라틴, 엘 시스테인, 약용효모, 비타민 B군이 주성분으로 들어 있으며 성장기 모발에 영양을 공급하여 모근을 튼튼하게 만들어주고 손톱 건강에도 효과가 있다.

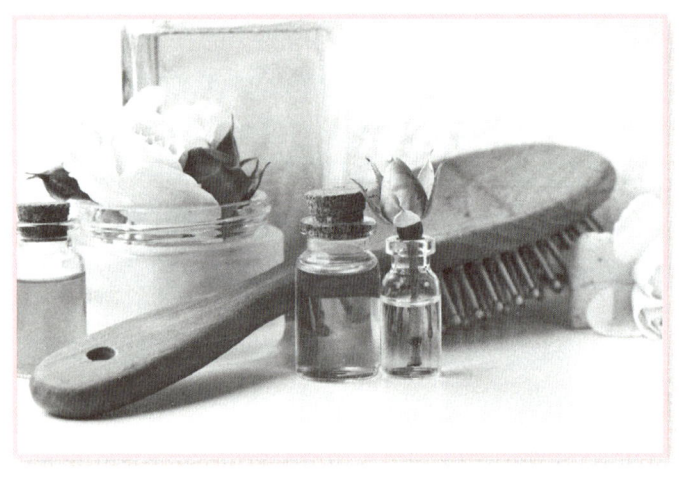

두피 마사지로 탈모를 예방하자

머리카락에 박혀 있는 뿌리주머니 안의 모유두는 혈관과 맞닿아 있다. 혈관의 혈액을 통해 모모세포는 머리카락이 되는 세포를 만들어내고 생명을 유지할 수 있는 것이다. 두피로 가는 혈액 공급을 원활하게 할 수 있도록 마사지해준다면 두피 속의 세포가 건강해지고 자연스럽게 탈모를 예방할 수 있다. 이때 두피의 혈액순환을 촉진하는 에센셜 오일을 활용한 마사지 오일도 도움이 될 수 있다. 두피의 혈액순환에 좋은 에센셜 오일로 마사지 오일을 만들어보고 쉽게 따라해볼 수 있는 마사지 방법을 소개한다.

두피 혈액순환에 좋은 에센셜 오일을 이용해 두피에 마사지해주면 혈액순환이 개선되어 건강한 모발을 유지하는 데 도움이 된다. 에센셜 오일은 원액을 사용해서는 안 되며 반드시 호호바 오일이나 아르간 오일 등 식물성 오일에 소량 섞어서 사용해야 한다.

두피와 모발에 좋은 에센셜 오일 사용법을 알아보자.

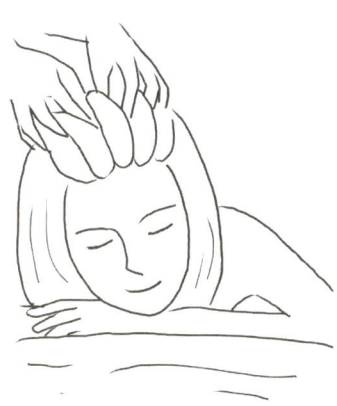

두피 마사지 오일 활용하기

재 료	페퍼민트 2방울, 편백 2방울, 오렌지 3방울, 호호바 오일 50ml (호호바 오일 대신 올리브 오일이나 동백 오일을 사용할 수 있다.)
활용 방법	1. 호호바 오일 50ml에 에센셜 오일을 차례로 넣고 잘 섞어준다. 2. 샴푸하기 전에 손가락 끝에 오일을 묻혀 두피에 고루 바른다. 3. 머리를 수건으로 감싼 후 10분 정도 지나면 따뜻한 물로 헹구고 샴푸를 한다.

★ 주의사항 : 반드시 패치테스트 후 사용해야 한다.

- 패치테스트 방법 : 사용하기 전에 팔 안쪽이나 귀 뒤쪽에 바른 후 대일밴드를 붙여서 24시간 지나서도 붉은 반점이나 간지러움이 없으면 사용한다. 민감성 두피이거나 상처가 있다면 사용하지 말아야 한다.

두피 마사지 오일에 셀프 두피 마사지까지 병행한다면 두피 속의 혈액순환에 도움이 되어 모발 뿌리를 더욱 튼튼하게 할 수 있다.

두피 마사지(목 스트레칭, 어깨 마사지)

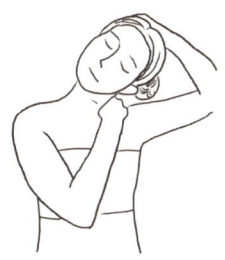 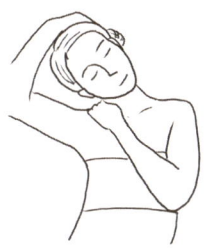

오른손으로 왼쪽 어깨를 집어주며, 목을 왼쪽으로 스트레칭한다.
반대쪽으로 실시한다.

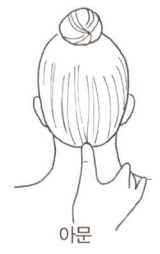 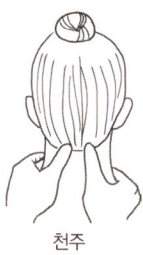 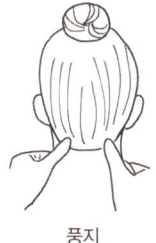 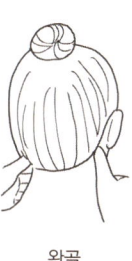

아문   천주   풍지   완골

아문, 천주, 풍지, 완골의 후발제(목덜미 위와 머리카락 경계 부위)를 손끝으로 굴리며 지압한다.

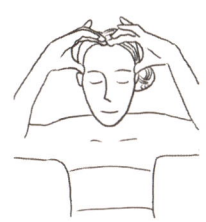 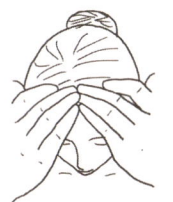 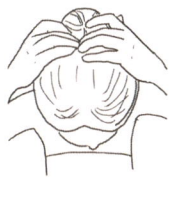 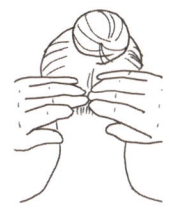

중지와 엄지를 이용해   독맥(신정~아문), 방광경(곡차~천주), 담경(두유~풍지)을
신정과 관자를 3초간 누른다.   양 손끝으로 앞머리 부분에서 뒷머리 부분으로 쓸어내린다.

두피 마사지(목 스트레칭, 어깨 마사지)

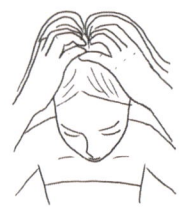 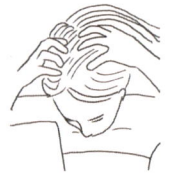 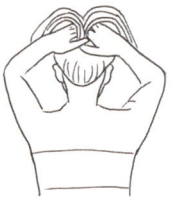 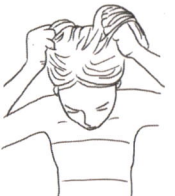

손가락을 집어넣어 두피 측두와 뒷면을 백회 쪽으로 지그재그로 밀어 올려준다.

모발을 깊게 잡아 가볍게 잡아당기며 모근을 자극해준다.

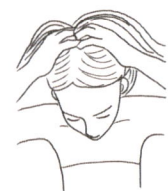 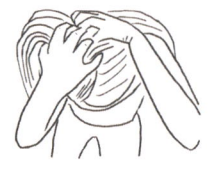

두피 측두와 앞뒷면을 수근을 밀착해서 백회 쪽으로 밀어올려준다.

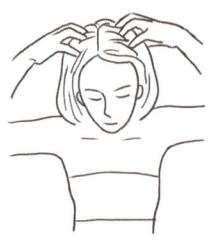 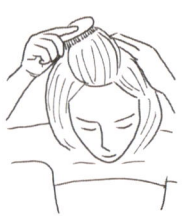 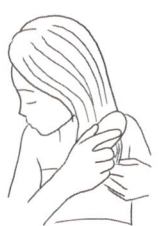

손끝으로 두피를 두드린 후 브러시로 머리를 빗어준다.

★ 마사지 혈자리는 254~255쪽 참조.

모발의 건강을 지키는 브러싱 운동법, 하루 3번!

모발을 건강하고 윤기 있게 유지하기 위해서는 두피의 건강상태가 가장 우선이다. 두피의 건강을 위해 두피를 자극하여 혈액순환을 해주는 방법으로 머리를 빗는 브러싱 운동법이 있다. 평소에 번거롭지 않으면서 수시로 할 수 있는 운동법이다.

과연 하루에 브러싱을 몇 번 하나요? 브러싱은 두피를 자극해 피지 분비를 촉진하고, 머릿결의 보호막인 두피의 피지를 모발의 끝부분까지 고루 분포하게 해주어 두피의 건강과 머릿결의 건강을 동시에 지켜줄 수 있다.

평소 모발이 어느 정도 손상되었는지 알아보기 위해서 모발의 상태를 체크해보자. 1단계부터 4단계 중 어느 단계인지 확인해보고 세심하게 관리해서 모발 상태가 나빠지지 않도록 브러싱 운동법으로 관리해보자.

1단계 : 모발의 윤기가 없어진다.
2단계 : 모발의 큐티클 층이 마모되고 벗겨지며 힘이 없고 푸석거린다.
3단계 : 모발의 큐티클 층 손실이 전체 표면의 50% 이상으로 진행된다.
4단계 : 모발이 갈라지고 뚝뚝 끊어지고 뒤틀린다. 4단계는 모발이 회복되기 어렵다. 단 브러싱을 위한 빗의 끝은 둥글고 나무로 된 것을 사용하는 것이 두피에 부드러운 자극을 전달하기에 좋다.

건강한 두피를 유지하는 브러싱 운동법

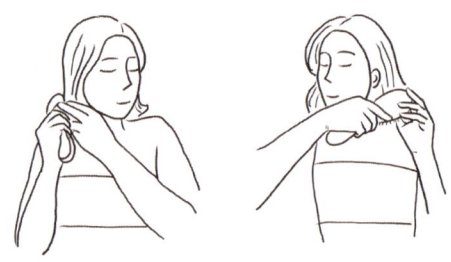

모발이 길거나 파마머리일 경우에는 엉킨 부분을 먼저 브러싱해서 원활하게 브러싱 운동을 할 수 있게 미리 준비해둔다.

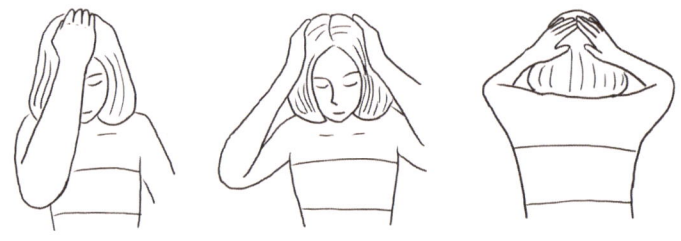

전체 머리를 머리 앞, 머리 옆(오른쪽, 왼쪽), 머리 뒤로 4등분한다.

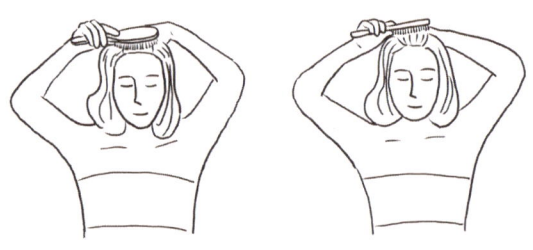

머리 앞부분을 정수리 쪽으로 빗어준다.(5회)

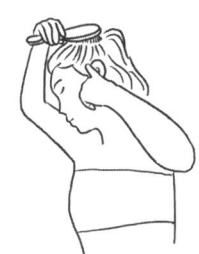 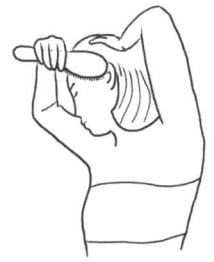 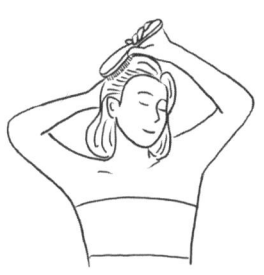

귀가 시작되는 부분에서 끝나는 부분의 전체 옆머리를
정수리 쪽으로 쓸어올리듯이 빗어준다.(5회)
반대쪽도 같은 방법으로 빗어준다.(5회)

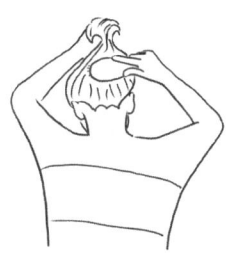 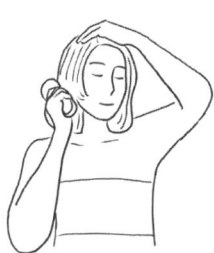 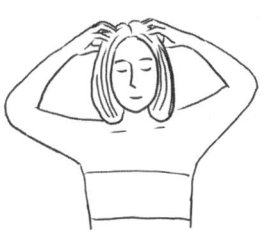

머리 뒷부분 모발을
목에서 정수리 쪽으로
쓸어올리듯 빗어준다.
(5회)

다시 머리를 빗으면서
모발을 정리정돈한다.

양 손끝으로 두피를
가볍게 튕기듯 때려주어
두피의 혈액순환을
마무리해준다.

흰머리가 싫다면 두피 속을 젊게 하자

　세계에 살고 있는 모든 인종 중 머리카락이 검정색이든 갈색이든 노란색이든 나이 들면 대부분 갖게 되는 머리색은 흰색이다. 흰색 모발은 모발의 색이라기보다 머리카락의 색소가 더 이상 없다고 생각하면 된다. 색소가 존재하지 않는 모발이 흰머리다. 흰머리를 당연한 노화 현상으로 받아들이면 좋겠지만 쉽지는 않다. 더 젊고 아름다운 외모를 갖고 싶은 심리는 흰머리를 거부하고 온전히 받아들이기 어렵게 만든다. 생명과학이 눈부시게 발전하고는 있지만 아직 흰머리가 나지 않도록 하는 기술은 없다. 요즘은 인간의 유전자 중에 흰머리가 생기게 하는 유전자를 찾아내서 흰머리의 근본 원인을 밝히기 위해 노력하고 있다. 현재까지는 흰머리를 단기적으로 감추는 염색만이 유일한 대책이다.

　모발의 끝은 두피 속에 박혀 있는데 뿌리 끝의 둥글게 부푼 부분인 모구에 존재하는 모모세포가 열심히 세포분열을 해서 머리카락을 만들어낸다. 이때 머리카락의 피질을 생성하는 모모세포의 색은 주변에 있는 멜라닌세포가 멜라닌을 생성하면서 결정된다. 멜라닌의 양이 많을수록 검정색에 가깝고 없을수록 흰색에 가깝다.

　흰머리가 나는 이유는 머리색(멜라닌색소)을 만들어내는 멜라닌세포(색소를 만드는 세포)가 색소를 생성하는 능력이 점점 떨어지기 때문이다. 쉽게 말하면 머리 색깔을 칠해줄 수 있는 물감이 떨어져간다는 이야기다. 나이가 들어도 멜라닌색소는 계속 생성되지만 색소를 생산하는 세포의 개수가 줄어들고 멜라닌색소가 약해져서 모발의 색이

하얗게 되는 것이다.

이러한 현상은 모발이 많은 머리, 눈썹, 수염 등에 나타난다. 그런데 머리카락은 성장기에 있는 모발의 수가 유난히 많기 때문에 흰머리가 더욱 두드러져 보인다. 겨드랑이나 음부 등의 모발은 나이가 들어도 잘 희어지지 않는다.

흰머리는 보통 30~40대부터 나기 시작해서 수가 점점 늘어난다. 또한 모든 인종이 공통적으로 겪는 현상이지만 백인이 가장 빨리 나고, 그다음 동양인, 흑인 순으로 나타난다.

젊은 사람도 흰머리가 날 수 있는데, 유전적인 요인 때문이다. 그 외에도 호르몬 조절 인자, 두피 혈액순환 장애가 원인이 될 수 있다. 백반증이나 당뇨병, 갑상샘 이상 같은 내분비 호르몬 이상, 스트레스나 약물도 새치나 흰머리의 원인이다.

나이가 들어서 어쩔 수 없이 흰머리가 나는 것이 안타깝지만 최대한 늦게 생기도록 하려면 두피 속을 최대한 건강하게 유지해야 한다. 두피 속 모근에 혈액순환이 잘되도록 가볍게 두피 마사지를 하고 머리를 감을 때 샴푸나 린스 성분이 남지 않도록 충분히 헹궈주어야 한다. 흰머리는 검은 머리보다 햇빛과 자외선에 약하다는 연구보고가 있는 만큼 오랜 시간 동안 강렬한 햇빛에 노출되지 않도록 하는 것이 좋다. 흰머리를 예방하려면 담배나 스트레스를 피하고 푸른 잎채소나 해조류, 생선, 콩, 우유, 녹차 등 흰머리 증상을 개선하는 데 도움을 주는 식품을 먹자.

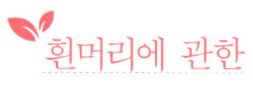

흰머리에 관한 Q & A

Q 스트레스가 흰머리를 유발하나요?

스트레스를 받으면 스트레스 호르몬이 분비되어 두피의 모세혈관을 수축시키고 혈액순환을 저해한다. 그러면 멜라닌색소의 생산량이 줄어들어 새치와 흰머리가 생기는 것이다.

Q 흰머리나 새치가 한 부위에만 나는 이유는 무엇인가요?

흰머리와 새치는 옆머리부터 나기 시작해서 앞머리, 정수리, 뒷머리 순으로 난다. 그 이유는 옆머리에 혈관이 더 적기 때문이다. 흰머리가 과도하게 한 곳에만 집중적으로 난다면 두피에 백반증이 있을 수 있으므로 병원에서 진단을 받아보자.

Q 흰머리를 뽑으면 검은 머리가 나오나요?

흰머리를 뽑은 자리에서는 다시 흰머리가 나오므로 뽑는 것은 좋지 않다. 흰머리를 뽑아도 모근은 살아 있기 때문에 검은 머리가 나오지는 않는다.

속피부 몇 살이세요?

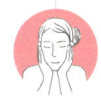

나이를 가늠할 때 실제 나이보다 늙어 보이면 안타까워하고 젊어 보이면 평소에 어떻게 관리했는지 궁금해한다. 무엇이 다른 걸까?

모든 사람이 소비하는 시간은 태어나서 지금까지 동일하게 초와 분을 지나서 흘러간다. 몸의 생체 시계도 흘러가니 몸의 일부인 피부 또한 마찬가지다. 그러나 노화의 진행은 절대적인 시간과는 다르게 모든 사람이 똑같이 진행되지는 않는다. 그 사람이 무엇을 먹었고 어떤 생활습관으로 어떻게 살아왔느냐에 따라 노화의 정도는 조금씩 더디게 진행될 수도 더 빠르게 진행될 수도 있다.

노화의 상대적인 진행은 피부에서도 마찬가지다. 피부는 몸의 생리적인 노화가 드러나는 것뿐 아니라 외부 환경으로 인한 노화가 더해지는 기관이다. 곧 피부 나이는 생리적 노화와 외부 환경으로 인한 노화가 결정한다. 피부 나이를 줄이려면 각 항목의 값을 줄이면 된다.

안타깝지만 피부의 생리적인 노화를 크게 줄이는 것은 현대의 과학기술로는 아직은 어렵다. 그러나 큰 폭으로 피부 나이를 줄일 수 있는 가능성이 높은 쪽은 외부 환경으로 인한 노화다. 특히 그중 우리가 매일 피부에 받는 햇빛이 중요하다. 피부가 햇빛에 어떻게 노출되었느냐에 따라 노화의 값이 확연하게 줄어들 수 있다.

생리적인 노화가 진행되면 피부 속 세포들도 함께 나이가 들어간다. 노화된 세포는 혈액을 통해 공급받는 영양소와 산소를 받아들이는 능력이 떨어지고 노폐물을 제거하기도 어려워진다. 세포의 대사 능력이 떨어지면 새로운 세포를 대체할 능력이 떨어져 속피부의 결합조직들의 탄력이 떨어지게 된다.

나이가 들어가면서 피부가 얇아지는 이유는 세포의 기능이 약해지기 때문이다. 특히 콜라겐과 엘라스틴을 만드는 섬유모세포의 기능이 약해지면서 생기는 것이 바로 피부 속 진피에 생기는 뚜렷한 주름이다. 노화된 피부는 주름으로 인해 피부가 두꺼운 느낌이 들지만 실제로는 피부 겉층이 얇아지고 피하지방도 함께 얇아진다. 나이가 들어가면서 피부는 얇아지고 탄력도 떨어져서 외부 자극에 민감해지고 쉽게 손상될 수 있다.

나이가 들면 갑자기 피부가 가렵다고 하는 고객을 많이 만나게 되는데 실제로 건조해진 피부가 원인인 경우가 많다. 속피부인 진피에 보습성분이 적게 만들어지고 피부 속의 기름샘에서 생산하는 피지가 줄어들면서 피부 수분을 쉽게 잃어버리는 건조한 피부가 되기 때문이다.

노화된 피부는 자외선으로부터 피부를 보호해줄 수 있는 멜라닌

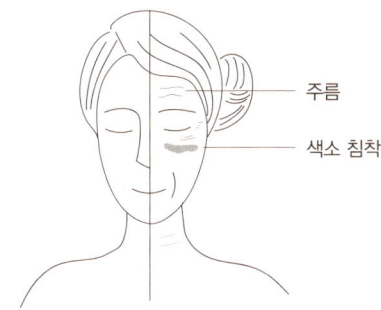

생물학적 주름 40세 + 자외선 주름 5세 = 45세   생물학적 주름 40세 + 자외선 주름 20세 = 60세

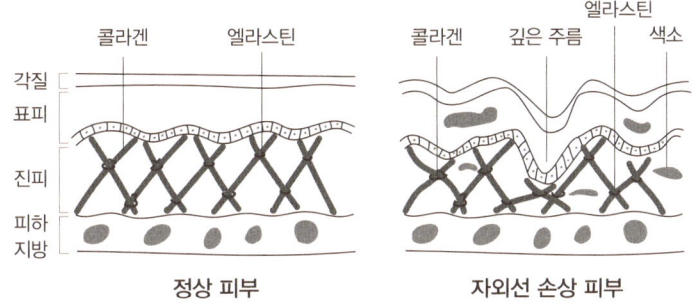

정상 피부   자외선 손상 피부

세포의 개수가 줄고 세포의 크기는 커져서 효율성이 떨어진다. 멜라닌세포 개수가 줄어들면 피부색이 밝아지면서 자외선에 약해지고 피부에 검버섯 같은 반점들이 생기게 된다.

외관상 보이는 피부는 생리적인 노화와 다양한 외부 환경, 주로 자외선 때문에 노화가 더해져서 보이게 된다.

생리적인 피부 나이가 40세일 때 환경이나 생활습관으로 생긴 주름이 5세라고 가정한다면 45세처럼 보이고, 생리적인 피부 나이가 40세일 때 다른 원인으로 생긴 주름이 20세라면 60세처럼 보일 수도 있다. 그중 자외선 때문에 생기는 주름이 외관상 나이 들어 보이는 주름을 만드는 주원인이다.

앞의 그림(325쪽) 중 왼쪽 얼굴은 생리적인 노화에 약간의 생활자외선을 받은 상태라면 오른쪽 얼굴은 자외선 때문에 노화가 훨씬 많이 진행된 상태다. 자외선으로 인한 노화가 큰 값으로 더해지면서 같은 사람이라도 자외선을 더 많이 받은 쪽의 얼굴이 훨씬 나이 들어 보인다. 25년간 트럭 운전일을 해온 69세 남자의 얼굴 중 창가 쪽에 노출되는 왼쪽 얼굴이 오른쪽 얼굴보다 상당히 많은 주름이 있어서 화제가 된 사례가 있다. 또한 쌍둥이 자매가 한 명은 수녀로 수녀원에서 햇빛을 적게 보는 생활을 하고 한 명은 평범한 생활을 하고 지냈는데 수녀원 생활을 하는 자매가 다른 자매보다 훨씬 어려 보이는 사례도 있다.

햇빛은 진피 속의 콜라겐과 엘라스틴을 위축시키고 변형시킨다. 특히 탄력을 관장하는 엘라스틴은 생리적인 노화에서는 섬유 굵기가 고르지 않고 줄어들지만 햇빛에 지속적으로 노출되면 엘라스틴이 비정상적으로 많아지면서 배열이 균일하지 않고 뭉치면서 피부에 굵은 주름이 생긴다. 그래서 생리적인 노화의 주름은 비교적 얇고 깊지 않은 반면 햇빛으로 인한 주름은 크고 깊게 생긴다.

샘물을 마시고 젊어진 할아버지를 보고 욕심쟁이 할아버지가 더 젊어지고 싶은 욕심에 샘물을 많이 마셔서 갓난아기가 되었다는 동화가 있다. 인간의 지나친 욕심을 풍자한 동화인데 만약 그런 샘물이 정말 있다면 샘물을 차지하기 위해 세계 전쟁이 일어날 수도 있다. 생리적인 노화를 획기적으로 늦출 수 있는 방법이 생긴다면 좋겠지만 과학계에서 풀어내야 할 과제들이 너무 많다.

지금으로서는 햇빛으로 인한 노화를 줄여서 피부 나이를 줄일 수 있으니 햇빛을 어떻게 효과적으로 막아낼지 고민해봐야 한다.

● 태양을 피하지 말고
  자외선만 피하자

태양은 지구의 생명의 원천이라고 볼 수 있다. 지구가 태양계의 궤도를 점점 벗어나는 가정하에 지구에서 생길 수 있는 상황들을 다룬 다큐멘터리를 본 적이 있다. 기온이 급강하해서 결국엔 대기권이 사라지는 상황까지 간다고 하니 태양의 존재가 참으로 고마울 따름이다. 그러나 태양은 인간에게 삶의 원천이기도 하면서 우리 속피부를 노화시키는 야누스 같은 존재다. 이유는 태양에서 만들어지는 빛이 핵융합으로 생성되었기 때문이다.

햇빛은 일정한 파동을 그리면서 약 8분 후면 지구에 도착하는데 파동 형태에 따라서 몇 가지 영역으로 구분할 수 있다. 파동이 길고 열에너지를 갖는 적외선과 파동이 좀 더 짧아서 빛에너지 역할을 하는 가시광선이 있고 파동이 많이 짧은 자외선과 파동이 늘어지고 긴 라디오파로 쓰이는 것 이외에도 엑스선, 감마선, 초단파 등이 있다.

이중 파장이 짧은 영역의 태양광선이 자외선이다. 자외선은 흔히 구분하기 쉽게 파장의 길이에 따라 제일 긴 파장(320~400nm)을 가진 자외선 A, 중간 파장(290~320nm)을 가진 자외선 B, 짧은 파장을 가진 자외선 C(200~290nm)로 나눌 수 있다. 자외선은 파장이 짧을수록 물질을 이온화하는 힘이 강하다. 그래서 파장이 짧은 자외선은 지구의 대기권을 통과하는 동안 공기를 이온화하여 대부분 흡수되고 파장이 짧을수록 지표면에 도착하기 어렵다. 제일 파장이 짧은 자외선 C는 오존층에서 완전히 흡수되고 자외선 B는 대부분 흡수되고 나머지는 지표에 도달한다. 파장이 짧은 자외선 B가 피부에 화상을 일으키는 주요 역할을 하지만 사실 자외선 A가 자외선 B보다 10~100배 더 많기 때문에 자외선 A도 화상에 무관하다고는 하기 어렵다.

파장이 긴 자외선 A는 물질을 이온화하는 힘이 약해서 대기 중에 흡수되지는 않고 지표에 도달한다. 자외선 A는 지표에 도달해서 몸에 열을 가하고 몸속의 세포분자 활동을 촉진하는 등의 화학반응을 일으킨다.

자외선 B는 표피를 만들어내는 기저층까지 도달해서 오랜 시간 햇빛에 노출되면 화상을 입거나 멜라닌세포를 자극해 주근깨가 생기기도 한다. 오랜 시간 피부를 햇빛에 방치하면 피부암이 생길 수도 있으니 장시간 태닝을 하는 것은 좋지 않다. 특히 낮 12시부터 오후 2시 사이에 자외선이 강하므로 자외선 차단제를 바르고 모자를 쓰는 것이 피부 속을 지키는 방법이다.

자외선 A가 속피부에 침투되면 콜라겐과 엘라스틴을 손상시키고 딱딱하게 만들어서 탄력을 떨어뜨린다. 이렇게 자외선이 속피부에 있는 성분을 손상시키더라도 복구하기 위한 생산이 제대로 된다면 크게 걱정하지 않아도 되는데 그렇지 않다는 것이 문제다. 자외선 A는 속피부의 자연보습 인자 생산을 줄어들게 하고 속피부에서 콜라겐 합성을 줄어들게 한다.

　자외선 A는 짧은 시간에 주름과 색소를 만들어 같은 연령대에서도 부쩍 나이 들어 보이게 하는 노화의 촉진제와 같다. 속피부의 모세혈관은 자외선 A를 받으면 피부의 세포를 만드는 곳에 영양과 산소 공급을 제대로 해주지 못하게 된다. 결국 세포가 제때 만들어져서 새로운 세포로 교체되어야 할 피부에 문제가 생긴다. 햇빛으로부터 피부를 보호하기 위해 만들어진 멜라닌색소가 피부를 햇빛으로부터 보호하는 임무를 마치면 피부 밖으로 점점 밀려나가서 없어져야 하는데 피부 속에 얼룩같이 남기도 한다.

　신경능선 neural crest 에서 유래한 멜라닌세포는 $1cm^2$ 안에 얼굴이나

속피부를 지키기 위해 태어난 멜라닌

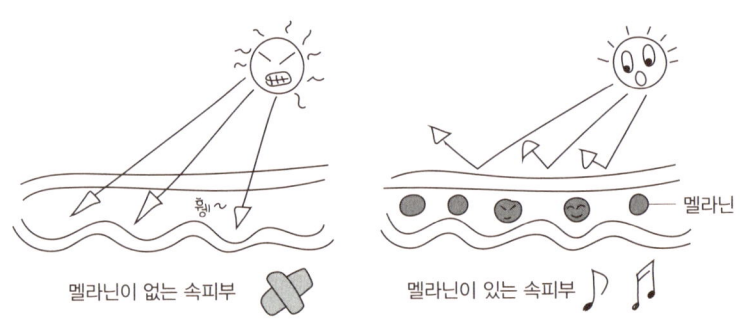

멜라닌이 없는 속피부　　멜라닌이 있는 속피부　　멜라닌

팔다리에는 약 2,000개, 신체 다른 부위는 약 1,000개 있다. 한 개의 멜라닌세포는 긴 가지 돌기가 있어서 36개의 각질형성세포와 맞닿아 있다. 파장이 긴 자외선 A는 멜라닌의 산화로 색소 침착이 즉시 나타나고 상대적으로 파장이 짧은 자외선 B는 멜라닌세포 수가 많아지면서 멜라닌이 합성되고 각질형성세포로 이동한다.

멜라닌세포는 인종에 관계없이 거의 일정하지만 검은 피부는 큰 멜라닌소체를 가지고 있고 밝은 피부는 작은 멜라닌소체를 가지고 있다. 특히 피부가 하얗다면 자외선을 막기에 부족한 색소를 만들게 되므로 햇빛에 피부를 오래 노출하지 않는 것이 좋다. 흑인이 뜨거운 햇빛에 화상을 잘 입지 않는 이유는 멜라닌색소를 많이 만들어서 피부를 보호하기 때문이다.

만약 태양광선이 대기층에 흡수되지 않고 그대로 통과한다면 지구에 생명체가 살기 어려울 것이다. 그러나 자외선이 인간의 질병을 줄여주는 고마운 역할에 대한 연구도 계속되고 있다. 우리 몸에 꼭 필요한 비타민 D를 햇빛을 통해 합성할 수 있기 때문이다. 비타민 D를 만들기 위해서라면 주름이 걱정되더라고 철저한 햇빛 피하기는 오히려 건강을 해칠 수 있다. 피부 속 멜라닌은 햇빛으로부터 피부를 보호하지만 반대로 햇빛을 잘 통과시키지 않기 때문에 비타민 D를 잘 만들지 못하게 한다. 뜨거운 사막에 사는 멜라닌이 많은 흑인은 햇빛이 없는 영국 같은 곳에서 살게 되면 비타민 D 합성이 적어서 면역력이 약해진다. 특히 우리나라는 위도상 적도로부터 북위 35~38도에 있어서 사계절이 나타나지만 여름을 제외한 1년 중 몇 개월은 햇빛 부족으로 비타민 D가 결핍될 수 있다.

건강보험심사평가원 자료에 따르면 2010년부터 2014년까지 4년 사이 비타민 D 결핍으로 병원을 찾는 환자가 10배나 증가했다고 한다.

외출 시 옷과 선글라스로 노출 부위를 가리고 자외선 차단제를 꼼꼼히 바르면 더욱 그렇다. 햇빛을 잘 쬐면 몸의 프로비타민 D_3가 활성화되어 비타민 D_3가 잘 만들어진다. 몸에서 비타민 D를 합성하기 위해서는 매일 30분가량 햇빛을 쬐는 것이 좋다. 그러나 비타민 D를 합성할 수 있게 해주는 파장을 갖고 있는 자외선 B는 파장이 짧아서 창문을 통과하지 못하기 때문에 피부가 햇빛을 직접 받아야 한다.

비타민 D 결핍이 우려된다면 자외선이 강한 시간대를 피해 30분 이내로 가볍게 산책을 해주는 것이 좋다. 그래도 피부암과 잡티 걱정에 마음 놓고 자외선을 쬘 수 없다면 비타민 D 제제를 복용하면 된다. 비타민 D 제제는 처방전 없이 쉽게 구입할 수 있고 지용성 비타민이어서 하루 중 아무 때나 먹어도 관계없으나 공복보다는 식사와 함께 또는 식사 직후 복용하면 흡수가 가장 잘된다. 성인의 하루 권장량은 1,500~2,000IU이며 음식으로는 등 푸른 생선, 소나 돼지의 간, 달걀노른자, 버섯 등의 식품에 많이 함유되어 있다. 비타민 D 결핍 여부는 혈액검사인 25-hydroxyvitamin D[25(OH)D]로 쉽게 알 수 있고 비타민 D의 적정 수준은 혈액 중 25(OH)D의 농도가 20ng/mL~30ng/mL이다. 체내 활성을 위한 비타민 D의 필요량을 정한 국제단위는 IU International Unit 다.(비타민 D 1,000IU = 25㎍)

나노프리! 물리적 자외선 차단제를 선택하자

자외선이 속피부를 늙게 한다는 것은 많은 연구를 통해서 밝혀졌지만 그 부분이 확대되어 태양을 무조건 피해야 하는 존재로 과장 보도되는 것은 안타까운 일이다. 햇빛 중에서 내가 받고 싶지 않은 광선이 있다고 해서 선택적으로 받을 수는 없으며 그중 내가 필요한 광선을 더 받을 수는 없다. 햇빛은 자외선 이외에도 인간에게 필요한 다른 광선이 합해져 있다. 모든 생명체는 태양으로부터 에너지를 얻어서 생활하고 있으며 인간도 예외는 아니다. 광고매체나 화장품 업계의 홍보에 익숙해지면서 언제부턴가 태양을 피부를 공격하는 무서운 존재로 여기게 되었다. 우리는 태양의 공포를 마케팅으로 이용하는 탐욕스러운 업체들로부터 우리를 보호해야 한다.

업체들은 마치 태양에 피부가 조금이라도 노출되면 당장에 피부암이라도 걸릴 것처럼 광고하고 주름이 과하게 생겨서 금방이라도 늙어버릴 것처럼 이야기하며 소비자들을 우롱하고 있다. 자외선의 피해가 피부에 매일매일 쌓여서 피부를 망가뜨린다며 어린아이 때부터 자외선 차단제 바르기를 습관화해야 한다고 한다.

그러나 어린아이들에게까지 자외선 차단제를 바르도록 권유하는 화장품 회사들은 제품에 들어간 화학성분들이 아직 피부발달이 덜 된 아이들의 피부에 얼마나 안 좋은 영향을 미치는지에 대해서는 경고하지 않는다. 특히 요즘에 나노화장품이 각광을 받으면서 자외선 차단제 성분인 이산화티탄_{titanium dioxide}을 나노사이즈로 만들어 자외선 차단제에 넣어서 피부 발림성을 좋게 만들었지만 피부 속으로 침투할 수 있는 가능성에 대한 위험성은 높아졌다.

이산화티탄은 물리적인 방법으로 자외선을 차단함으로써 화학적 차단제 성분보다 안전하다고 하여 유아와 어린이용 자외선 차단제에 주로 사용되고 있다. 이산화티탄은 빛의 굴절률이 높아서 흰색 색소로 많이 사용된다. 화장품, 페인트, 잉크뿐 아니라 식품이나 의약품인 알약 등에도 들어간다. 특히 탈지유를 하얗게 해줘서 식품첨가제로 쓰이기도 하며 유럽연합 식품첨가제 안내에 흰색 색소로 등록되어 있다. EU와 미국, 캐나다, 우리나라에서까지 자외선 차단제에 이산화티탄을 25%까지 첨가할 수 있도록 지정되어 있다. 그러나 분말 형태로 입자가 크기 때문에 바를 때 얼굴이 하얗게 되는 현상으로 사용감이 떨어지자 나노 기술로 이산화티탄을 작게 쪼개어 사용감을 개선하여 제품을 만들게 되었다. 실제로 이산화티탄은 자외선 250~400nm 영역을 차단하는 데 효과가 있으며 입자가 작을수록 자외선을 튕겨내는 효과는 좋아진다. 그러나 자외선 차단제에 이산화티탄을 25%까지 넣을 수 있는데 나노 이산화티탄이 25%가 들어갔다면 물리적 차단제라고 해야 하는지 의문스러우며 특히 아이들에게 권하고 싶지 않다.

아이들에게는 외국 유기농 인증기관인 에코서트 같은 곳에서 나노 입자를 사용하지 않았다고 인증받은 논나노 non-nano, 나노프리 nano free 자외선 차단제를 선택해서 바르도록 해야 한다. 표기가 되어 있지 않은 제품이라면 나노 이산화티탄이나 나노 징크옥사이드를 사용했는지 확인하고 구입하는 것이 좋다.

나노 이산화티탄의 유해성에 대해서는 지금도 의견이 엇갈리고 있다. 호주 의약청Therapeutic Goods Administration에서는 자외선 차단제 성분인 이산화티탄과 산화아연zinc oxide이 피부에 흡수되어 독성을 나타내는 증거는 없고 피부 표면의 각질세포층에 입자가 남아 있을 수 있다고 발표했다. 연구결과 나노 입자는 세포간 지질, 피부세포, 모낭 속, 땀샘을 통해 피부에 침투할 수 있다고 했으나 피부에 흡수되어 독성을 일으킨다는 증거가 없다고 했다.

그러나 2006년 6월 미국 환경보호국EPA 산하 연구소의 벨리나 베로네시 박사팀은 나노 이산화티탄 30nm 입자를 장시간 생쥐의 면역세포에 노출시키자 신경세포가 손상되는 연구결과를 내놓았다. 이에 질세라 미국화장품협회PCPC(Personal Care Products Council)의 전신인 CTFACosmetic, Toiletry and Fragrance Association는 다른 여러 연구기관의 예를 들며 나노 이산화티탄이 위험하지 않다며 반박했다.(미국화장품협회 홈페이지 : www.personalcarecouncil.org)

그러나 자외선 차단제의 특성상 피부에 침투되어서는 안 되는 것을 굳이 머리카락의 10만분의 1 정도의 나노 사이즈로 쪼개어 넣은 제품을 만들어내는 것은 나노화장품의 인기를 등에 업고 사용자의 건강을 외면하는 것이 아닌지 우려스럽다.

다만 이산화티탄의 응집성이 뛰어나서 100nm 이하의 나노 입자로 유지되는 것은 매우 어려운 일이라 이산화티탄이 피부에 투과될 수 있는 가능성은 희박하다고 한다. 그러나 기술력을 높이고 사용성을 좋게 하기 전에 건강과 피부가 우선이라는 생각을 가지고 더 안전하고 건강을 위한 제품을 개발해야 할 것이다.

자외선 차단제 시장은 끊임없이 성장하고 있다. 자외선 차단 기능을 선호하는 소비자의 니즈를 적극 반영하여 비비크림, 팩트, 헤어에센스 등 많은 화장품에 자외선 차단 기능이 추가되는 것도 한몫한다. 기초제품을 제외한 피부에 닿는 거의 모든 제품에 자외선 차단 기능을 추가하는 추세다. 최근에는 두피 자외선 차단제부터 헤어제품에도 자외선 차단 성분을 추가하고 있다. 화장품 회사들이 자외선에 대한 공포 심리를 마케팅에 적극 활용하는 것이다.

자외선 차단제의 제형도 손바닥으로 펴 바르는 것에서 선스프레이, 선스틱, 선파우더, 선팩트 등 모두 편리하게 수시로 덧바를 수 있는 형태에 초점을 맞춘 제품들이 나온다. 그러나 제형의 다양성이 자외선 차단 효과를 높여주지는 않는다. 선스프레이는 대부분이 넓은 부위를 손쉽게 분사해 바를 수 있지만 피부에 균일하게 뿌려지지 않고 흡입했을 때 문제가 되기 때문에 선택하지 않는 것이 좋다. 선파우더 형태도 아이들에게 바를 경우 피부에 고착되지 않고 가루를 흡입할 수 있으므로 안전하다고 할 수 없다.

이제 소비자들은 사용성을 넘어 안전함을 추구한다. 화장품 업계에서는 좀 더 안전한 원료로 사용감이 좋고 기능성이 추가된 제품을 만들어 소비자가 안심하고 쓸 수 있는 자외선 차단제를 개발해야 한다.

우리 피부는 자외선 차단제 역할을 하는 멜라닌을 만들어내는 멜라닌세포를 가지고 있다. 자외선의 양에 따라 멜라닌의 양을 스스로 늘렸다 줄였다를 반복하면서 자외선으로부터 피부를 보호하고 있다. 피부 속의 멜라닌세포는 자외선이 강해지면 멜라닌색소를 만들어내고 자외선을 흡수해서 피부 속으로 바로 침투하지 않도록 해준다. 피부는 햇빛을 받음으로써 면역비타민으로 알려진 비타민 D를 만들

수 있게 해주고 뼈를 튼튼하게 해준다. 무조건 365일 자외선 차단제로 햇빛을 차단하는 것은 피부 속 면역력을 무너뜨리는 지름길이다. 벼룩 잡자고 초가삼간 태우는 격이다.

최근 계속되는 연구에 따르면 비타민 D는 혈압과 인슐린 분비를 조절하고 암세포를 억제한다고 한다. 비타민 D 합성을 돕는 자외선은 자외선 B다. 자외선 B는 270~300nm의 중간 파장으로 유리를 통과하는 자외선 A와 다르게 유리에 부딪히면 튕겨나간다. 그래서 실내에서 유리창을 통해서는 비타민 D를 합성하기가 어렵다. 식약처에 따르면 자외선이 강한 시간인 오전 10시~오후 3시를 피해서 10~20분 걷는 것이 건강에 좋다.

그러나 햇빛이 강렬한 여름에 야외활동이 많아져서 자외선 차단제를 선택해야 한다면 피해야 할 성분은 알고 고르는 것이 좋다.

2009년 미국 환경 단체인 환경워킹그룹EWG(Environmental Working Group)에서는 자외선 차단제를 선택할 때 다음과 같은 기준을 안내했다. SPF 30 이상이나 그 이상인 제품을 사고 최소한 이산화티탄이나 산화아연이 7% 이상 포함되어 있는 것을 사도록 권했다. 알레르기나 호르몬 문제가 있는 옥시벤존oxybenzone이나 벤조페논-3benzophenone-3 성분이 있는 제품과 흡입하면 위험해질 수 있는 스프레이나 파우더 형태의 자외선 차단제는 사용하지 말도록 안내하고 있다. 또한 알레르기를 일으킬 수 있는 인공향이나 벌레퇴치 성분을 포함한 자외선 차단제는 몸에 쌓일 수 있으므로 문제가 된다고 했다.(http://www.ewg.org)

자외선 차단지수, 높을수록 속피부에 좋을까요?

자외선 차단제를 구입할 때 반드시 확인해야 하는 것이 자외선 차단지수다. 보통 SPF 50, SPF 30 등으로 표기되어 있다. 피부에 화상을 입힐 수 있는 자외선 B를 차단하는 효과를 나타내는 지수를 SPF$^{Sun\ Protection\ Factor}$라 표기한다. 화장품 제조업체는 반드시 실험을 통해 식약처에서 규정한 자외선 차단지수에 맞는지 확인하고 표기해야 한다.

SPF 1은 동양인의 경우 약 10~15분 동안 자외선 B를 차단하는 효과가 있다는 뜻이다. 그렇다면 SPF 30은 약 5시간 동안 효과가 지속된다는 것을 알 수 있다. 계산대로라면 SPF 50 이상은 SPF 30보다 더 많은 시간 동안 차단효과가 있어야 한다. 실제로 소비자들은 SPF 50 이상의 제품을 사용할수록 차단율이 더 높다고 생각한다. 특히 장시간 야외활동을 하려는 소비자일수록 SPF 50 이상의 제품을 구매해서 사용한다.

그러나 화장품 회사에서 표시하는 자외선 차단지수는 실험실에서 측정한 값으로 실생활에서 용기에 표기된 정도의 효과를 보기 어렵다. 실험실에서 측정한 값에 사용하는 양은 실생활에서 쓰는 정도의 양으로 측정하지 않고, 소비자들이 권장량을 그대로 사용하지 않기 때문이다. 자외선 차단제를 피부에 바른다고 해서 자외선 차단지수 효과가 나타날 정도로 피부에 코팅되지 않는다. 게다가 소비자들은 높은 자외선 차단지수에 의존하여 피부를 햇빛에 장시간 노출하는 것에 대해 안심하게 된다. 보통 자외선 차단지수가 높은 자외선 차단제를 선택하는 사용자는 야외에서 장시간 활동을 목적으로 구입하는 경우가 많기 때문에 더 위험하다.

자외선 차단지수가 15 이상일 때부터 이미 90% 이상의 차단율을 나타내고 SPF 30을 바르면 96.6%의 차단효과가 있으며 그 이상은 거의 수평에 가까운 곡선을 나타낸다. 그 이상의 자외선 차단지수는 차단율에 큰 영향을 미치지 않으며 오히려 소비자들에게 높은 차단지수가 무조건 비례적으로 높은 차단율을 나타낸다는 오해를 불러일으킬 수 있다.

SPF 지수 50 이상부터는 차단율에 큰 차이가 없다. SPF 60 혹은 SPF 80이라고 표기된 자외선 차단제를 발랐다면 SPF 50을 발랐을 때와 차단효과가 거의 같다고 보면 된다. 그러나 소비자들은 SPF 50보다는 SPF 80이 차단효과가 훨씬 높다고 생각하여 더 얇게 바르거나 차단효과가 더 장시간 지속된다고 생각하여 더 긴 시간 동안 햇빛에 노출하게 될 위험이 있다. 소비자의 혼란을 막고 안전한 사용을 위해서 호주에서는 SPF 30을 최대로 제한하고 있으며 캐나다는 SPF 50+를 허용하고 있다. 미국도 SPF 차단지수를 제한하려 했으나 하지 못했다. 특히 스포츠용 자외선 차단제는 SPF 50+로 표기한다. 우리나라 또한 SPF 50+을 허용하고 있다.

만약 SPF 30인 자외선 차단제를 실험실에서 사용한 양의 25%를 사용했을 때 자외선 차단지수의 효과는 2, 3에 그친다. 자외선에 노출되는 부위에 정해진 양을 바르는 것은 정해진 용법처럼 중요하다.

자외선 차단제 바르는 양은 $1cm^2$(1cm×1cm)당 2mg이다. 얼굴은 2분의 1 티스푼 이상 고루 펴 바르면 적당하다. 표면적이 넓은 다리는

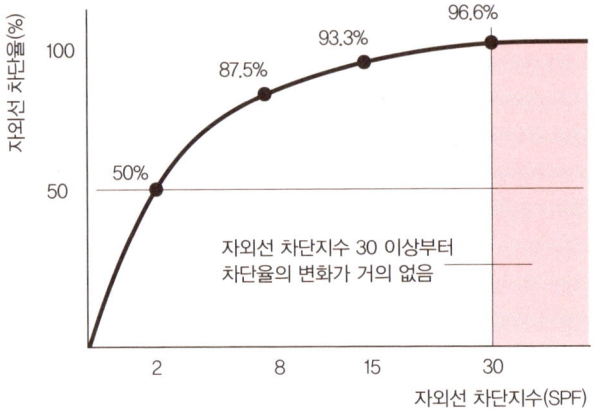

★ 식약처 자료 참조 수정.

1티스푼 정도가 한쪽 다리를 바를 수 있는 양이다. 상체 앞부분, 상체 뒷부분에도 넉넉히 발라준다. 무조건 높은 지수를 바르는 것보다 정량을 발라야 효과가 있다는 것을 명심하자.

자외선 B를 많이 받으면 화상을 입지만 자외선 A를 받으면 피부 속까지 들어가 피부를 손상시킨다. 자외선 차단제가 갖춰야 할 기능이라면 자외선 A와 B를 동시에 차단하는 것이다. 자외선 A는 자외선 B보다 파장이 길어서 차단하기가 상당히 어렵다. 특히 자외선 A를 차단하기 위한 화학적 성분은 피부에 자극을 주어 안전성에 대한 문제가 계속 제기되고 있다.

권장하고 싶은 차단제는 물리적인 차단제다. 이산화티탄은 주로 자외선 B 파장대를 산란시키지만 산화아연은 자외선 A 파장대를 산란시키는 데 효과가 좋다. 자외선 차단제에 이산화티탄과 산화아연이

동시에 들어간 제품을 선택해서 바르고 뜨거운 한여름에도 긴 셔츠를 입는다면 자외선으로부터 피부를 보호하는 데 더욱 효과적이다. 면 셔츠는 자외선 차단지수 5 정도이지만 자외선 A와 B를 동시에 차단할 수 있기 때문이다. 외출할 때 긴팔 셔츠나 바지를 입고 모자만 잘 써도 태양광선으로부터 받을 수 있는 피해의 27%를 줄일 수 있다. 또한 선글라스는 이제 멋이 아닌 눈을 보호하는 자외선 차단제 역할을 하는 아이템이다.

속피부를 보호하는 자외선 A 차단지수는?

자외선 A 차단지수의 기준에 따라 나눈 차단등급을 자외선 A 차단등급 protection grade of UVA이라 하고 줄여서 PA라고 표기한다. 예를 들어 자외선 A 차단지수가 2 미만일 때는 +표기를 하지 않으며 2 이상부터 +로 표기한다. +가 하나일 때 효과 있음, ++일 때 효과 꽤 있음, +++일 때 효과 매우 있음을 나타낸다. 다음의 정확한 PA 등급표기를 보고 용기에서 확인하고 구입하면 된다.

자외선 차단제는 SPF 15 이상을 사용하는 것이 좋다. SPF 15~30이 무리가 없으며 PA++ 제품이 적당하다. 자외선 A가 강한 봄철에는 PA+++ 표시 제품을 바르는 것이 좋다. 차단제의 지속 시간을 확인하고 계속 덧발라주는 것이 중요하다. 화학적 차단제는 차단지수가 높을수록 원료 함량이 높아 피부에 자극을 주므로 피부가 약한 사람은 중간 정도 지수를 선택해 수시로 덧발라주는 것이 좋다.

다음의 표에서 외부 활동의 종류에 따라 제시된 자외선 차단지수 기준을 보고 선택하는 데 참고하라.

자외선 A 차단지수(PFA)	자외선 A 차단등급(PA 분류)	자외선 A 차단효과
2 미만	PA 표시 없음	–
2 이상 4 미만	PA+	자외선 A 방지효과 있음
4 이상 8 미만	PA++	자외선 A 방지효과 꽤 있음
8 이상	PA+++	자외선 A 방지효과 매우 있음

★ 식약처 자료 참조 수정.

외부 활동	자외선 차단제 지수
실내에서	SPF 10 전후, PA+ 이상
간단한 외출, 실외 활동 시	SPF 10~30, PA++
야외활동, 스포츠 활동 시	SPF 30, PA++ 이상
해수욕이나 등산 등 장시간 피부 노출 시	SPF 50 이상, PA+++
야외 물놀이 활동 시	내수성(지속 내수성) 표시 제품 물에 잘 씻겨 나가지 않는 제품

★ 식약처 자료 참조 수정.

자외선 차단기능 팩트라면 자외선 차단제 안 발라도 되나요?

그렇다면 자외선 차단기능이 있는 팩트를 사용하고 있는데 자외선 차단제를 또 발라야 할까? 자외선 차단기능이 있는 다양한 제품들이 출시되고 있는데, 중요한 것은 자외선 차단지수다. 비비크림이나 메이크업베이스 제품에는 색감을 내기 위해 이산화티탄을 사용한다. 이것은 자외선을 산란시키는 물리적 자외선 차단제의 원료. 그러므로 비비크림만 발라도 어느 정도 자외선 차단효과를 볼 수는 있다. 하지만 색감을 내려면 자외선 차단제의 기능을 하는 수준의 함량을 넣기는 어렵다. SPF 50+/PA+++ 정도의 팩트 제품도 있기는 하지만 대부분 차단지수가 낮다. 자외선을 효과적으로 차단하기 위해서는 차단제를 다소 두껍게 발라야 하는데 투명화장이 대세인 요즘에는 팩트를 두껍게 바르는 것을 꺼린다. 현실적으로 비비크림이나 팩트만으로는 자외선을 효과적으로 차단하기는 어려울 것이다. 그러므로 자외선 차단제를 별도로 바르는 것이 좋다. 자외선 차단효과가 떨어질 때쯤 자외선 차단기능이 있는 팩트를 수시로 바르면 효과적일 것이다.

자외선으로 손상받은 피부 진정시키기

우리의 피부는 사계절 내내 자외선에 노출되어 있다는 걸 명심해야 한다. 햇빛에 과하게 노출되거나 장시간 노출되면 피부는 노화뿐만 아니라 극심한 스트레스를 받는다. 여기저기 울긋불긋 트러블이 생기고 심하면 화상을 입고 착색이 진행된다. 이렇게 방치된 피부는 다시 균형을 찾기까지 오랜 기간 걸린다. 때문에 햇빛에 그을린 피부에 후유증을 남기지 않게 하기 위해서는 단계적으로 피부를 달래가며 관리를 해주어야 한다.

1단계 : 즉시 피부를 진정시킨다

- 알로에 팩

알로에는 붉어진 피부의 열감을 낮추는 진정효과가 탁월하다. 특히 햇빛이 강한 여름철에는 냉장고에 넣어두고 차게 사용하면 효과가 배가된다. 반면 손상된 민감한 피부에는 직접 바르지 말고 거즈에 묻혀 사용하는 것이 좋다. 알로에는 정제해서 판매하는 알로에겔을 준비해 두고 필요할 때 사용하는 것이 좋다.

간혹 키우는 알로에 잎을 잘라 생알로에 팩을 하는 경우가 있는데 주의해야 한다. 정제하지 않은 생알로에는 독성을 띠기 때문에 피부에 알레르기를 일으킬 수 있으니 피해야 한다. 만약 생알로에를 사용하고 싶다면 껍질과 가시를 잘 제거한 후 안의 투명하고 하얀 부분을 분리하여 20~30분 중탕해 독성을 제거하고 패치테스트 후 사용하는 것이 좋다.

알로에겔 진정팩 만들기

재료
알로에베라겔 80g, 호호바 오일 10ml, 글리세린 10ml

만드는 방법
1. 알로에베라겔 한 주걱(약 80g)을 용기에 담는다.
2. 호호바 오일이나 올리브 오일 10ml를 넣은 용기에 글리세린 10ml를 첨가해 섞어준다.
3. 피부에 두껍게 발라 팩을 한 후 씻어내지 않고 흡수시킨다.

- 감자 팩

감자는 피부의 열감을 제거하는 효과가 매우 탁월하며, 비타민 C가 풍부하게 들어 있어 피부 미백과 진정작용에 좋다. 과민한 피부가 아닌 이상 대부분의 피부에 부작용 없이 사용할 수 있다. 팩에 사용하는 감자는 싹이 없는 신선한 것이어야 한다.

감자 진정 팩 만들기

재료
감자 1개, 꿀 10ml, 밀가루

만드는 방법
1. 감자를 강판이나 믹서기에 갈아준다.
2. 꿀 10ml를 넣어 섞어준다.
3. 밀가루를 섞어 알맞은 점도를 맞춘다.
4. 얼굴에 팩 시트를 올리고 만든 팩을 발라준다.

★ 주의사항 : 팩을 만들어 팔목 안쪽이나 팔뚝 안쪽에 바르고 10분 이상 지켜본 후 붉어지거나 가렵지 않다면 사용해도 좋다.

2단계 : 잃어버린 수분을 보충한다

- 오이 팩

오이에는 수분이 90% 이상 들어 있어서 자외선에 그을린 얼굴의 붓기를 가라앉히는 데 탁월한 효과를 낸다. 피부의 피로회복, 수분 보충에 오이 팩만 한 것이 없다. 오이의 시원한 성질은 얼굴에 쿨링감을 주어 진정효과가 크다. 오이를 강판에 갈아 밀가루나 글리세린을 넣고 흐르지 않을 정도로 섞어 15~20분 정도 얼굴에 붙여둔다. 슬라이스로 썰어 사용해도 좋다.

- 사과 팩

사과의 비타민 C는 피부 진피층에 있는 콜라겐 형성을 도와주어 피부의 탄력과 재생을 좋게 한다. 거칠거나 약한 염증이 있는 피부를 진정하는 작용과 피로와 면역 저하로 올 수 있는 지친 피부에 생기를 돋게 한다. 특히 건조해서 탄력을 잃은 피부의 수분 공급에 큰 도움을 준다. 사과에 있는 산 성분은 각질제거 효과가 있으므로 자외선에 피부를 그을렸다면 꿀이나 플레인 요구르트를 섞어서 사용하여 자극을 줄이는 것이 좋다.

- 수박 팩

수분이 많은 수박은 자외선에 그을려 수분을 잃은 피부에 수분을 보충하는 데 효과가 뛰어나다. 수박 껍질의 흰 부분을 얇게 썰거나 즙을 내어 오트밀이나 밀가루를 희석해서 사용하면 좋다.

3단계 : 광노화 예방을 위한 피부 탄력 · 재생 UP
- 키위 팩

비타민 E와 각종 미네랄이 풍부한 키위는 자외선에 손상된 피부의 진정과 재생을 도와준다. 수분을 빼앗겨 탄력을 잃은 피부에 생기를 불어넣어주며, 늘어진 모공 수축에도 좋다. 피부노화를 막고 싶다면 키위 팩과 친해지자.

- 바나나 팩

항산화 성분인 비타민 A와 베타카로틴이 풍부하여 피부세포에 영양을 공급한다. 거칠어진 피부에 보습을 주어 촉촉한 피부로 만들어준다. 바나나는 자극이 적어 민감한 피부에도 부담 없이 사용할 수 있다. 바나나의 폴리페놀 성분은 주름 예방과 피부 탄력 강화에 효능이 있다. 꿀과 함께 사용하면 보습력이 더 좋아진다.

- 포도 팩

거칠어지고 늘어진 피부에 탄력을 채워주고 보습을 높여준다. 과일산이 많이 함유되어 피부가 햇빛에 그을린 직후라면 발랐을 때 따가운 증세가 나타날 수 있으므로 피부가 어느 정도 진정된 후에 사용하는 것이 좋다.

4단계 : 유·수분 밸런스로 과다 피지 분비를 잡는다

- 녹차 팩

비타민 A, 비타민 B_2가 함유된 녹차 팩은 피부 진정, 수렴 효과가 좋다. 녹차의 타닌 성분은 자외선으로 상한 피부가 유·수분 밸런스를 잃어 유분이 과도하게 분비될 때 효과적으로 제거해준다. 특히 여드름 피부나 지성 피부가 자외선에 노출된 후 피지와 보습을 동시에 관리하고 싶다면 녹차 팩을 하면 좋다. 티백을 우려낸 물을 차게 해서 사용하거나, 녹차가루와 해초가루를 섞어 팩을 만들어도 좋다. 녹차가루와 플레인 요거트를 섞어 사용하면 진정효과가 크다.

• 녹두 팩

자외선에 시달려 생기를 잃고 피곤해진 피부에 영양과 진정효과를 줄 수 있다. 피부를 어느 정도 진정시킨 후 2, 3차에 하면 좋은 팩으로 피부의 노폐물을 배출하는 해독작용이 뛰어나다. 늘어진 모공 관리에도 좋으며, 여드름 피부와 지성 피부에도 좋다.

팩 재료의 효능	
밀가루	팩의 수분량을 조절하고, 미백효과를 주며, 팩 재료가 흘러내리는 것을 방지한다.
오트밀	피부를 자극 없이 순하게 진정시켜 붉어진 피부의 진정 보조제로 많이 사용한다. 고보습과 영양효과가 있다.
글리세린	보습효과를 주는 한편 피부의 장벽을 보호해준다.
요거트	약해진 피부를 세균 감염으로부터 보호해주고, 팩의 유연성과 발림성을 좋게 한다.
해초가루	피부를 매끄럽고 촉촉하게 만드는 보습력이 우수하며, 어느 재료와도 쉽게 혼합해서 사용할 수 있다.

알로에겔 사용 시 알아두어야 할 아로마테라피스트의 조언

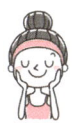

알로에 잎에 들어 있는 풍부한 즙은 피부 열을 식혀주고 수렴효과가 있어서 피부염증에 효과가 좋다. 알로에겔은 피부 점막을 진정시키는 다당류와 염증이 있는 피부를 보호하고 통증을 완화해주는 효소가 있다. 그래서 알로에겔은 햇빛에 화상을 입었을 때 치료제로 많이 쓰인다. 그러나 간혹 알로에겔을 잘못 사용해서 얼굴에 알레르기가 일어나거나 깊은 상처에 사용해서 오히려 상처를 더 깊게 만들 수 있다.

알로에겔 사용 시 주의사항

- 생알로에겔은 반드시 속살만 사용해야 한다. 껍질과 바로 안쪽의 노란 수액은 제외하고 투명한 겔만 사용한다.
- 생알로에겔은 20~30분 중탕하여 독성을 제거한다. 독성을 제거하지 않은 생알로에겔은 알레르기를 일으킬 수 있다.
- 수술 상처나 깊고 열린 상처에 사용하면 자극을 주어 상처 회복이 늦어진다.
- 시판용 알로에겔은 알로인aloin을 제거한 제품을 선택하고 알로에 잎의 속 겔만으로 만든 제품인지 확인한다.
- 알로에겔과 알로에 추출물, 알로에 주스는 함유 성분이 모두 다르다. 알

로에 주스는 알로에겔로 만들며 물, 과일 주스, 구연산, 보존제 등이 들어 있다.
- 알로에 잎 추출물은 겔뿐 아니라 레텍스까지 포함되어 있으니 피부에 사용할 때는 정제한 추출물을 구입한다. 정제한 알로에 추출물은 거의 무색투명하다.

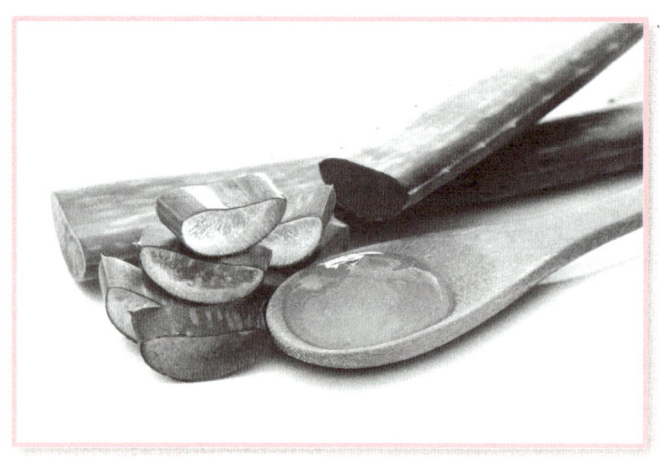

피부에 바르는 약과 화장품은 어떻게 다르죠?

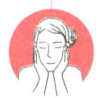

화장품과 피부약은 피부에 다르게 작용한다

화장품과 피부에 바르는 약은 각각의 사용 목적을 달성하기 위해 시멘트를 발라 쌓은 튼튼한 벽돌 구조의 각질층을 통과(경피 흡수)해야만 한다.

화장품이나 피부에 바르는 약은 단단한 케라틴으로 이루어진 각질층으로 흡수되기 어려워 각질층 사이에 있는 지질층이나 땀샘, 모공 등을 통해 주로 흡수된다. 각질세포 사이사이를 채우는 세포간지질은 물을 투과시키지 않는 이중막으로 겹겹이 쌓인 라멜라구조로 이루어져 있다. 건조한 얼굴에 수분 미스트를 뿌리면 각질층을 통과하지 못해서 흡수되지 않고 증발하면서 피부가 더 건조해진다. 수분은 통과하기 어려운 각질층 대신 땀샘 같은 피부 부속기관을 통해서 흡

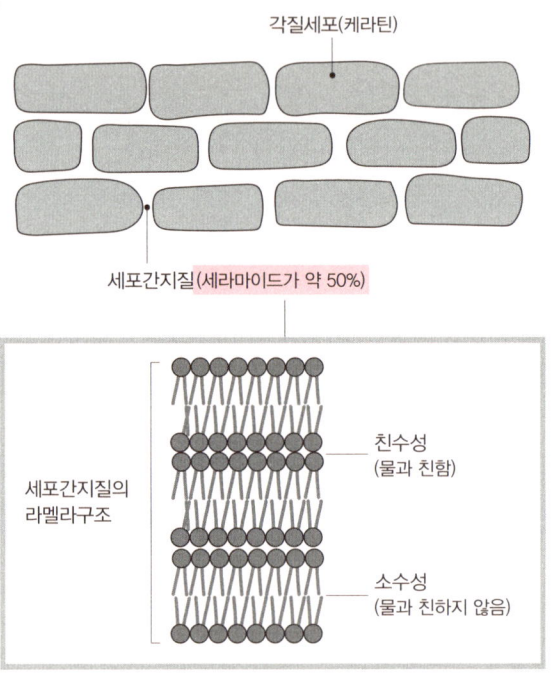

수된다. 그러나 피부 부속기관은 피부 표면적의 0.1%밖에 되지 않아서 흡수되는 양이 미비하여 촉촉함을 느끼기는 어렵다.

이러한 피부 구조는 화장품이나 약의 흡수를 연구하는 연구자들에게 넘어야 할 산이었다. 세포간지질과 유사한 형태의 리포좀 형태나 나노 기술의 향상은 화장품 회사와 제약 회사가 피부 침투율을 좀 더 높일 수 있는 제품을 만들게 해주었다. 화장품 회사들은 각질세포 사이를 뚫고 들어갈 수 있도록 인간의 세포간지질의 이중막 형태와 비슷한 구조를 연구해 주성분을 넣은 리포좀화장품을 지속적으로 연구해 만들고 있다. 그러나 사람의 세포간지질과는 달라 부작용을 호소하는 사례도 많다. 피부 속을 점령하기 위해 좀 더 부작용 없이 침투시키기 위한 리포좀화장품을 개발하고 있다. 약의 유효성분을 피부에 침투시키기 위해서 리포좀 형태로 적용하거나 리포좀과 나노 기술을 결합하기도 한다.

피부에 바르는 약의 주성분이 각질층을 쉽게 통과할 수 있도록 다양한 제형을 연구하고 만들고 있는데 이것을 경피 약물 전달 시스템 TDDS(Transdermal Drug Delivery System)이라 한다. 피부에 바르는 약의 경피 흡수를 높이기 위해 사용하는 방법들을 기능성화장품에도 적용하고 있다. 제약 회사와 화장품 회사가 개발 협력하거나 거대 화장품 회사가 외용제 제약사를 인수하여 약용화장품인 코스메슈티컬 cosmeceutical(cosmetic + pharmaceutical)을 개발하기도 한다.

이 분야에서 나노 기술과 생명공학을 적용한 다양한 제품들이 출시되고 있다. 나노에멀젼 같은 다양한 제형들뿐 아니라 마이크로 니들로 표피에 자극을 주어 흡수율을 높이는 물리적인 침투방법을 이용한 패치들도 화장품으로 출시되고 있다. 두꺼운 각질층을 통해 흡수되어야 피부세포가 만들어지는 속피부까지 전달될 수 있기 때문이다.

하지만 속피부까지 흡수되면 혈관을 통해 전신으로 확산될 수 있기 때문에 식약처에서는 화장품의 안전성에 대한 가이드라인을 제시하고 있다. 특히 나노 공법으로 만든 화장품은 나노 입자가 피부를 투과하여 흡수되지 않음을 입증하는 자료를 제출하도록 명시하고 있다. 법적으로 화장품은 피부에 효과가 경미해야 하고 안전성이 우선되어야 하기 때문이다. 반면 피부에 바르는 약은 치료를 목적으로 하는 만큼 유효성이 우선되어야 한다는 것이 화장품과 다른 점이다. 약

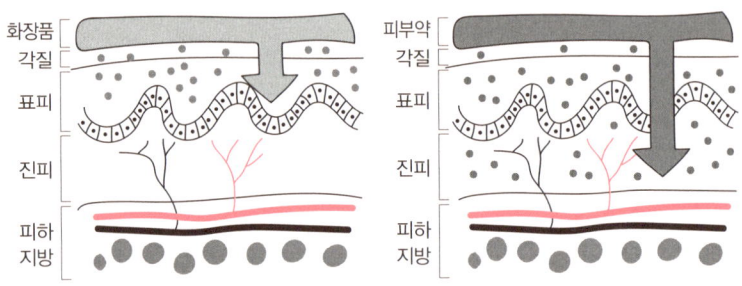

은 치료를 목적으로 사용하는 성분을 함유하고 있으므로 사용 기간과 함량을 지켜서 사용해야 한다.

화장품 기술과 의약 기술을 접목한 산업이 확대되면서 화장품과 의약의 경계가 모호해지고 있다. 성분의 함량을 넘기면 약이 될 수 있으며 줄이면 화장품이 될 수 있는 제품들도 있다. 화장품과 피부약은 모두 피부 속 깊이 침투시키기 위해 다양한 제형을 연구하고 있지만 두 영역은 엄연히 피부에 작용하는 범위의 기준을 두고 있다. 화장품은 피부를 보호하고 보습을 주고, 피부약은 치료를 목적으로 하는 약의 주성분이 피부에 작용하여 피부 속까지 영향을 주기 때문이다.

기능성화장품과 바르는 피부약은 달라요

기능성화장품과 바르는 피부약의 가장 큰 차이점은 치료효과를 나타내는 주성분의 유무와 함량의 차이라고 할 수 있다. 주름이나 미

	화장품	기능성화장품	의약품(일반)
사용 목적	청결, 미화	주름, 미백 등 각 항목에 대한 개선에 도움	질병 치료와 예방
주성분	표기 의무 없음	주름, 미백 등 각 항목에 따른 기능성 성분 표기	약전에 고시된 주성분 표기
광고	기능성 광고 불가	기능성 광고 가능	효능 효과 광고 가능

★ 식약처 자료 참조 수정.

백, 여드름 치료에 사용하는 비타민 A(레티놀) 크림의 경우 화장품 원료로 허가되는 레티놀의 함량은 레티놀로서 2,500IU/g, 레티닐 팔미테이트로서 10,000IU/g까지를 엄격하게 제한하고 있다. 허용 범위 이상의 레티놀은 약으로서 치료효과를 나타내는데 속피부로 흡수되어 레티노익산으로 활성화되면서 레티놀보다 몇 배로 강력한 효과를 나타낸다. 레티노익산은 세포내 핵 수용체에 작용하여 세포분화를 조절하고 각질을 탈락시키는 효과로 건선 치료에도 사용한다. 또한 속피부에서 콜라겐과 엘라스틴의 합성을 촉진하여 광노화로 생긴 주름이나 여드름 등의 치료에 사용하는 전문의약품이다.(의사의 처방이 필요한 의약품) 그 외에도 화장품과 피부약에 공통으로 사용하는 성분들 중 각질제거 효과로 여드름화장품에 들어가는 살리실산도 화장품으로 사용할 때에는 배합 한도를 0.5%로 제한하고 있다. 살리실산이 2% 이상 들어 있는 것은 여드름 치료제로 약국에서 일반의약품(의사 처방 없이 구입 가능한 의약품)으로 판매하고 있다.

이처럼 화장품은 청결과 미화를 위해, 기능성화장품은 각각의 개선

효과를 보기 위해, 피부약은 사용 부위를 치료하기 위해 사용되고 각각의 작용 범위도 다르다. 앞으로 새롭게 바뀐 기능성화장품법에는 주름, 미백뿐 아니라 아토피나 여드름 등의 질환에 사용하는 화장품들이 나올 것으로 예상된다. 과대 광고를 하는 고가의 화장품들이 과연 콜라겐과 엘라스틴이 만들어지는 속피부까지 얼마나 영향을 줄 수 있을지 의문스럽다. 화장품은 기능성 성분을 흡수시키기 위해서 사용하는 부형제나 흡수기제에 대한 제한사항이 의약품보다 자유롭기 때문에 앞으로 첨가제에 대한 안전성 문제도 고민해봐야 할 것이다.

임산부라면 비타민 A를 주의하세요

비타민 A는 지용성 비타민으로 특히 피부와 눈의 노화를 막아주는 강력한 항산화 작용을 한다. 주로 주름개선 화장품과 영양제 등에 들어 있는데 먹는 영양제의 경우 과량 복용 시 세포조직에 침투해서 독성을 일으킬 수 있으므로 주의해야 한다. 임산부는 하루에 10,000IU 이상의 비타민 A를 복용하면 기형아를 출산할 위험이 있으므로 하루 5,000IU 이상은 복용하지 않는 것이 좋다. 여드름 치료제로 사용하는 로아큐탄도 비타민 A 유도체이므로 임산부나 임신을 계획하는 여성은 절대 복용해서는 안 되는 약이다. 종합영양제에 들어 있는 비타민 A는 주로 베타카로틴, 레티놀아세테이트, 레티놀팔미테이트 형태로 들어가는데 베타카로틴은 mg으로 표시가 되어 IU로 비타민 A 양을 환산해야 한다.

베타카로틴은 섭취량의 3분의 1 정도가 비타민 A로 전환되므로 베타카로틴 1IU는 비타민 A 0.33IU와 같다.(베타카로틴 18mg = 베타카로틴 30,000IU = 비타민 A 10,000IU) 따라서 영양제에 표시된 베타카로틴으로서 8mg이 들어갔다면 비타민 A가 4,400IU 들어 있다고 보면 된다.

하지만 바르는 화장품의 경우는 다르다. 앞에서 설명했듯이 피부약과 화장품은 피부에 흡수되는 범위가 다르기 때문이다. 따라서 이론상으로는 화장품을 발라서 기형아를 출산할 가능성은 거의 없다. 하지만 임산부를 대상으로 한 실험데이터가 없기 때문에 주름개선 화장품의 선택 여부는 출산 후로 미루는 것이 좋다.

기능성화장품이 뭔가요?

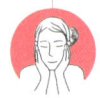

　기능성화장품은 단순히 피부미용 목적이 아닌 특정 증상을 개선하고 피부질환을 예방하는 화장품으로 식약처에서 효능이 인정된 성분을 포함하고 있는 화장품이다. 우리나라에서는 기능성화장품의 범위를 주름개선, 미백, 자외선 차단제 등 5가지 항목에서 2017년 염모·탈염·탈색제, 제모제, 탈모 방지제, 여드름 세안제, 아토피 보습제, 튼살 개선제 등 6품목 늘어난 11가지 항목으로 정했다.(361~362쪽 참조) 여드름이나 아토피, 튼살처럼 피부질환에 사용하는 화장품이 기능성화장품으로 분류되면서 기존의 화장품 회사뿐 아니라 바이오 기업이나 제약 회사에서도 기능성화장품 개발에 투자할 것으로 예상된다.
　우리나라보다 화장품 시장의 선진화를 이룬 미국이나 유럽에서는 이미 약은 아니지만 약과 유사한 개선효과가 있거나 약과 함께 사용했을 때 약의 사용을 줄이고 피부질환을 개선해주는 화장품이 있다. 프랑스에서는 화장품을 의사가 처방하기도 하고 화장품 회사와 연계된 온천센터에서 아토피 치료를 받고 정부에서 보험혜택을 주기도 한다.

아토피에 도움을 주는 화장품에는 보습제만 필요한 것이 아니라 피부 톤을 고르게 커버해주는 화장품도 환자의 심리적인 안정을 위해 필요할 것이라는 생각이 든다. 기능성화장품이 필요한 피부질환이 있는 사람들이 믿고 살 수 있는 브랜드의 개발은 하루아침에 이뤄지지 않는다.

간혹 화장품을 구입하면 판매하는 회사는 각기 다른데 제조사는 같은 경우를 종종 볼 수 있다. 화장품 자체 개발력과 생산기술은 좋지만 유통과 마케팅 능력이 약하기 때문에 콜마나 코스맥스 등과 같은 ODM Original Design Manufacturer(제조자 개발생산) 업체가 제조해서 LG생활건강이나 아모레퍼시픽 등의 판매자 이름으로 판매하고 있다.

제조사가 달라도 판매 회사가 연구소를 따로 운영하는 경우가 있는 반면 대부분 소규모 화장품 제조판매업을 하는 회사는 연구소를 운영하기 어려운 것이 현실이다. 연구소를 운영하기 어려운 많은 회사에 다양한 연구와 실험을 할 수 있는 공동 연구센터 등을 국가가 저렴한 비용으로 지원한다면 전 세계를 사로잡는 화장품 생산국은 대한민국이 될 것이다. 안전과 기능성에 대한 연구가 부족한 제품을 만들기보다 제품 개발과 연구에 힘을 쏟는 회사가 필요하다. 소비자들도 현명하게 선택하는 안목을 가져야 한다. 그래야 우리나라의 기능성화장품이 발전하고 세계적으로도 오랫동안 인정받게 될 것이다. 기능성화장품에 대한 공식적인 인증방식이나 데이터가 없는 국내 화장품 시장에서 좋은 제품을 고르기란 쉽지 않다.

화장품cosmetic과 약pharmaceutical의 의미가 합쳐진 코스메슈티컬 cosmeceutical 제품이나 피부과학dermatology과 화장품cosmetic의 합성어로 탄생한 더모코스메틱dermocosmetic 제품들은 우리나라에도 많이 수입되어 있는데 이러한 제품 회사들은 자체 화장품 연구소를 운영하고 있으며 개발·생산 과정에서 과학자나 피부과 의사, 약사가 참여하고 제약 생산과 유사한 과정으로 만들어진다. 그리고 새로운 기능성 성분에 대한 연구활동을 지속적으로 하고 있다. 앞으로 시중에 쏟아져 나오는 제품들 중에 피부에 문제가 생겼을 때 어떤 제품을 고를 것인가? 기능성화장품을 선택해야 할 때 누가 써서 좋았다더라는 이야기보다는 신뢰가 가는 제품을 선택하는 눈을 키워야 할 것이다. 과대 광고에 돈을 쓰는 회사인지 자체 연구소를 만들고 제품 개발에 힘쓰는 회사인지만 체크해보아도 앞으로 더 경쟁이 심해질 기능성화장품 시장에서 똑똑한 선택을 할 수 있을 것이다.

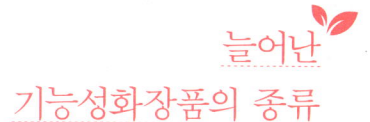
늘어난 기능성화장품의 종류

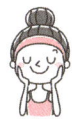

화장품법 시행규칙
(시행일 : 2017.05.30.)−식품의약품안전처 화장품 정책과 법령자료 참조

제2조(기존 기능성화장품의 범위)

1. 피부에 멜라닌색소가 침착하는 것을 방지하여 기미·주근깨 등의 생성을 억제함으로써 피부의 미백에 도움을 주는 기능을 가진 화장품
2. 피부에 침착된 멜라닌색소의 색을 엷게 하여 피부의 미백에 도움을 주는 기능을 가진 화장품
3. 피부에 탄력을 주어 피부의 주름을 완화 또는 개선하는 기능을 가진 화장품
4. 강한 햇빛을 방지하여 피부를 곱게 태워주는 기능을 가진 화장품
5. 자외선을 차단 또는 산란시켜 자외선으로부터 피부를 보호하는 기능을 가진 화장품

제2조(새로 바뀐 기능성화장품의 범위)* 6~11항 추가됨

1. 피부에 멜라닌색소가 침착하는 것을 방지하여 기미·주근깨 등의 생성을 억제함으로써 피부의 미백에 도움을 주는 기능을 가진 화장품
2. 피부에 침착된 멜라닌색소의 색을 엷게 하여 피부의 미백에 도움을 주는 기능을 가진 화장품

3. 피부에 탄력을 주어 피부의 주름을 완화 또는 개선하는 기능을 가진 화장품
4. 강한 햇빛을 방지하여 피부를 곱게 태워주는 기능을 가진 화장품
5. 자외선을 차단 또는 산란시켜 자외선으로부터 피부를 보호하는 기능을 가진 화장품
6. 모발의 색상을 변화(탈염脫染·탈색脫色을 포함한다)시키는 기능을 가진 화장품. 다만 일시적으로 모발의 색상을 변화시키는 제품은 제외한다.
7. 체모를 제거하는 기능을 가진 화장품. 다만 물리적으로 체모를 제거하는 제품은 제외한다.
8. 탈모 증상의 완화에 도움을 주는 화장품. 다만 코팅 등 물리적으로 모발을 굵게 보이게 하는 제품은 제외한다.
9. 여드름성 피부를 완화하는 데 도움을 주는 화장품. 다만 인체 세정용 제품류로 한정한다.
10. 아토피성 피부로 인한 건조함 등을 완화하는 데 도움을 주는 화장품
11. 튼살로 인한 붉은 선을 엷게 하는 데 도움을 주는 화장품

기능성화장품으로 고시된 성분

미백 고시 성분(함량)	주름개선 고시 성분(함량)
닥나무 추출물(2%)	레티놀(2,500IU/g)
알부틴(2%)	레티닐팔미테이트(10,000IU/g)
에칠아스코빌에텔(2%)	아데노신(0.04%)
유용성감초 추출물(0.05%)	폴리에톡실레이티드레틴아마이드(0.2%)
아스코빌글루코사이드(2%)	
마그네슘아스코빌포스페이트(3%)	

★ 식약처 자료 참조.

피부약 알고 바르나요?

약국에서 피부에 바르는 연고를 사 가면서도 정작 사용법을 몰라 오히려 피부가 손상되거나 효과를 아예 못 보는 경우가 있어서 안타까울 때가 많다. 설명서를 자세히 읽어보고 사용하라고 말하지만 글씨가 너무 작아서 자세히 읽기 어렵다고 한다. 보통 연고를 잘못 사용해서 부작용이 생기는 경우는 적용하는 방법이 틀렸거나 바르는 방법과 횟수를 지키지 않아서일 때가 많다. 연고는 피부약의 특성상 함유된 성분이 속피부에 직접적으로 영향을 주기 때문에 부작용이 생기지 않도록 사용법을 잘 지켜서 사용해야 한다.

어렵게 느껴질 수도 있는 피부약 이야기를 쓰는 이유는 약은 잘 알고 잘 썼을 때 비로소 약이 된다는 이야기를 하고 싶기 때문이다. 피부에 문제가 생겼을 때 병원에 갈 수 없는 경우 약국에서 사놓은 피부연고들을 올바르게 사용하길 바라는 마음으로 정리해보았다. 처방

전 없이 살 수 있는 약이라고 부작용이 없는 것은 아니니 사용량과 횟수를 잘 지키고 임의 사용은 일주일을 넘기지 않도록 하자.

속피부를 위해 알아야 할 피부약

스테로이드 단일성분(성분명 : 히드로코르티손 또는 길초산초산프레드니솔론)

히드로코르티손은 가장 순한 스테로이드로 처방 없이 구입이 가능하고 주로 얼굴이나 아기 피부에 나타나는 습진 피부염에 사용한다. 잘못된 화장품을 사용하거나 햇빛 등 외부 자극에 의해 가렵고 각질이 생기고 붉고 따갑고 화끈거리는 증상이 생겼을 때 피부의 열감을 식혀준 상태에서 1일 1~2회 발라준다. 태열, 아토피, 기저귀 발진, 침독 등과 같은 피부염, 벌레나 모기에 물렸을 때도 응급으로 사용할 수 있다. 수두 같은 바이러스 질환이나 곰팡이균 감염 우려가 있는 부위에는 사용하지 말아야 하며 2세 이하의 영유아에게 사용할 때는 사용하기 전 전문의와 상의해야 한다. 피부에 바를 때는 바르는 타입, 곧 로션인지 크림인지 또 어느 부위에 바를지에 따라 바르는 양을 조절해주어야 한다.(368~372쪽 '스테로이드 바르게 사용하세요' 참조)

항생제 단일성분(성분명 : 무피로신, 푸시딘산나트륨, 티로마이신)

가정상비약으로 가지고 있는 후시딘, 박트로반 등은 항생제 연고의 종류들이다. 항생제는 피부에 상처가 났는데 물이 들어가 욱신거리거나 종기처럼 노랗게 곪아서 덧나려고 할 때 세균 감염을 막아 상처가 덧나지 않도록 치료하는 역할을 한다. 티로마이신 성분의 겔은 입술 포진이 터진 상태나 입술 양쪽이 찢어져서 입을 벌릴 때마다 아프고 피가 날 때 발라줄 수 있다. 상처 부위에 부분적으로만 사용하고 약물이 눈이나 입, 코 점막 등에 들어가지 않도록 주의하자. 간혹 바른 부위가 부어오르거나 가렵고 알레르기 반응이 나타날 수 있는데 이때는 즉시 물로 씻어주고 가까운 약국에 문의하면 필요한 조언을 들을 수 있다.

스테로이드와 항생제 복합성분(성분명 : 베타메타손＋겐타마이신)

스테로이드와 항생제가 복합 처방된 크림 타입으로 제약 회사마다 다양한 이름으로 나온다. 집집마다 하나씩은 있을 만한 광범위 피부질환에 사용하는 치료제로 앞에서 설명한 스테로이드와 항생제가 같이 들어 있어 긁어서 딱지가 생기고 진물 나고 가렵고 부어오르는 습진이나 아토피 피부염의 증상을 가라앉히는 치료제로 사용된다. 처방 없이 구입이 가능하지만 스테로이드에 대한 약물 의존도가 나타날 수 있으므로 얼굴 부위에 장기간 바르지 말아야 하며 급성으로 심해진 피부질환에 단기간 사용하기를 권한다.

스테로이드와 항히스타민 복합성분(성분명 : 히드로코르티손＋디펜히드라민염산염＋산화아연)

순한 등급의 스테로이드와 가려움을 진정시키는 항히스타민제, 수렴·진정 작용을 하는 산화아연이 함께 들어 있는 연고다. 복잡한 성분까지 꼭 알아야 할 필요는 없다. 하지만 사놓고 얼마 되지 않아 약통에 들어간 연고들은 언제 바르는지 잘 몰라서 잘못 사용하는 경우가 종종 생긴다. 예를 들어 아기 때문에 사놓은 연고를 입술에 물집이 있는 아빠에게 발라준다든가 가렵다고 무좀이 있는 발에 발라주는 것 등이 가정에서 잘못 사용하는 사례다. 염증이 심하지 않은 부위의 짓무름이나 가려움, 땀띠, 두드러기 등에 사용할 수 있지만 물집이 잡히는 수두 바이러스 질환이나 곰팡이균에 의한 질환, 상처가 심해 농이 잡힌 피부에는 사용하지 말아야 한다.

스테로이드와 항진균 복합성분(성분명 : 히드로코르티손+클로트리마졸)

곰팡이균 감염이 의심되는 피부염증에 사용하는 크림으로 아기에게는 기저귀 발진이 심한 부위에 소량씩 사용할 수 있다. 기저귀가 닿는 부위에 바를 때는 바른 후 기저귀로 밀폐되면 약물 흡수율이 높아질 수 있으므로 조금씩만 발라주고 상태가 좋아지면 사용 횟수와 바르는 양을 서서히 줄여가는 것이 좋다. 넓은 부위에 장기간 사용하는 것은 바람직하지 않다.

보습제(성분명 : D-판테놀)

기저귀 발진 크림으로 잘 알려진 이 연고는 프로비타민 B_5라고도 하는데 바르면 피부 속에서 비타민 B_5(판토텐산)로 변하여 새살을 돋아나게 하는 역할을 한다. 주로 심하지 않은 기저귀 발진 부위나 햇빛에 그을린 가벼운 일광 화상 부위에도 사용할 수 있고 가벼운 상처나 유두 균열 등 보습이 필요한 피부에 보조 치료제로 사용한다.

바셀린(성분명 : 페트로라툼 젤리)

석유에서 정제한 백색 또는 황색 젤리 형태의 파라핀 화합물로 가벼운 화상이나 피부상처 치료에 사용한다. 바셀린은 자체가 보습성분은 아니지만 상처나 튼살 부위를 바셀린으로 밀폐해주면 내 피부가 가지고 있는 수분을 외부 환경으로부터 보존하여 피부가 스스로 회복할 수 있도록 해주는 제품이다.

칼라민 로션(성분명 : 징크옥사이드)

핑크색 현탁액으로 진정효과가 있어서 벌레에 물렸을 때, 땀띠나 수두처럼 따갑고 가려운 부위에 발라주면 시원한 느낌과 함께 가려움이 진정된다. 짓무름이 심하거나 화상 상처 부위에는 사용하지 말아야 하며 사용하기 전 흔들어주어야 한다.

스테로이드 corticosteroid 바르게 사용하세요

스테로이드는 우리 몸에서 분비되는 호르몬이다. 콩팥 위의 부신피질에서 분비되기 때문에 스테로이드를 부신피질 호르몬이라고도 한다. 이른 아침에 최고로 높아져 하루를 활기차게 시작하게 해주고 오후가 되면 서서히 줄어들어 새벽이 되면 분비량이 최저가 되면서 휴식을 취하게 된다.

스테로이드는 인체에서 혈압과 혈당을 조절하고 피부에 염증과 알레르기 반응을 조절하는 등 인체에서 중요한 역할을 하는 호르몬이다. 특히 스트레스를 받으면 코르티솔이라는 스테로이드 호르몬이 분비되어 스트레스 상황을 극복할 수 있게 돕는데 지나치게 힘든 상황이 계속되거나 오랜 기간 스트레스 상황에 놓이면 부신의 기능이 균형을 잃어 피부에 트러블뿐 아니라 몸 전체의 면역기능도 떨어지게 된다.

약으로 만든 스테로이드는 강력한 염증 치료제로 사용하는데 여러 심각한 부작용이 있는데도 현재까지 피부질환을 치료하는 데 없어서는 안 될 중요한 역할을 하는 약물이다. 따라서 먹는 약은 물론이고 바르는 피부약 중 중간 등급 이상의 스테로이드는 모두 전문의의 진단으로 약이 처방된다. 피부질환으로 처방을 받았다면 처방받은 피부외용제가 어떤 등급의 스테로이드인지 정도는 병원이나 약국에서 꼭 물어보자.

스테로이드는 혈관을 수축하여 피부의 염증과 가려움, 붉음증을 가라앉히는데 스테로이드의 등급은 혈관 수축이 강한 등급부터 약한 등급까지 대략 7단계로 분류된다. 간혹 약국에서 광범위 피부질환 크림을 찾는 고객 중에 얼굴에 각질이 있고 모공이 확장되어 붉게 보이는 사람을 보는데 처음부터 얼굴에 강한 스테로이드를 사용해 혈관이 수축되면서 반동현상으로 피부에 모세혈관이 더 많이 만들어지는 부작용이 나타나는 경우다.

스테로이드는 염증성 피부질환을 치료하는 약으로서 올바르게 사용했을 때 최적의 치료효과를 얻을 수 있다. 스테로이드는 '어디에, 어떤 목적으로, 어떻게, 어느 정도' 바를 것인지 잘 알고 사용해야 부작용을 줄일 수 있다.

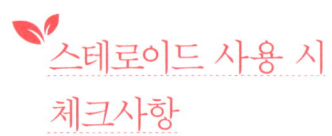

스테로이드 사용 시 체크사항

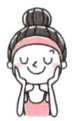

1. **스테로이드 약의 강도를 확인하자. 누가 사용할 것인가?**

   영·유아의 피부는 얇고, 흡수율도 성인의 3배가량 높다. 의사의 진단으로 아기에게 안전한 등급의 스테로이드를 처방받아 사용하자. 제일 순한 등급은 히드로코르티손 1% 로션이다.

2. **어디에 바를 것인가?**

   피부 부위마다 흡수율이 다르다. 흡수율은 생식기 〉 눈 주위 〉 얼굴 〉 두피 〉 팔·다리 〉 손·발바닥 순으로 높다.

3. **어느 정도의 양을 발라야 할까?**

   (371쪽 '스테로이드 연고 올바르게 바르는 법' 참조)

4. **같은 스테로이드 약인데 연고, 크림, 용액이 있다. 뭐가 다를까?**

   같은 스테로이드 성분의 연고라도 제형에 따라 강도가 다르다. 연고 〉 크림 〉 겔 〉 로션 〉 용액 순으로 강도가 강하다. 두피에는 주로 용액이, 얼굴에는 로션이 처방되고, 국소적으로 심한 부위에는 연고나 크림이 처방된다.

스테로이드 연고는 어떻게 사용할까요?

스테로이드 외용제를 처방받았다면 증상이 개선될 때까지 하루 2회 아침저녁으로 환부에 발라준다. 샤워는 미지근한 물로 마무리해주고 물기를 가볍게 닦아낸 후 환부에 약을 먼저 발라준다. 보습제를 함께 사용할 때 보습제는 환부를 피해서 샤워 후 3분 이내로 발라주는 것이 좋다. 증상이 개선되면 저녁에만 1회로 횟수를 줄인다. 건조함이 심해지면 가려움과 증상이 재발할 수 있으므로 보습제를 함께 사용하는 것이 좋다. 아토피 질환은 재발할 가능성이 매우 높으므로 전문의와 상의하여 투여기간을 정하자.

스테로이드 연고 올바르게 바르는 법

'아기에게는 조금만 바르세요.'라고 하는데 조금이 대체 어느 정도를 말하는 걸까? 기준은 검지 한마디 길이에 연고를 짰을 때 양을 1단위 (0.5g)로 정해서 사용하면 된다. 6개월 미만의 아기에게는 다음 스테로이드 적용 기준표의 바르는 부위 두 곳을 합한 양이 1단위를 넘지 않도록 하자.

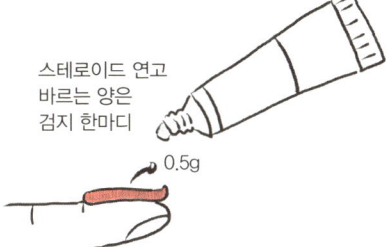

스테로이드 연고 바르는 양은 검지 한마디 0.5g

연령별 스테로이드 적용 기준표

연령	바르는 부위	바르는 양
3~6개월	얼굴과 목 전체	1단위(0.5g)
	팔과 손 전체	1단위(0.5g)
	다리와 발 전체	1단위(0.5g)
	가슴과 배 부위	1단위(0.5g)
	등과 엉덩이 부위	1.5단위(0.75g)
1~2세 소아	얼굴과 목 전체	1.5단위(0.75g)
	팔과 손 전체	1.5단위(0.75g)
	다리와 발 전체	2단위(1g)
	가슴과 배 부위	2단위(1g)
	등과 엉덩이 부위	3단위(1.5g)
3~5세 소아	얼굴과 목 전체	1.5단위(0.75g)
	팔과 손 전체	2단위(1g)
	다리와 발 전체	3단위(1.5g)
	가슴과 배 부위	3단위(1.5g)
	등과 엉덩이 부위	3.5단위(1.75g)
6~10세 어린이	얼굴과 목 전체	2단위(1g)
	팔과 손 전체	2.5단위(1.25g)
	다리와 발 전체	4.5단위(2.25g)
	가슴과 배 부위	3.5단위(1.75g)
	등과 엉덩이 부위	5단위(2.5g)

★ Adapted from Long CC, Mills CM, Finaly AY : Br J Dermatol 1998;138:293-6

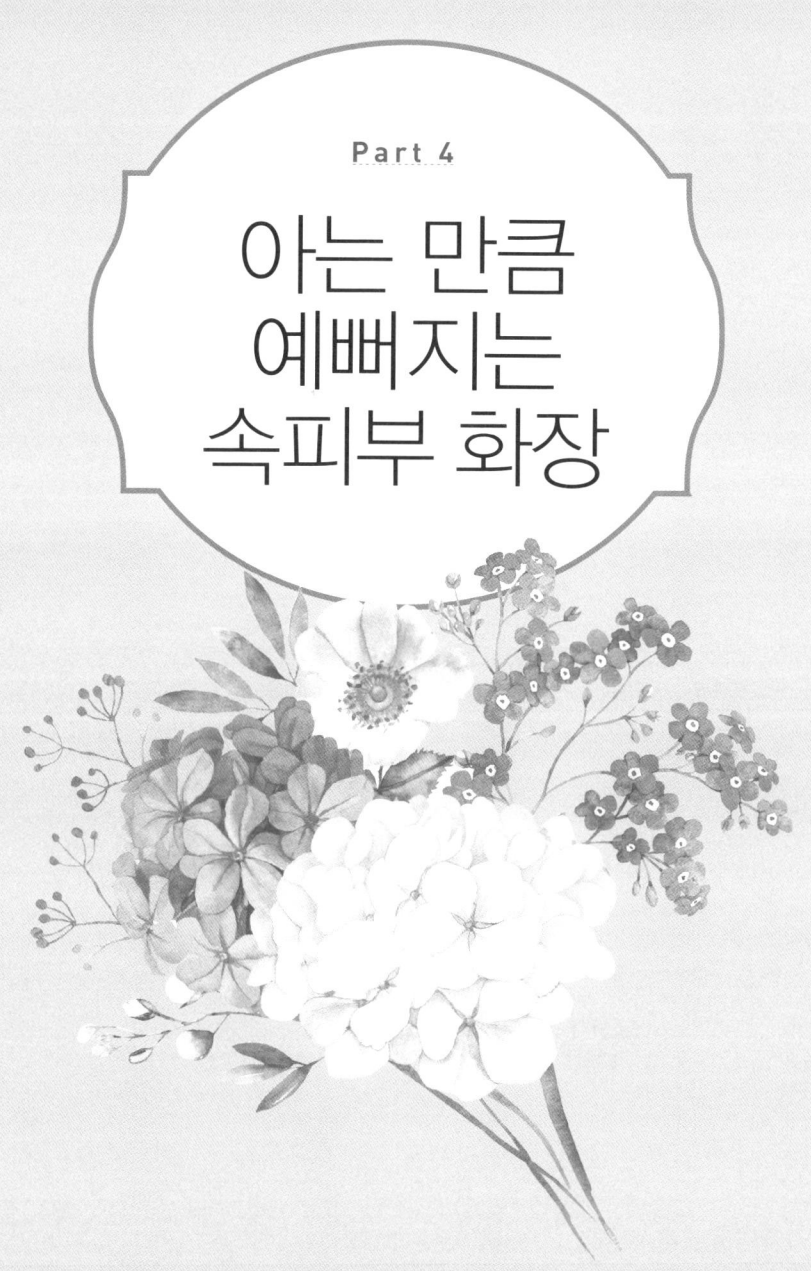

Part 4

아는 만큼 예뻐지는 속피부 화장

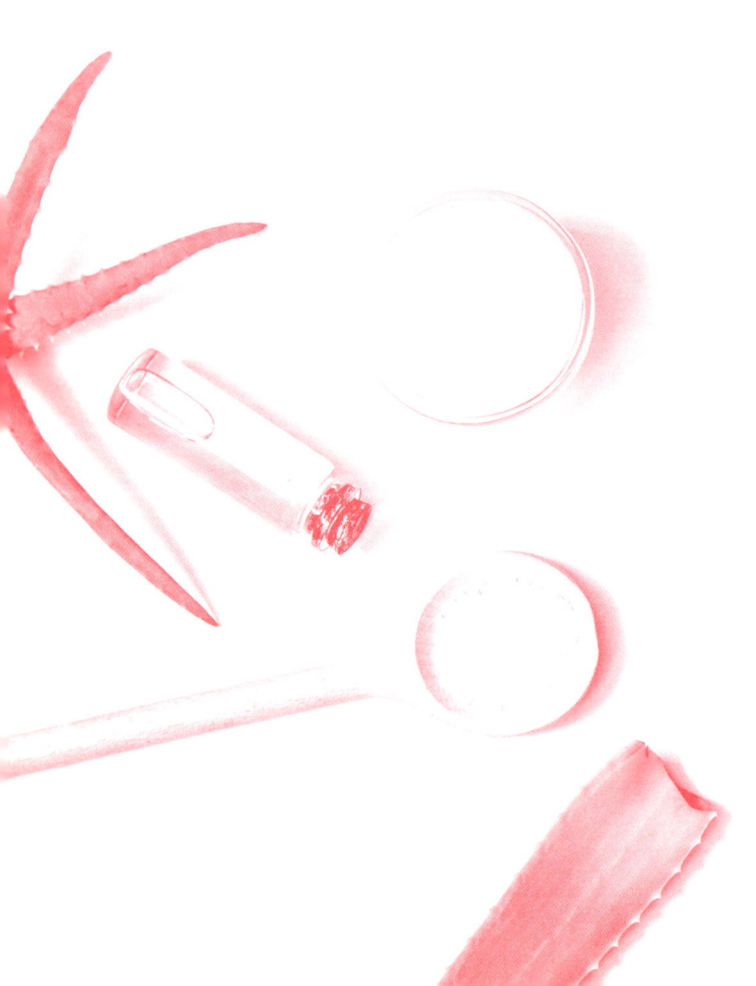

면역력이 무너지면 속피부가 아파요

면역력이 무너지자 아토피가 찾아오다

15년 전 직장생활을 할 때 2~3일 밤샘은 기본이고 라면으로 끼니를 때우는 일이 허다했다. 불규칙한 생활을 2년 정도 하자 몸에 활력이 없고 눈에 띄게 허약해졌다. 손으로 피부를 만지면 금방 빨개지고 작은 자극에도 피부 트러블이 생기곤 했다. 특정 화장품을 쓰거나 뭘 잘못 먹으면 피부발진 같은 이상반응도 겪었고, 아토피라는 불청객까지 찾아왔다. 한의원에 가서 진단을 받으니 20대 몸인데 60대의 맥이 잡힌다고 했다. 충격적이었다.

밤에는 무의식중에 환부를 긁어서 아침에는 손톱에 핏자국이 남아있기도 했다. 화학물질에 대한 알레르기 반응이 너무 커서 결국은 즐겨 쓰던 화장품을 버리기까지 했다. 상황이 이 정도 되니 다니던 직장을 그만둘 수밖에 없었다. 아침 정시에 출근하고 정시에 퇴근해서 저녁밥을 집에서 먹을 수 있는 직장이 간절했다. 참으로 신기한 것은 제때 자고 제때 일어나 제 시간에 제대로 된 식사를 하자 6개월 만에 나를 그토록 괴롭히던 아토피가 사라지기 시작했다. 자주 먹던 메뉴는 된장과 쌈 채소였다. 1년이 지나자 언제 그랬냐는 듯이 아토피가 사라졌다.

면역력이 떨어지면 얼마나 무서운 병이 찾아오는지 새삼 깨달은 계기였다. 규칙적인 생활, 건강한 음식, 건강한 습관으로 몸의 면역력을 높여야 질병에서 자유로울 수 있다는 것은 아무리 강조해도 지나치지 않다.

극심한 피로가 건선을 일으킨다

어느 날 한 고객이 피부관리실을 찾아와서는 얼굴을 봐달라고 요청했다. 피부가 온통 각질로 덮여 있었고 목까지 올라온 붉은 염증에다 가려움으로 힘들다고 했다. 병원에서 건선이라 진단했는데 처방받은 약이 잘 듣지 않는다고 했다. 우선은 충분한 수분 섭취와 피부 보습, 진정관리를 해주라고 권했다. 피부에 대한 조언으로 시작한 상담은 고객의 생활습관에 대한 상담으로 이어졌다. 자격증 준비로 극심한 스트레스에 시달려 숙면을 취하지 못한 것과 전반적인 체력 저하가 원인이었다. 상담을 진행하고 6개월이 지나자 고객의 피부가 몰라보게 건강해지고 정신적으로도 자신감을 얻어 밝아진 모습이었다.

몸의 면역력이 저하되면 신진대사에 빨간 불이 켜지면서 그 여파가 피부에 그대로 나타난다. 그러므로 생활패턴을 돌아보고 심신을 안정시키면서 몸관리와 함께 피부관리를 세심하게 해나가야 한다. 한번 나빠지면 회복하는 데에는 시간과 노력이 몇 배나 든다.

과도한 스트레스로 피부에 주사가 생기다

2년 전 얼굴 전체에 심한 각질과 안면홍조, 농포가 생겨 피부과에서 지루성 피부염 진단을 받았다. 스테로이드와 항생제, 항히스타민제를 처방받았다. 먹을 때는 완전히 호전되었으나 스테로이드를 끊으면 더 심해지기를 반복하여 끝내는 10년을 다니던 직장도 나갈 수가 없게 되었다.

개인적으로 심한 스트레스를 받는 시기이기도 했다. 좋았던 피부가 온통 붉고 열감으로 농이 심하게 올라왔다. 당김과 각질까지 심해져 우울증까지 와서 외출할 수 없을 정도로 심각했다. 결국 종합병원에서 주사 rosacea (얼굴에 심한 열감과 부종, 붉어짐, 염증성 구진과 고름 등이 생기는 만성질환) 진단을 받고 여드름 치료에 사용하는 레티노이드를 처방받아 복용하게 되었다. 완치되기 쉽지 않은 질환이지만 1년 넘게 집에서 쉬면서 서서히 피부 건강을 되찾을 수 있었다. 스트레스는 모든 질병의 근원으로 결국 피부 면역력까지 무너뜨린다는 점을 명심하자.

피부는 면역 거울

피부가 안 좋다고 하면 당장 어떤 화장품을 쓰면서 관리는 어떻게 해야 하는지 고민하는 경우가 많다. 잠도 못 자고 몸의 면역력이 떨어져서 아프게 되면 아무리 수분팩을 한다 한들 피부가 고와 보일 리가 없다. 이는 몸의 면역력이 몸의 다양한 기능과 연관되어 있으며 피부는 면역력을 보여주는 거울 같은 것이기 때문이다.

피부가 안 좋아서 고민이라며 적당한 세안제와 보습제를 추천해달라고 찾아오는 사람이 많다. 그렇게 찾아오는 사람 중 대부분의 생활 패턴이 비슷해서 어김없이 한 번씩 되물어본다. 혹시 잠은 잘 자는지, 근무시간대는 일정한지, 식사는 잘 하는지, 스트레스 관리는 잘 하는지 물으면 대부분 "아니요."라고 대답한다.

10여 년간 많은 사람을 만나보았지만 잘 먹고, 잘 자고, 잘 싸면 대부분 피부도 건강하다. 기본적인 생활습관만 유지하면 피부를 건강하

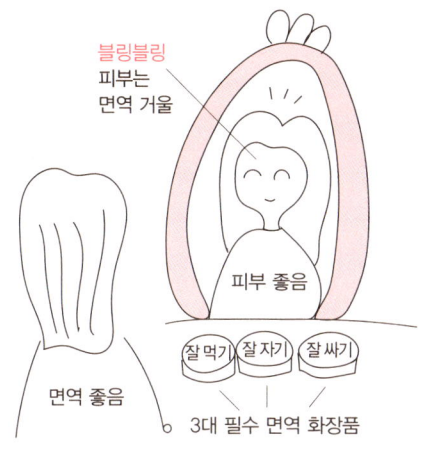

게 지킬 수 있다. 몸이 피곤하고 건강하지 않은데 피부만 건강하고 윤기나지는 않는다.

지금은 수명을 다해서 저 먼 세상으로 먼저 보냈지만 집에서 키우던 반려견이 있었다. 이름은 뽀삐인데 아파서 몸이 안 좋으면 항상 코가 말라 있었다.

인간도 마찬가지다. 몸이 아프고 피곤해지면 세포대사를 돕는 혈액순환과 림프순환 등 몸의 전체적인 순환 시스템이 깨지면서 피부에 염증이 생기거나 입술이 마르고 건조해지며 머릿결이나 손발톱도 거칠어진다. 몸의 면역을 높여서 회복된다면 피부도 건강해지지만 그렇지 않다면 피부는 몸속 건강을 그대로 피부에 보여준다.

우리가 보통 입안이 헐거나 입술에 물집이 잡히면 '피곤했구나.'라고 생각할 정도로 건강과 피부와 관계는 생활 속에서 밀접하게 나타난다. 눈에 나는 다래끼나 손가락에 물집이 잡히고 가려운 한포진 같은 질환도 면역력이 낮아지면서 피부에 나타나는 현상이다. 이러한 피부질환이 찾아왔다면 몸속 면역력을 돌봐야 한다.

몸에 감기 바이러스라도 침투하면 싸울 수 있는 항체를 만들어 우리 몸을 지키는 시스템이 바로 면역이다. 몸속 면역력이 깨지면 몸을 넓게 싸고 있는 피부는 대사기능이 떨어져 수분과 피지를 잘 만들어 내지 못해서 외부 보호막 역할을 제대로 하지 못하게 된다.

특정 바이러스에 대한 면역력이 있는지는 바이러스에 대항할 수 있는 항체 여부를 측정하는 피검사로 알 수 있다. 하지만 모든 질병에 대한 면역력이 있는지 알 수는 없다. 다만 대부분의 피부질환이 몸의 면역력이 떨어지면 나타나기 때문에 몸의 건강상태는 곧 피부의 건강으로 이어진다.

내 몸의 면역을 지키기 위해 올바른 생활습관을 유지하도록 노력해야 한다. 예를 들어 아토피 같은 경우라면 더욱 면역력을 개선해야 한다. 몸이라는 것이 한 번에 면역을 올릴 수 있는 방법은 없다. 현재 면역력을 해치는 생활습관을 차근차근 고쳐나가서 올바른 생활습관을 유지해야 한다.

'면역력을 높여야 한다. 면역력이 중요하다.'라고 하는데 과연 면역력이 무엇일까?

면역력은 림프구 같은 면역세포뿐 아니라 체력을 동반해서 어떤 병원체가 몸에 들어왔을 때 대항할 수 있는 힘이라고 할 수 있다. 몸속 면역력의 힘이 세지면 피부 면역력의 힘도 강해진다. 병원균은 호시탐탐 우리 몸속으로 들어오려고 상처나 눈, 코 등의 점막으로 침입하려고 한다. 몸의 면역 시스템은 이물질을 구별해서 없애고 이물질의 정보를 전달해서 항체를 만들어 면역력을 높이는 역할을 한다.

우리 몸의 면역은 자연적으로 방어할 수 있는 자연면역 시스템과 연습을 통해서 공격력을 높이고 무기를 만들 수 있는 획득면역 시스템의 이중 면역 시스템을 가지고 있다. 외부의 병원균에 늘 노출되어 있는 피부는 물리적으로 병원균을 차단해주는 1차 면역 시스템으로 자연면역을 위해 건강하게 유지해야 한다.

표피의 세포를 만들어내는 기저층의 바로 위에는 면역세포인 랑게르한스세포가 존재한다. 랑게르한스세포는 겉피부에 묻은 이물질인 항원이 피부 속으로 침투하려 할 때 이물질에 대한 정보를 림프구에 전달해주는 중요한 역할을 하는 면역세포다.

이물질이 몸속으로 들어오면 공격력 높은 항체를 만들거나 병원균에 감염된 세포를 파괴하는 세포를 만들어서 몸을 지킨다. 이러한 방법이 획득면역 시스템으로 이물질을 공격하기 위해 강한 공격력을 가진 항체를 만들어서 수시로 침입하는 이물질을 효과적으로 파괴하게 된다. 몸속 면역력의 힘이 세진다는 것은 피부의 방어력이 강해진다는 것을 의미한다.

피부면역 시스템

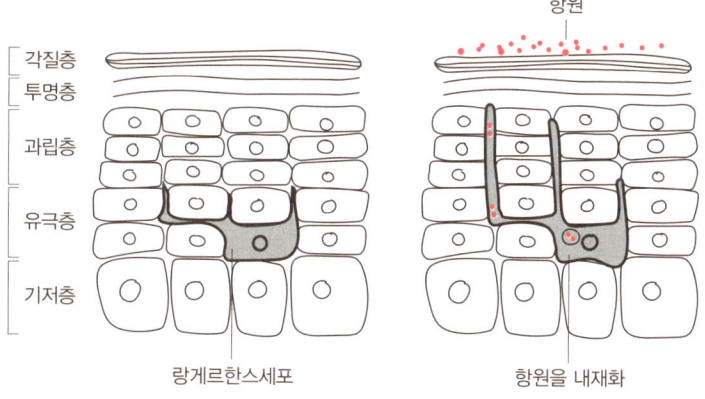

랑게르한스세포는 이물질을 항원으로 인식하여 피부의 면역을 지켜준다.

생활습관만 바꿔도 면역력은 껑충!

면역 시스템은 몸의 면역세포의 기능에 의해 좌우된다. 그러나 나이가 들면 면역세포의 기능이 떨어지고 면역세포 또한 적게 만들어지면서 면역을 수행할 수 있는 능력이 떨어진다.

나이가 들면 면역세포인 미성숙한 T세포를 뽑아서 성숙시키고 내보내는 가슴샘(흉선thymus gland)이 작아진다. 가슴샘은 40세가 넘어가면서 약 10분의 1 크기로 작아지고 70세가 되면 거의 사라진다. 가슴샘이 줄어든다는 것은 적과 싸울 군사를 뽑아서 훈련시키고 내보낼 수 있는 군대가 사라지는 것과 마찬가지다. 몸 건강을 지키는 군사가 줄어들면 많은 질병에 노출되기 쉽다. 가슴샘이 줄어들면 좋은 면역세포가 잘 만들어지지 않게 되고, 이럴 경우 해로운 이물질이 피부에 침투해도 스스로 인식하지 못한다. 심지어 면역세포가 자기 자신을 공격할 수도 있다. 면역세포의 양이 줄어드는 데다가 가슴샘까지 줄어드니 엎친 데 덮친 격이다.

나이가 한 살 한 살 늘어갈수록 피부 속 면역력은 떨어지고 수분이 부족해지면서 세포막 사이의 벌어진 작은 틈으로 외부의 이물질이 침입하기 쉬운 상태가 된다. 피부면역을 높이려면 우선되어야 할 것은 피부 속 수분을 유지하는 것이다.

면역력을 높이기 위해 가슴샘을 크게 할 수는 없지만 생활 속에서 면역력을 높이는 생활습관을 길러 피부 건강을 유지하자.

좋은 습관으로 속피부에 면역을 길러주세요

세포의 기능이 좋은 사람은 제일 먼저 피부 톤이 고르고 윤기가 나는 혈색으로 건강미가 드러난다. 화장을 해서 아름다워 보이는 혈색과는 다른 것이다. 알레르기나 피부염증이 자주 생긴다면 그리고 계속 반복된다면 세포의 기능이 떨어졌다는 신호라고 생각해야 한다. 피부세포는 알레르기나 자극반응을 기억하기 때문에 면역이 약해진 상태일 때 나타났던 염증반응이 다시 비슷한 환경이 되었을 때 나타날 수 있다. 따라서 피부질환이 있을 때, 특히 만성질환일 경우는 더욱더 피부에 나타난 증상만을 생각할 것이 아니라 세포의 기능을 개선하기 위한 노력을 함께 해야 한다. 다음은 세포의 기능을 좋아지게 하는 방법이다.

기초 체력을 유지한다

자신에게 맞는 운동을 정해서 꾸준히 해보자. 많은 연구논문에서 일주일에 5일 매일 30분씩 빠르게 걷는 운동이 건강의 비결이라고 한다. 폐경 이후 여성은 여성호르몬이 감소하면서 복부에 지방이 쌓이기 쉽고 체중이 증가하면서 당뇨 같은 대사질환이 생길 수 있다. 중년 이후에는 무엇보다 근력 강화 위주의 운동을 해서 기초대사량을 끌어올려 살찌는 체질이 되지 않게 몸을 만드는 것이 좋다. 늘어난 체중으로 달라진 외모는 중년기 이후 여성에게 낮은 자존감을 줄 수 있기 때문에 정신건강을 위해서도 건강한 체력을 유지하는 것이 중요하다.

충분한 수면을 취한다

수면은 생체 리듬을 회복해 세포재생과 몸의 면역력을 높여준다. 낮에 햇빛을 받으면 세로토닌 호르몬이 분비되고, 몸속에 머문 세로토닌은 뇌의 생체 리듬 사이클에 맞추어 밤이 되면 숙면을 취할 수 있는 멜라토닌으로 전환된다. 멜라토닌은 숙면을 돕는 역할 외에도 자는 동안 뇌와 심장 등 혈액을 통해 세포 사이를 돌며 몸속의 활성산소를 억제하여 면역을 지켜주는 호르몬이다. 나이 들수록 면역력이 약해지고 잠이 없어진다는 이유도 노화로 멜라토닌 분비가 줄어들기 때문이다. 멜라토닌이 잘 만들어지기 위해서는 세로토닌 합성의 전구물질인 트립토판이 풍부한 우유나 콩 단백질과 비타민을 섭취하고 햇빛을 충분히 쬐며 잘 때 침실 등은 어둡게 소등해주는 것이 좋다.

스트레스를 관리한다

마틴 셀리그만은 《긍정 심리학》에서 "행복이란 바이올린 연주나 자전거 타기처럼 꾸준히 연습하면 얻어질 수 있다."고 했다. 행복해서 웃는 것이 아니라 웃다 보면 행복해진다는 말이 있다. 힘들 때일수록 웃는 연습을 해보자.

심한 스트레스는 면역세포의 활동을 떨어뜨리고 질병에 노출되기 쉬우므로 적절한 해소법을 찾아야 한다. 명상이나 호흡법 같은 수련을 해보는 것도 좋고 마음을 나눌 수 있는 지인들을 만나 시간을 함께 보내는 것도 좋다. 각자 자신에게 적합한 해소 방법을 찾아서 스트레스로 내 몸이 다치지 않도록 노력하자. 지금 나에게 닥친 일이 나의 노력으로 해결되는 일이 아니라면 이 또한 지나가리라 하는 마음을 가져보자.

나쁜 식습관을 고친다

균형 잡힌 식습관을 갖는 것은 건강을 지키는 방법이다. 올바른 식습관이란 하루에 성인 기준에 맞는 에너지 필요량(여성 기준 : 1,600~1,900kcal/일)을 탄수화물, 지방, 단백질, 비타민과 무기질, 식이섬유가 골고루 함유된 식사로 섭취하는 것이다. 국민건강영양조사의 자료에 따르면 노인으로 갈수록 단백질과 비타민, 무기질의 섭취량이 부족한 것으로 나타났다.

세포가 건강하고 원활한 대사활동을 하기 위해서 균형 잡힌 영양소 공급이 필요하다. 피부세포가 건강하기 위해서는 양질의 단백질과 신선한 과일과 야채를 먹는 식습관을 가져야 한다. 인스턴트 음식을 신선식품으로 대체해보자. 특히 람노서스유산균이 함유된 유산균 제품과 필수지방산이 풍부한 오메가 3는 피부면역에 도움이 되는 좋은 영양소다.

수면의 질을 높인다

늦어도 피부세포가 재생되는 밤 11시~새벽 1시 사이에는 수면을 취한다. 아침에 햇빛 산책을 통해서 세로토닌이 몸속에 만들어지면 밤에는 세로토닌이 멜라토닌으로 전환되어 숙면을 취할 수 있게 된다. 하루 15분 정도 햇빛을 통해 세로토닌을 만들어보자. 메코발라민(활성형 비타민 B_{12})이 함유된 비타민은 수면의 질을 개선하는 데 도움이 될 수 있다.

독소 유발 인자를 줄인다

잦은 음주와 흡연은 세포를 노화시키고 모세혈관을 확장시켜 피부의 면역을 떨어뜨린다. 명상을 하거나 가벼운 산책을 늘려서 세포의 면역을 키워보자.

지금 먹는 음식이 1분 후 당신의 피부가 된다면?

 탄력 있는 피부를 갖고 싶다면 피부 속 세포를 탄력 있게 해주어야 한다. 피부는 몸속에서 영양소를 이용해 만들어지는 만큼 음식의 중요성은 강조하고 또 강조해도 지나치지 않다.
 '당신의 몸은 당신이 먹은 음식으로 이루어졌다.'라는 말이 있다. 음식의 영양소가 대사되어 몸을 구성하는 다양한 세포로 재구성되기 때문이다. 피부 또한 세포로 이루어져 있으니 '당신의 피부도 당신이 먹은 음식으로 이루어져 있다.'라고 하면 틀린 말이 아니다.
 결국 피부 건강도 매일 먹은 음식에 의해 좌우된다는 뜻이다. 요즘은 TV에 음식을 주제로 다룬 프로그램들이 넘쳐나는 만큼 음식에 대한 관심도 높다. 음식은 피부를 이루는 세포를 구성하는 데 반드시 필요하고, 맛있는 음식을 보면 식욕을 느끼고 음식을 먹게 된다. 먹은 음식은 대사되어 우리 몸을 구성하는 데 필요한 다양한 형태로 쓰인다. 그중 피부도 예외일 수 없다. 음식을 먹는다는 것은 속피부를 건강한 세포로 채우는 일이다.

우리가 먹는 음식의 영양소는 탄수화물, 단백질, 지방, 비타민, 미네랄 등 5가지 종류로 구분할 수 있다. 그중 한 가지라도 공급받기 어렵다면 피부에 이상이 나타난다. 잠을 자는 동안에도 피부 속에서는 끊임없이 세포활동이 일어나며 이 활동에는 반드시 영양소가 필요하기 때문이다. 살을 빼기 위해 무리하게 굶는 다이어트나 원푸드 다이어트를 할 경우 살은 빠질 수 있어도 속피부를 이루는 세포를 굶기는 행동이다.

우리가 먹는 음식은 우리 몸이 흡수하기 어려울 정도로 크기 때문에 잘게 부숴서 흡수하기 좋은 형태로 따로따로 분해하는 과정이 이루어진다. 이 과정이 소화가 되는 과정이다. 음식은 위에서 잘게 으깨지고 십이지장으로 이동하면 췌장에서 분비된 이자액이 탄수화물, 단백질, 지방을 분해한다. 분해된 영양소는 소장 내벽에 있는 융털 표면의 세포가 흡수한다. 융털 표면에는 미세융털이 돋아나 있는데 그만큼 표면적이 넓어져서 영양소를 흡수하는 데 효과적이다. 융털 표면적을 다 더하면 테니스코트를 덮을 수 있는 면적으로 영양소의 흡수율을 높이기 위해 최적화되어 있다.

음식물 중 탄수화물은 1개의 당으로 쪼개지고, 단백질은 1~3개의 아미노산으로 분해된 뒤 흡수된다. 지방은 지방분해 효소인 리파아제lipase에 의해 지방산과 글리세롤로 분해되어 소장의 융모로 흡수된다. 기름에 잘 녹는 비타민 종류는 림프액에 섞여서 림프관을 먼저 흐르다가 혈관으로 들어가 온몸을 돌게 되고 다른 영양소는 혈관을 타고 온몸을 돈다.

영양소들은 잘게 부서지면 각 기관에 필요한 재료로 사용되거나 새로운 기관을 구성하는 세포가 만들어지는 것을 돕기도 한다. 또한 세포 안의 에너지 공장이라 부르는 미토콘드리아^{mitochondria}에서는 탄소를 가진 화합물과 산소를 이용해 세포의 에너지 저장단위인 ATP^{Adenosine Tri-Phosphate}를 만들어내는 중요한 대사작용이 이루어진다.

우리가 먹은 음식물 분자는 미토콘드리아 내의 세포 내 물질대사의 주된 경로인 TCA 회로^{Tricarboxylic Acid Cycle}를 거치면서 ATP를 생성하게 된다. 이 회로는 구연산이 만들어지면서 시작되며 여러 효소의 도움을 받아 여러 단계의 산화과정을 거치며 옥살아세트산이 된다. TCA 회로는 둥글게 도는 대관람차 놀이기구처럼 몸속을 돌면서 물과 이산화탄소로 분해되며 38분자의 ATP를 만들게 되는 셈이다. 이러한 과정은 고등동물이 생명을 유지하기 위해 에너지를 저장해서 쉽게 꺼내 쓸 수 있도록 큰 에너지를 작은 에너지 단위로 쪼개서 저장하는 과정이라고 볼 수 있다. 10만 원짜리 수표를 TCA 회로를 통과시켜서 작은 단위의 화폐로 쪼개 지갑에 저장해놓았다가 급할 때 쓰기 편하게 하는 것과 비슷하다. 미토콘드리아에서 만들어지는 에너지는 피부 속 신경 자극에 필요한 전기에너지로 사용된다. 또 근육을 수축하는 데 필요한 에너지로 사용되기도 하고 체온을 유지할 수 있도록 열에너지로 쓰이기도 한다.

미토콘드리아 내의 TCA 회로는 미생물에서도 관찰되며 이러한 과정을 응용한 대표적인 음식이 발효식품이다. 발효식품은 균이 포도당을 대사하면서 TCA 회로의 생성물이나 중간 단계의 것으로 만들어지며, 발효 원리는 맥주뿐 아니라 다양한 식초 만들기에 응용되고 있다. 다양한 유기산이 몸에서 합성되지만 식품으로 섭취하는 것도 피로회복이나 피부재생에 도움이 된다는 연구가 많이 나오고 있다.

유기산은 동식물을 포함한 자연계에서 생성되는 산성을 가진 유기화합물을 총칭해서 말하며 탄소, 수소, 산소, 황을 포함하며, 대부분 약산성을 띤다. 유기산에는 폴리페놀이나 플라보노이드가 풍부해 체내 활성산소를 저해하거나 항산화 기능을 높여주는 데도 효능이 있다. 그중 구연산은 피로물질을 씻어내는 능력이 포도당의 10배에 달한다. 과일 주스나 특히 발효한 매실, 오미자, 산수유, 흑초 등과 같은 식품에는 천연유기산과 필수아미노산이 풍부하여 상처가 난 피부의 재생을 돕거나 피부 점막에 영양을 공급하여 피부의 신진대사를 좋게 하는 등 기미, 주름, 건조증을 예방하고 피부를 유연하게 해준다. 또한 유기산은 근육의 젖산 분해를 돕고, 장내 pH를 조절하여 소화력을 도와 몸의 면역을 증진하는 기능을 한다.

우리가 흔히 알고 있는 식초의 아세트산, 발효우유의 젖산, 포도의 주석산, 사과의 말릭산, 호박의 증류과정이나 세균의 발효과정으로 얻을 수 있는 호박산(숙신산) 등이 대표적인 유기산의 종류다. 대부분의 유기산은 주로 시원한 감칠맛을 내는 조미료로 사용한다. 건강한 속피부를 위해 합성식초 대신 유기산이 풍부한 발효식초를 음식에 가미해서 먹는 것이 좋다.

내 피부의 건강을 근본적으로 결정하는 것은 오늘 내가 먹은 음식이다. 어떤 음식을 선택해서 먹을지는 바로 자신이 결정하는 것이다.

몸을 구성하거나 구성을 돕는 역할을 하는 다양한 영양소를 고루 갖춘 음식뿐 아니라 첨가되는 조미료 또한 현명하게 골라 먹어야 피부 속 세포를 건강하게 유지할 수 있다.

유기산이 풍부한 발효원액 이렇게 먹어보자

- 원액과 물을 1:3 정도 비율로 희석하여 하루 1/2~1컵 복용한다.(위장 장애가 있는 사람은 물을 더 넣고 먹는 양을 개인차에 맞게 조절한다.)
- 샐러드에 소스로 뿌려 먹는다.(기호에 맞게 꿀을 섞거나 견과류를 넣어서 먹어도 좋다.)
- 발효원액에 즐겨 먹는 과일을 5분 정도 담가뒀다가 요거트에 넣어서 같이 먹는다.(너무 신맛이 싫으면 시간을 조절하고 요거트에 직접 원액을 섞지 않는 것이 좋다.)
- 여름철에는 탄산수에 발효원액을 넣고 얼음을 동동 띄워 먹는 것도 별미다.
- 음식의 양념에 발효원액을 넣으면 감칠맛도 살리면서 아이들도 거부감 없이 먹을 수 있다.

주의할 점

- 유기산이 과하게 많이 들어 있는 음식이나 탄산음료는 치아를 상하게 할 수 있으므로 먹은 뒤 물로 입을 한번 헹궈내어 입속의

잔여물을 없애는 것이 좋다.
- 발효 유기산은 위장 장애가 심한 사람일 경우 그 증상이 호전될 때까지 섭취하지 않는 것이 좋다.
- 발효 유기산은 제조과정에 따라 성분의 종류나 함량이 달라질 수 있으므로 구입할 때 꼼꼼하게 체크해야 한다.

착한 탄수화물로 속피부에 힘을!

 탄수화물은 우리 몸에서 에너지를 만들어주는 중요한 영양소다. 특히 산소를 운반해주는 적혈구와 뇌의 신경세포들은 탄수화물의 분해산물인 포도당만을 에너지원으로 사용한다. 그래서 두뇌 회전을 위해서 공부하는 학생은 아침밥을 꼭 챙겨 먹으라고 하는 것이다. 우리 피부 속 세포도 마찬가지다. 에너지 없이는 여러 생산활동을 하기 어렵다.

 포도당은 소장에서 흡수되어 혈액에 섞여서 몸속 모든 세포에 운반된다. 1g당 4kcal의 열량을 내며 체온을 유지하거나 근육을 움직이는 에너지가 되고 심장이 뛰고 뇌가 활동할 수 있는 에너지의 원천이 된다.

 포도당은 화학반응에 의해 다양한 분자로 변해 아미노산이나 지방, DNA의 재료로 쓰이기도 한다. 피부의 혈색을 유지해주고 속피부에 산소와 영양을 공급해주는 적혈구의 기능을 위해서도 탄수화물 섭취는 매우 중요하다.

요즘 탄수화물을 끊는 다이어트가 유행인데 이는 위험한 다이어트다. 탄수화물이 우리 몸에서 얼마나 중요한 역할을 하는지 간과한 것이다. 탄수화물이 몸에서 쓰이고 남으면 지방으로 바뀐다는 것에 너무 집착한 나머지 탄수화물을 아예 끊는 다이어트를 하는데 바람직하지 않은 방법이다.

탄수화물 자체의 문제가 아니라 가공한 탄수화물 식품이 문제를 일으키는 것이기 때문이다. 탄수화물은 가공하지 않은 자연 그대로의 음식을 먹었을 때는 많은 양을 먹지 않아도 든든하고 혈당도 빠르게 올라가지 않는다. 하지만 정제하고 가공한 탄수화물은 먹어도 배가 부르지 않아 더 많은 양을 먹게 되고 탄수화물 중독을 일으켜 몸에 당뇨 같은 대사질환을 유발하고 체지방을 복부에 쌓이게 한다.

탄수화물의 종류는 포도당이나 과당 같은 단당류, 단당류가 두 개 결합된 형태의 이당류(맥아당, 유당, 서당), 단당류가 여러 개 결합된 다당류 등이 있다. "국수를 먹으면 금방 배가 꺼진다."는 말을 들어보았을 것이다. 국수는 탄수화물의 종류 중 단당류로서 입에서 씹으면 침에서 나오는 아밀라아제 효소에 의해 분해되어 소화와 흡수가 빠르게 된다. 주로 정제한 곡류와 밀가루, 흰 설탕, 케이크, 빵 등이 단당류다.

건강한 탄수화물은 소화와 흡수가 서서히 되기 때문에 혈당을 급하게 올리지 않고 에너지가 만들어지기 때문에 금방 배가 꺼지지 않는다. 그래서 건강한 탄수화물은 현미처럼 정제하지 않은 곡류이며 감자, 고구마, 뿌리채소, 바나나 등 복합탄수화물 형태로 섭취하는 것이 좋다. 밥을 먹으면서 칼로리를 따지고 먹는다는 것은 너무 머리 아픈 일이다. 흰쌀밥보다는 현미와 콩류를 섞어서 밥을 짓고 부드러운 빵보다는 입에 거친 곡물 빵을 선택하자. 탄수화물을 끊는 것이 아니라 가공하지 않은 몸에 좋은 탄수화물을 먹어서 배도 불리고 몸도 지켜야 한다.

속피부 탄력의 재료는 단백질

 음식만큼 유행에 민감한 것이 없다. 고기를 먹으면 암이 걸릴 수 있다고 하면 아예 고기가 암을 일으키는 것처럼 여겨 채식주의가 붐이 되기도 했다. 그러나 음식이란 하나의 음식만을 지속적으로 먹었을 때 문제이지 이것저것 다양한 음식을 골고루 먹는데 그중 고기를 먹었다고 해서 암을 일으키는 것은 아니다.
 육류는 건강에 안 좋다, 채소가 좋으니 채식을 해야 한다, 혹은 소식을 해야 한다는 이야기도 있다. 그러나 채식만 하는 것보다 육류를 적당히 먹는 사람이 더 건강하게 오래 산다는 연구결과가 있다. 고기는 우리 몸을 구성하는 데 필요한 영양분을 함유하고 있어 꼭 섭취해야 하는 음식이다. 고기에는 양질의 단백질이 많이 포함되어 있다.
 우리 몸은 단백질로 건축한 집과 같다. 인간의 몸에 약 10만 종의 단백질이 있다. 단백질은 근육뿐 아니라 피부 속을 탄력 있게 만들어주는 콜라겐을 생성하는 주원료다. 단백질이 부족하면 콜라겐을 만드는 재료가 부족하기 때문에 피부는 탄력을 잃는다.

또한 머리카락, 뼈를 구성하는 모든 것의 재료로도 쓰인다. 모든 세포에 산소를 전해주는 헤모글로빈도, 몸을 공격하는 병원균을 막는 항체도 단백질이다. 또 음식을 소화하는 데 분비되는 소화효소도 단백질로 되어 있다.

단백질이 없다면 매일매일 조금씩 사라져가는 세포를 대체할 세포를 만들지 못하게 된다. 피부 속을 탄력 있게 해주는 콜라겐도 매일 합성과 분해가 반복되는데 콜라겐 재료의 공급원인 단백질이 없다면 피부는 공기 빠진 풍선처럼 흐물흐물해질 것이다.

이러한 단백질은 아미노산이라는 분자가 연결되어 이루어진다. 아미노산의 분자 순서나 모양에 따라 기능이 달라진다. 20가지 아미노산 중 9개는 필수아미노산으로 몸에서 합성되지 않으므로 음식으로 꼭 먹어야 한다.

단백질 음식을 먹으면 소장에서 아미노산으로 분해되고 흡수되어 혈액을 타고 세포에 공급되어 몸을 구성하는 단백질의 재료가 된다. 단백질 음식은 가장 작은 재료로 분해되었다가 다시 필요한 단백질로 합성되는 것이다.

아미노산이 혈액을 타고 도착한 곳의 세포에 기록된 DNA의 정보에 따라 재구성되어 새로운 단백질로 탄생하게 된다. 콜라겐이 많이 들어 있는 돼지껍데기를 먹으면 그대로 콜라겐이 되는 것이 아니라 작은 단위로 쪼개져서 근육이 될 수도 있고 항체가 될 수도 있고 콜라겐이 될 수도 있다.

고기에 대한 오해로 많은 사람이 고기를 멀리하기도 한다. 그러나 고기에는 식물성 단백질에 비해 필수아미노산이 많이 들어 있어서 건강한 머리결과 속피부의 탄력을 유지하기 위해서는 잘 섭취해야 한다. 성인은 체중 1kg당 하루 1g의 단백질이 필요하며 비타민 C와 비타민 B_6가 부족하면 소장에서 아미노산 흡수율이 떨어질 수 있으니 고기를 먹을 땐 비타민 C가 풍부한 고추나 신선한 야채와 함께 먹는 것이 좋다.

동물성 단백질이 많은 식품은 쇠고기, 돼지고기, 닭고기, 생선, 계란 등이 있고 식물성 단백질이 많은 식품은 콩이나 두부 등이 있다.

내 차도 속피부도
좋은 기름 채워야 잘 나간다

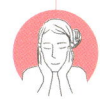

지방이라는 말을 떠올리면 몸에 해로운 질병을 일으키거나 비만하게 만드는 이미지가 떠오른다. 지방에 대한 나쁜 이미지 때문에 지방이 함유된 식품 자체를 섭취하지 않으려고 하는데 이는 지방에 대한 오해다. 음식으로 먹은 지방은 우리 몸의 세포 방어벽을 이루거나 몸에 에너지를 생성하는 데 이용되는 중요한 영양소다.

물론 과도한 지방 섭취는 금물이다. 적은 양을 먹더라도 세포막을 튼튼하게 하는 이로운 지방을 선별해서 먹는 것이 중요하다. 지방은 식물의 열매나 씨앗, 동물에서 채취하는 기름이나 유제품 등에 많이 포함되어 있다. 지방은 긴 탄소사슬이 길게 이어 붙은 지방산을 포함하고 있다.

음식으로 섭취하는 올리브유나 우유, 고기 등에 들어 있는 지방은 주로 중성지방으로 이루어져 있다. 중성지방은 분자 1개의 글리세롤과 분자 3개의 지방산이 서로 결합한 지방을 말한다. 중성지방은 소장에서 흡수된 후 소장의 세포 안에서 다시 중성지방triglycerides, 인지질phospholipid, 콜레스테롤cholesterol로 바뀐다.

  그러나 소장세포에서 만들어진 것들은 지용성으로 물에 녹지 않기 때문에 직접 혈액이나 림프액을 통해 지방이 신체 각 필요한 곳에 이동해서 이용되기 어렵다. 물에 녹지 않는 지방은 바깥쪽이 물과 친하고 안쪽은 기름과 친한 공 모양의 빈 공간에 들어가서 이동한다. 이때 운송수단 역할을 하는 것이 바로 리포단백질lipoprotein(지단백질)이다. 리포단백질은 인지질과 단백질이 동그란 공 모양을 이루고 있다. 리포단백질을 이루는 인지질은 물과 친한 부분인 친수성이 바깥쪽을 향하고 기름과 친한 부분은 공 안쪽을 향하고 있다. 리포단백질 안은 기름과 친해서 중성지방이 안쪽에 들어가도 리포단백질 밖은 친수성으로 혈액이나 림프를 타고 이동할 수 있다. 혈액 속에 운반되는 중성지방은 피하지방 조직에 저장되지만 에너지를 만드는 연료가 되기도 한다. 특히 지방은 인간의 몸을 이루는 세포막을 구성하는 주요 성분이기 때문에 꼭 섭취해야 한다.

  인간의 세포막은 다음 그림(401쪽)처럼 인지질로 된 2개 층이 서로 마주보고 있다. 다리가 두 개 달린 성냥개비가 서로 발을 맞닿게 줄지어 있는 모양이다. 성냥개비 모양의 머리 부분으로 이루어진 세포막의 안과 밖은 물과 친하지만 2개 층 사이는 다리 모양의 기름과 친한 성분으로 이루어져 있다. 이러한 세포막의 구조적 특성 때문에 물과 친한 이온이나 큰 분자는 세포막을 직접 뚫고 통과하기 어렵다.

  세포막의 인지질 구조는 세포의 안과 밖을 아무 물질이나 통과하

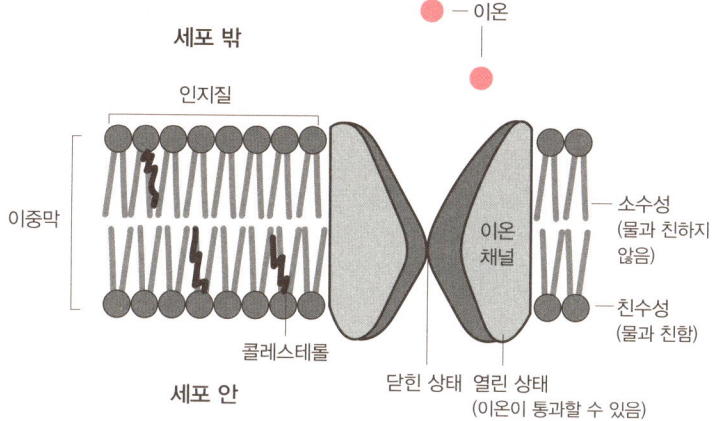

지 못하도록 하는 중요한 역할을 한다. 신진대사에 필요한 물질들은 세포막의 출입구 역할을 하는 이온통로를 통해 삼투압과 확산, 칼륨과 나트륨의 이온 형태로 드나들 수 있다.

콜레스테롤도 인지질과 마찬가지로 세포막의 구성성분이 되거나 담즙산이나 다양한 호르몬의 재료로 사용된다. 평소에 질 좋은 지방을 섭취하는 것이 우리 몸의 세포막을 견고히 해서 제 역할을 충실히 할 수 있도록 돕는 것이다. 체내에서 대부분을 차지하는 중성지방은 담즙이나 췌장액에 의해 소화가 되어 단백질과 결합된 형태로 혈액 속으로 들어오는데 혈액 중에 저밀도지단백 LDL(Low Density Lipoprotein) 수치가 올라가면 고지혈증 같은 성인병이 생긴다.

혈액은 속피부의 영양 공급원이며 혈관이 막히거나 혈액이 깨끗하지 않을 경우 성인병과 동시에 피부노화도 급격히 진행될 수 있기 때문에 몸에 좋은 지방을 잘 분별해서 섭취해야 한다.

혈관을 건강하게 지켜주고 혈액 속의 나쁜 콜레스테롤을 제거해주는 좋은 지방은 주로 불포화지방에 많이 들어 있다 불포화지방은 상온에서 액체 형태를 유지하는 식물성 기름에 많이 들어 있는데 불포화지방이라고 모두 좋은 것은 아니다. 불포화지방은 빨리 산패하기 때문에 인공적으로 수소를 첨가해 포화지방으로 만들어서 각종 튀김, 빵, 팝콘, 케이크 등을 만드는 데 사용하기 때문이다. 이렇게 식물성 기름을 변성해 지방의 풍미를 올리게 만들어놓은 것이 트랜스지방 trans fat 이다. 야자유나 팜유도 마찬가지다. 이러한 과정을 경화공정이라고 하며 이렇게 생산하는 기름을 경화유 hardened oil * 라고 한다. 흔히 과자를 튀기는 데 사용하는 팜유는 식물성 기름이라고 하더라도 경화공정을 거친 식물성 기름이라면 안전하다고 볼 수 없다. 실제로 유통되는 대부분의 식물성 기름 중 경화유가 많다.

씨앗에서 기름을 추출할 때는 올리브나 코코넛처럼 압착해서 짜내면 양이 얼마 나오지 않는다. 그래서 유기용매를 써서 기름을 추출하고 이 유기용매를 분리하는 과정을 거친다. 뿐만 아니라 점성물질을 제거하기 위해 탈검과정을 거치고 탈색, 탈취과정을 거친 뒤 우리 식탁에 오르게 된다. 과연 이 기름에 무슨 영양소가 있을까 싶다. 특히 이렇게 경화공정을 거친 식물성 기름에는 트랜스지방이 많이 들어 있다.

식물성 기름의 경화공정 기술이 도입되고 심장병이나 심혈관계 질환이 증가했다는 연구결과들이 늘어나고 있다. 우리 주변에는 경화공

* 경화유 : 올리브유나 코코넛유, 팜유, 대두 등의 불포화지방산이 많은 액상 기름에 수소를 첨가하여 반응시켜 고체상의 지방으로 변화시킨 것.

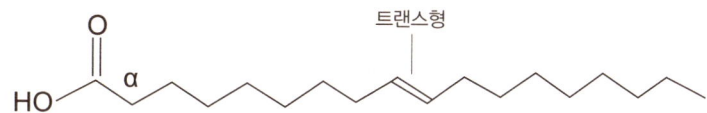

★ 트랜스지방 : 액체 상태의 불포화지방산을 경화하는 과정 중 생기는 지방.

정을 거친 식물성 기름으로 조리한 식품이 넘쳐나고 있다. 이러한 기름을 너무 많이 섭취하면 혈관의 흐름을 방해하는 찌꺼기들을 혈관 내에 쌓이게 하고 속피부 혈액의 흐름을 좋지 못하게 만든다.

요즘 식물성 기름이 이슈가 되어 하루에 한 숟가락씩 먹기도 한다는 방송을 종종 본다. 특히 오메가 3가 많이 들어 있는 기름을 먹으면 건강에 좋다는 이야기를 많이 들어봤을 것이다. 세포를 지킬 수 있는 방어벽을 튼튼하게 해주는 기름을 섭취하는 것은 매우 중요하다.

오메가 3와 오메가 6는 몸에서 만들어지지 않기 때문에 부족한 양을 음식에서 섭취해야 하는 필수지방산이다. 이 두 필수지방산은 세포막의 인지질을 구성하는 성분으로 작용하는데 오메가 3가 풍부하면 세포막의 움직임이 원활해지고 대사기능이 좋아지지만 오메가 6가 많아지면 세포막의 활동성이 떨어져서 혈전이 생기고 염증을 일으킬 수 있다.

오메가 3는 피부의 알레르기와 염증을 낮춰주는 효과로 아토피 개선에 도움을 주며 오메가 6는 몸에 상처가 났을 때 혈액을 응고시키고 세균에 대응하여 염증반응을 일으키는 역할을 한다. 따라서 이 두 필수지방산은 균형 있는 섭취가 중요한데 우리가 섭취하는 대부분의 식물성 기름이 오메가 6를 많이 포함하고 있어서 문제가 될 수 있다.

우리가 먹는 카놀라유, 포도씨유, 해바라기유, 콩유는 모두 화학적인 방법으로 추출한 기름이고 오메가 6 함량이 많다. 피부질환이 있을 경우 오메가 6를 과잉 섭취하지 않도록 유의해야 한다. 가공한 식물성 기름을 이용한 요리는 되도록 식탁에 올리지 말자. 오메가 3와 오메가 6의 적절한 비율은 1:1 정도가 가장 바람직하다. 오메가 3는 등푸른 생선이나 들기름, 아마씨에 많이 들어 있다.

가공하지 않은 식물성 기름을 섭취하는 것이 피부를 구성하는 세포막을 튼튼하게 해준다는 것을 기억하자. 먹는 기름을 구입할 때는 추출법을 반드시 확인해야 한다. 압착해서 뽑아낸 기름인지 확인하고 구입해서 먹자. 흔히 볼 수 있는 기름 중 압착해서 뽑아낸 기름은 들기름, 참기름, 엑스트라버진 올리브유, 달맞이꽃종자유, 아마씨유 등이 있다. 그러나 이 기름들도 반드시 압착법으로 추출했는지 확인하고 먹자. 저온으로 압착했으면 더욱 좋다.

- 달맞이꽃종자유(감마리놀렌산)

밤에만 활짝 피는 꽃이라 해서 이브닝 프림로즈 오일 evening primrose oil 이라고 부른다. 오메가 6계의 불포화지방산으로 에코사노이드라는 호르몬 유사물질을 만드는 데 필요한 필수지방산이다. 피부의 투과성과 세포막 구조를 조절하고 콜레스테롤 합성에 관여한다.

- 아마씨

오메가 3의 함량이 오메가 6에 비해 3배가량 높아 알레르기 조절에 도움을 준다. 피부 알레르기가 있을 경우 매일 섭취해주면 좋다.

생아마씨에는 독성이 있으니 가열해서 섭취하고 산패하기 쉬우므로 냉장 보관하는 것이 좋다.

• 참기름

필수아미노산과 지용성 비타민 등이 포함되어 있는 불포화지방산으로 다양한 항산화 물질이 노화를 예방해준다. 리그난 성분이 들어 있어 들기름에 비해 산패가 덜하다. 발연점이 낮아 무침 등의 요리에 사용하는 것이 좋다.

• 들기름

오메가 3가 풍부하게 들어 있으며 세포막을 건강하게 유지해 피부의 건조를 막아 노화를 예방한다. 저온에서 압착해 추출한 생들기름이 더 효과적이며 산패가 빨라 냉장 보관해야 한다.

• 엑스트라버진 올리브유

지용성 비타민과 폴리페놀이 함유되어 있는 불포화지방산으로 항산화 작용으로 노화를 억제해준다. 발연점이 낮은 엑스트라버진 올리브유는 샐러드나 무침 등에, 퓨어 올리브유는 튀김이나 부침 요리에 사용하는 것이 좋다.

비타민 C는 콜라겐 전문 트레이너

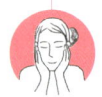

비타민 C는 비타민 A와 비타민 B에 이어서 발견되었다고 해서 붙은 이름이다. 흔히 피곤할 때 먹으면 좋다고 알려진 비타민 C는 피부를 탄력 있게 만들기 위해 반드시 필요한 비타민이다. 우리 생활에 친근한 비타민 C를 당장 섭취하지 못해서 몸속에 비타민 C가 거의 없어진다면 피부 속 진피는 힘없이 무너지고 만다. 진피를 구성하는 콜라겐을 튼튼하게 만드는 데 비타민 C가 필요하기 때문이다.

다음 그림(407쪽)과 같이 피부 속의 콜라겐은 세 가닥의 두꺼운 실 모양이 서로 나선형 모양으로 얽혀 있는 구조다. 콜라겐이 진피 속에서 나선형 모양으로 튼튼하게 합성되어야 탄력 있고 건강한 속피부를 유지할 수 있다.

진피 속의 콜라겐이 튼튼하게 진피를 지탱하려면 콜라겐을 만드는 아미노산을 안정적으로 변화시켜서 콜라겐을 형성해야 하는데 비타

콜라겐을 튼튼하게 해주는 비타민 C

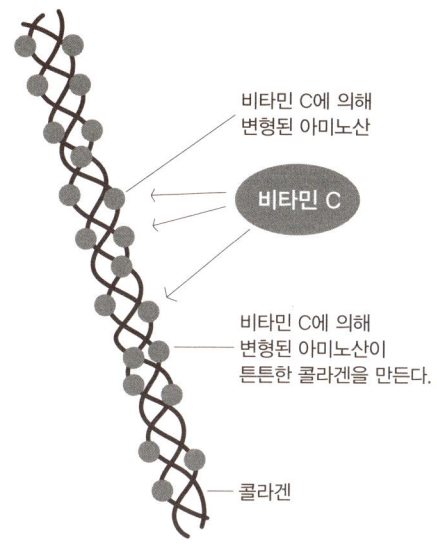

★《식품의 과학 지식》(Newton HIGHLIGHT 80) 참조 수정.

민 C가 부족해지면 콜라겐이 불완전하게 만들어져서 혈관과 피부가 부서지기 쉬운 상태가 된다. 실례로 비타민 C가 많이 부족해지면 잇몸이나 피부에 출혈이 나는 괴혈병이 생기는 이유다.

특히 비타민 C는 세포막을 산화하는 활성산소에 자신이 산화되면서 세포막이 산화되는 것을 막아주는 항산화 작용을 한다. 피부 속 세포의 산화를 막아서 젊고 탄력 있게 해주는 데 중요한 역할을 하는 비타민 C는 안타깝게도 몸속에 저장할 수 없다. 비타민 C는 몸속에 최대 400mg 정도 흡수되면 필요 이상으로 남는 비타민 C는 소변으로 배출된다. 몸속으로 흡수된 비타민 C는 보름 정도면 체내에서 소모되어 절반으로 줄어든다.

활성산소를 막아주는 비타민 C

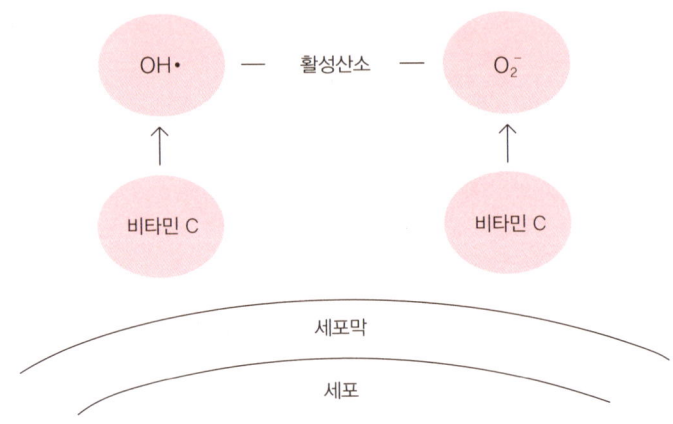

★ 《식품의 과학 지식》(Newton HIGHLIGHT 80) 참조 수정.

하루 섭취하지 못했다고 해서 바로 결핍되지는 않지만 탄력 있는 피부를 위해 매일 비타민 C가 많은 음식을 섭취하는 것이 좋다. 12세 이상일 때 하루에 100mg의 비타민 C를 섭취하는 것이 좋다. 먹을거리로 본다면 100g 기준으로 레몬은 100mg, 브로콜리는 120mg 정도 들어 있다. 보통 음식을 골고루 섭취한다면 하루 비타민 C 필요량을 섭취할 수 있다.

비타민 C를 화학적으로는 '아스코르브산'이라고 하는데 물에 잘 녹고 신맛이 난다. 그래서 비타민 C를 상상하면 레몬이나 오렌지 등의 시큼한 먹을거리가 생각난다. 그러나 시큼하지 않은 음식에도 많이 들어 있다. 붉은 피망에는 레몬보다 더 많은 비타민 C가 들어 있다.

비타민 C는 물에 잘 녹고 빛과 열에 분해되므로 날로 먹거나 살짝 데쳐서 최대한 비타민 C의 손실을 줄이는 것이 좋다.

비타민 C를 섭취할 수 있는 먹을거리

100g 기준 비타민 C 함유량

- 붉은 피망 : 170mg
- 브로콜리 : 120mg
- 키위 : 69mg
- 레몬 : 100mg
- 완두콩 : 60mg
- 감자 : 35mg

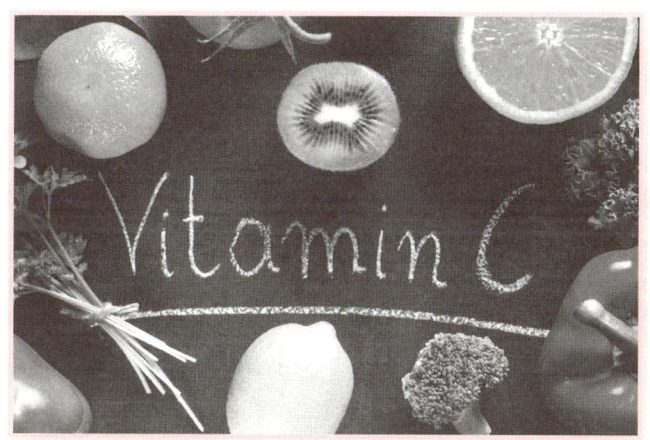

진정한 이너뷰티! 피토케미컬

우리는 늘 피부에 화장을 한다. 밥은 굶더라도 예쁘게 화장하는 시간을 포기할 수는 없다. 볼에 주황색 볼터치를 하고 눈가에 포인트로 핑크색, 입술에는 정열의 붉은색으로 화사한 색조화장을 하면 화장이 완성된 느낌이 든다. 얼굴에 생기를 주기 위해 늘 색조화장을 하지만 겉으로 드러나지 않는 속피부에도 다양한 색깔의 색조화장이 필요하다. 이것이 진정한 이너뷰티다. 피부 속에 바르는 색조화장은 주사로 찔러서 넣을 수는 없다. 바로 다양한 색깔 음식을 골고루 먹어서 몸속을 화장하고 피부 속으로 전달시켜서 세포를 튼튼하게 화장해야 한다.

피부 속 세포를 화장하기 위해 필요한 것은 바로 다양한 색깔을 가진 음식들이다. 함유된 성분에 따라 다른 색깔을 띠게 되는데 이 성분이 바로 피부 속 세포를 아름답고 건강하게 꾸며줄 피토케미컬이다.

피토케미컬phytochemical은 식물을 뜻하는 그리스어 푸톤phuton에서 유래한 피토phyto와 화합물을 의미하는 케미컬chemical의 합성어로 평소에 먹는 과일이나 채소, 콩 등의 식물 성분에 있는 생리활성물질을 말한다. 음식으로 먹어온 채소나 과일, 곡류 등을 분석해서 밝혀진 피토케미컬의 종류만 해도 약 12,000가지가 넘으며 새로운 피토케미컬을 찾아내기 위한 연구는 계속되고 있다.

한국의 대표 음식으로 비빔밥이 있다. 간단하게 먹는 것 같으면서도 그릇 안에 다양한 색깔의 알록달록한 재료들이 어우러져 맛도 참 좋다. '보기 좋은 것이 먹기도 좋다.'는 것은 어쩌면 단순히 모양이 중요한 것보다 다양한 색깔에 들어 있는 영양소의 중요성을 강조한 말이기도 하다.

다채로운 색깔을 가진 음식을 먹으면 왠지 기분이 좋아지는데 피부 속 세포도 다양한 색깔에 함유된 성분의 도움을 받아 더욱 건강해진다. 주황, 초록, 보라, 빨강 등의 색깔을 가진 음식이 피토케미컬 성분을 함유하고 있기 때문이다. 이제 겉피부만 예쁘게 꾸미지 말고 피토케미컬로 차린 컬러풀한 밥상으로 속피부를 화사하게 화장하자.

• 밥상에서 찾은
  속피부 화장품!

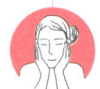

　세포의 시계를 늦추는 일은 피부에 화장품을 바르는 것으로 해결되지 않는다. 피부 속 세포의 시계를 늦출 수 있는 것이 바로 피토케미컬이다. 피토케미컬은 피부를 노화시키고 세포를 손상시키는 활성산소로부터 피부를 지켜주며 세포가 스스로 비정상이라 판단하면 스스로 사멸하여 건강한 피부를 유지하도록 하는 세포사멸 작용을 한다. 우리 몸에 이런 세포사멸 시스템이 없다면 비정상적인 세포들이 속피부에 가득 차게 되어 염증이나 암세포가 피부를 괴롭힐 것이다.
　이러한 항산화 기능들을 가진 피토케미컬은 조금만 관심을 가진다면 우리 식탁에서 흔히 볼 수 있다. 양파나 사과, 포도 등의 채소나 과일의 과육보다는 껍질에 풍부하게 들어 있는 퀘르세틴은 피부에 염증이 생겼을 때 천연 항생제 역할을 한다. 입안에 구내염증이 생겼을 때 피토케미컬이 풍부한 신선한 야채나 과일을 잘 챙겨 먹으면 훨씬 빨리 회복되는 것을 경험할 수 있다.

피토케미컬은 혈액순환에도 도움을 주는데 감귤류의 흰껍질 부분에 있는 플라보노이드류인 헤스페리딘과 껍질의 정유 성분인 리모넨은 모세혈관을 튼튼하게 해주어 속피부에 혈액이 잘 돌 수 있게 도와준다. 겨울에 손발이 찬 사람은 귤껍질을 버리지 말고 말려서 차처럼 우려서 마시거나 귤껍질을 망에 넣어 입욕 시 활용하면 방향 성분이 심신을 이완해 혈액을 더욱 잘 돌게 도와준다. 귤은 껍질뿐 아니라 과육에도 피부암과 종양 예방효과가 있는 것으로 알려진 리모닌이라는 성분이 들어 있다.

이처럼 다양한 색깔에 들어 있는 피토케미컬의 이로운 효과들이 밝혀지면서 의약품과 건강기능식품, 화장품 원료로 개발하려는 연구가 집중되고 있다. 특히 포도씨나 껍질에 풍부하게 들어 있는 레스베라트롤과 블루베리에 들어 있는 안토시아닌, 녹차의 카테킨 성분도 노화방지와 관련된 의약품과 화장품 등의 원료로 사용되고 있다.

한국인이 즐겨 먹는 마늘에 알리신이라는 성분이 들어 있는데 항박테리아 효과가 있어서 피부의 항균력을 지켜주는 대표적인 피토케미컬이라 할 수 있다. 그 밖에도 브로콜리에 들어 있는 이소티오시아네이트, 강황의 커큐민, 생강의 진저롤, 샐러리의 아피제닌 등은 항균, 항염 작용을 하며 새콤달콤한 딸기류의 엘라그산, 녹색 채소에 많은 클로로필, 비트에 들어 있는 비테인, 브로콜리에 있는 설포라반 등은 몸속에 독소가 쌓이는 것을 막아주는 해독작용으로 피부에 염증이나 두드러기가 생기는 것을 예방하는 효과가 있다.

피토케미컬은 피부 속 세포가 손상되지 않도록 수리하고 더 빨리 노화하지 않도록 지켜주는 전문 세포 관리사다. 우리의 속피부는 끊임없이 새로운 세포를 만들어내는 세포활동을 하는데 피토케미컬이 부족해지면 바로 세포재생 활동에 지장을 받게 된다. 간혹 암환자가 다양한 채소를 골고루 먹으면서 암을 극복하는 기적 같은 일이 TV 프로그램에서 소개되는데 기적이라고만 볼 수 없는 것이 피토케미컬이 손상된 세포를 수리하고 독소를 배출하는 중요한 역할을 충분히 해내기 때문이다.

피토케미컬이 몸에서 하는 수많은 기능을 밝혀내는 일은 지금도 계속되고 있으며 특히 세포로 이루어진 피부의 노화 시계를 느리게 갈 수 있도록 도와주는 일등공신이라 해도 과언이 아니다. 그냥 지나치던 과일과 야채들이 새롭게 보이지 않는가? 과일을 깨끗이 씻어 껍질째 먹어보자. 피토케미컬은 자연이 주는 선물이다. 간단한 음식으로 끼니를 때우는 현대인에게는 빠져나가기만 할 뿐 채워지지 않는 영양소이기도 하다. 속피부 세포의 젊음을 유지하는 강력한 지원군은 우리 밥상 위의 다양한 색깔 음식에 있다.

색깔 음식과 피토케미컬의 효과

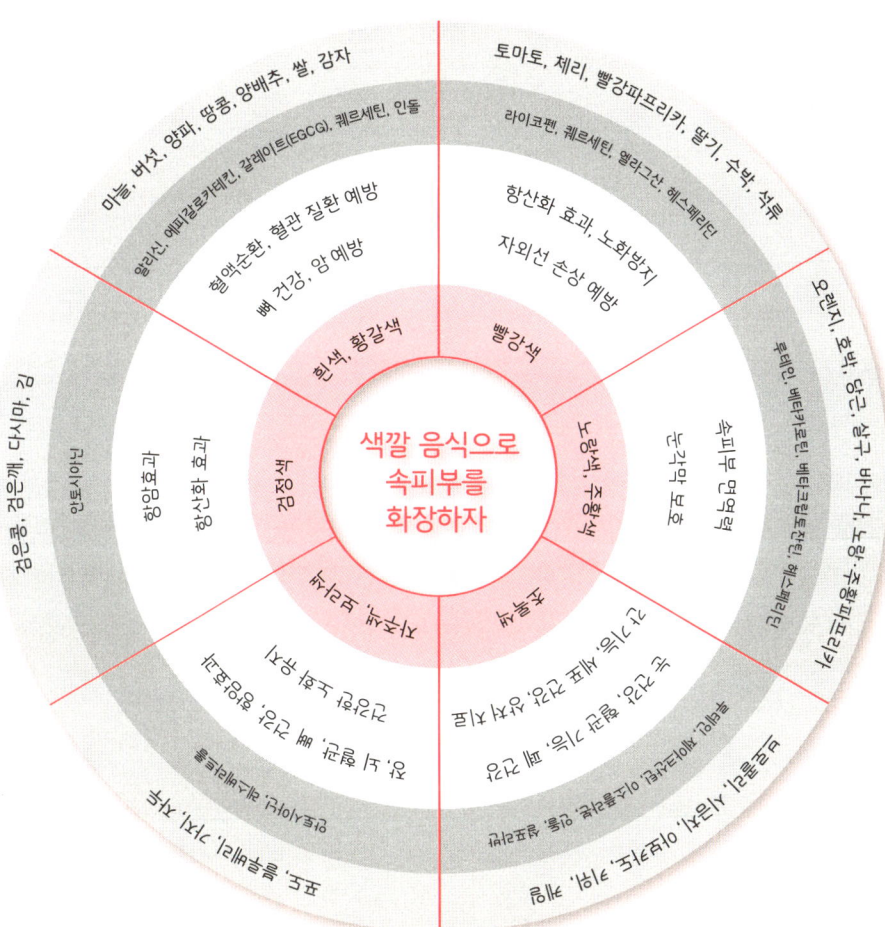

Part 4 · 아는 만큼 예뻐지는 속피부 화장

비타민과 미네랄로 속피부에 활력을!

마사지부터 화장품으로 꾸준하게 피부를 관리하고 있는데 왜 이렇게 피부가 좋지 않을까? 하고 고민한다면 현재 식습관에서 비타민을 함유한 음식을 잘 챙겨 먹고 있는지 돌아봐야 한다. 음식으로 못 고치는 병은 약으로도 못 고친다는 말이 있다. 돌려 말하면 음식이 속피부의 건강을 만들어주는 것이지 고가의 화장품이 만들어주는 것은 아니다. 특히 간과하고 넘어가기 쉬운 비타민군이 피부에서 하는 역할을 알아보고 식단을 조절하기만 해도 고가의 화장품을 쓴 것보다 훨씬 효과가 높다는 것은 당장 한 달 정도만 해봐도 알 수 있다. 영양 상태가 고르지 못한 음식을 먹으면서 좋은 피부를 기대할 수는 없다. 얼굴에 기미가 생겨서 피부과에 가는 것보다 기미 예방에 도움이 되는 비타민이 함유된 음식을 잘 챙겨 먹고 있는지 돌아봐야 한다.

특히 스트레스를 받거나 위장약, 혈압약 등 장기적으로 치료약을 복용하는 경우 일부 비타민 손실이 나타날 수 있고 장기적으로는 결핍 증상이 피부에 나타날 수 있다.

비타민vitamin은 라틴어로 생명을 의미하는 비타vita와 화합물을 의미하는 아민amine이 합성된 말이다. 말 그대로 생명을 유지하는 데 필수적인 화합물을 의미한다. 몸에 꼭 필요한 비타민은 비타민 C를 포함해서 13가지 종류의 비타민군이 있다. 피부에서 만들어지는 비타민 D와 장내 세균에 의해 합성되는 비타민 K와 판토텐산을 제외하고 다른 종류의 비타민은 세포 내에서 합성되지 않기 때문에 음식으로 섭취할 수밖에 없다.

비타민과 미네랄은 몸속에서 생명을 유지하기 위한 다양한 화학 반응을 하도록 도와주고 DNA 합성을 하는 효소를 돕는 조효소 역할을 한다. 우리가 섭취하는 음식이 몸속에서 대사되는 과정에서 꼭 필요한 것이다. 피부 속 세포를 젊고 건강하게 하는 데 꼭 필요한 비타민의 역할은 아무리 강조해도 지나치지 않다.

속피부에 활력을 주는 비타민을 알아보자

비타민은 물에 녹는 수용성 비타민(비타민 B군, 비타민 C)과 기름에 잘 녹는 지용성 비타민(비타민 A, D, E, K)으로 구분된다. 특히 우리가 먹는 탄수화물과 단백질, 지방 등이 몸속에서 에너지로 바뀌기 위해 필요한 성분이 비타민 B군이다. 비타민 B군은 항스트레스비타민, 또는 항피로비타민이라고도 부르는데 이들은 상호 의존적으로 작용하고 함께 복용했을 때 효과가 더 크기 때문에 단일제제보다는 복합제제를 선택하는 것이 바람직하다.

수용성 비타민은 소변으로 배출되기 쉬우므로 한 번에 과량을 섭취하는 것보다 식후에 여러 번 나누어 복용하는 것이 흡수에 좋다. 지용성 비타민은 지방에 녹아서 소장에 흡수되기 때문에 지방 섭취가 안 되면 지용성 비타민도 함께 흡수가 잘되지 않는다. 지용성 비타민은 피부세포의 노화방지를 위해 반드시 필요한 성분이다. 피부에 필요한 비타민의 역할을 알아보고 부족하지 않도록 꼼꼼하게 음식으로 챙겨 먹자.

지용성 비타민은 체내에서 머무는 시간이 길어 종류에 따라 독성이 나타날 수 있으므로 복용량을 지키고 하루 한 번 아침 식후에 복용하는 것이 좋다. 다음에 표시한 비타민 권장량은 비타민 부족으로 생길 수 있는 결핍 증상을 막기 위한 최소량을 의미한다. 건강하고 활력 있는 생활을 영위하기 위한 비타민 필요량은 개인의 영양 섭취 상태나 질병 유무에 따라 다를 수 있다.

속피부의 상처 회복을 돕는 비타민

• 비타민 C

강력한 항산화제로서 피부의 상처 회복에 도움이 되는 비타민이다. 모세혈관이 연결되어 있는 기저막을 보호하는 역할을 하고 상처가 났을 때 속피부의 콜라겐을 합성하여 피부상처, 혈관, 근육, 인대를 튼튼하게 해서 피부의 재생을 돕는다. 그 외에 세로토닌 같은 뇌의 신경전달물질들이 잘 만들어지게 하고 항염증, 항바이러스 작용을 하여 각종 염증과 감기, 알레르기 개선에 도움을 준다. 과량 복용 시 신장결석이 올 수 있으나 비타민 B_6와 함께 복용하면 예방할 수 있고 과량 복용 시 나타나는 설사를 변비증에 이용하기도 한다. 철분 흡수를 도우며 수용성이어서 하루 권장량을 여러 번에 나누어 복용하는 것이 좋다. 오렌지, 토마토, 고추 등에 많이 들어 있다.

19세 이상 일일 권장섭취량 : 남/여 100mg

• 비타민 B_2(리보플라빈)

리보플라빈은 효소와 호르몬 생산에 중요한 역할을 함으로써 신진 대사 작용을 돕고 그 과정에서 나오는 산화 노폐물을 배출한다. 소변이 노랗게 나오는 것은 리보플라빈 때문이다. 항스트레스 호르몬인 코르티솔 분비를 원활하게 조절하여 각종 점막과 피부를 보호하며 신경을 안정시키고 감염에 대한 저항력을 높여준다. 결핍 시 입안에 염증과 지루성 피부염이 올 수 있으며 신경정신 질환, 콜레스테롤 질환, 빈혈, 편두통, 눈의 충혈 등을 예방하는 데도 도움을 준다. 리보플라빈은 계란, 소나 돼지의 간, 우유, 콩 등에 많이 들어 있다.

일일 권장섭취량 : 19세 이상 남자 1.5mg/여자 1.2mg

• 비타민 B_5(판토텐산)

비타민 B_5는 부신과 관절의 기능을 유지해주어 스트레스로부터 신체의 면역을 지켜주고 관절 질환과 무기력, 기억력 장애를 개선하는 역할을 한다. 비타민 B_5가 부족하면 피로감과 스트레스가 쉽게 올 수 있고 상처 회복이 늦어질 수 있다. 알레르기나 류머티스 관절염 등 각종 염증 개선과 통풍 예방에도 도움이 된다. 대장 세균에 의해 합성되고 거의 모든 음식에 골고루 다 들어 있다.

일일 충분섭취량 : 19세 이상 남/여 5mg

• 비타민 A

비타민 A는 간이나 간유, 우유에서 얻을 수 있는 동물성 비타민 A와 녹황색 과일이나 채소로부터 얻는 식물성 비타민 A(베타카로틴) 두 종류가 있다. 식물성인 베타카로틴은 과량 섭취해도 몸에서 필요량만큼만 비타민 A로 전환되기 때문에 독성이 없다. 강력한 항산화제로 상피세포의 분화를 조절하는 호르몬의 작용을 하며 피부나 점막, 눈의 건강을 유지해주고 면역에 중요한 역할을 하는 흉선의 기능을 강화하여 감기를 포함한 호흡기 알레르기 질환과 안구 건조증에도 도움이 될 수 있다. 피임약 복용 시 비타민 A의 혈중농도가 올라갈 수 있다. 비타민 A는 소나 돼지의 간, 달걀에 많이 들어 있고 베타카로틴을 섭취하려면 고구마, 당근, 피망, 토마토, 호박, 시금치 등의 녹황색 채소를 기름에 살짝 볶아서 먹으면 흡수가 높아진다.

일일 권장섭취량 :

남자 19~29세 800㎍ RE, 30~64세 750㎍ RE, 65세 이상 700㎍ RE

여자 19~49세 650㎍ RE, 50~64세 600㎍ RE, 65세 이상 550㎍ RE

속피부의 미세순환을 돕는 릴랙스 비타민

• 비타민 B_1(티아민)

티아민은 흰쌀, 흰 설탕 등 탄수화물을 대사할 때 꼭 필요한 보조효소로 작용한다. 티아민은 신경, 심장, 근육의 기능을 유지하는 데 중요한 역할을 하며 신경에 통증을 일으키는 원인인 젖산이 쌓이지 않도록 돕는다. 결핍 초기에는 식욕과 위 운동이 저하되어 변비가 올 수도 있으며 결핍이 심해지면 과민증과 정서불안, 기억력 감퇴 같은 신경 장애나 더 심하면 근육이 약해지는 각기병, 심장병 등이 올 수 있다. 티아민은 체온조절 장애나 방광 기능 장애 같은 자율신경 장애를 치료하기 위해 사용하기도 한다. 배아와 곡류의 껍질, 현미, 각종 육류에 풍부하게 들어 있다.

일일 권장섭취량 : 19세 이상 남자 1.2mg/여자 1.1mg

• 비타민 B_3(나이아신)

나이아신은 혈액순환에 도움이 되는 비타민으로 좋은 콜레스테롤은 높이고 나쁜 콜레스테롤은 낮추는 역할을 함으로써 순환기계와 심장을 보호하고 혈압을 유지하는 데 도움을 준다. 또한 노인성 치매, 정신분열증 치료, 불면증 치료, 관절의 염증과 통증 완화, 손발이 찬 증상 등에 도움을 줄 수 있으며 단 음식에 대한 욕구를 조절하여 혈당을 조절하는 역할도 한다. 나이아신은 주로 단백질 음식에 많이 들어 있는데 아미노산인 트립토판도 체내에서 나이아신으로 일부 전환이 이루어진다. 나이아신은 명란, 소나 돼지의 간에 많이 들어 있다.

일일 권장섭취량 : 19세 이상 남자 16mg NE/여자 14mg NE

• 비타민 B$_6$(피리독신)

비타민 B$_6$는 신경전달물질인 세로토닌과 도파민을 증가시켜 기분을 상승해주고 신경계에 영양을 공급해주어 숙면에 도움을 준다. 결핍 시 우울증, 신경 장애, 빈혈, 지루성 피부염 등이 올 수 있으며 여성호르몬제를 복용할 때는 결핍되기 쉬우므로 보충해주는 것이 좋다. 비타민 B$_6$는 비타민 B$_{12}$, 엽산과 함께 복용할 때 신진대사 과정에서 배출되어 혈관 질환을 일으키는 유해물질인 호모시스틴을 제거하여 관상동맥 질환을 예방하는 데 도움이 된다. 붉은 양배추, 소의 생간, 바나나에 많이 들어 있다.

일일 권장섭취량 : 19세 이상 남자 1.5mg/여자 1.4mg

• 비타민 B$_9$(엽산)

엽산은 적혈구를 만들고 아미노산 대사에 작용하는 비타민이며 부족해지면 빈혈과 세포의 노화가 빨리 진행된다. 엽산은 뇌의 혈액순환을 방해하는 강력한 산화제인 호모시스틴 수치를 낮추어 노인성 치매와 뇌졸중을 예방하고 말초혈액순환, 불면과 우울증 개선에도 도움을 준다. 엽산은 제산제와 함께 복용 시 흡수가 저해될 수 있다. 삶은 계란, 소의 생간, 오렌지 등에 많이 들어 있다.

일일 권장섭취량 : 19세 이상 남/여 400μg DFE

• 비타민 B$_{12}$(시아노코발라민, 메코발라민)

비타민 B$_{12}$는 조혈영양소로서 류머티스 관절염 같은 자가면역 질환이나 만성신경통, 대상포진, 기억력 감퇴 등 면역 저하로 나타나는 질환에 도움을 주는 비타민이다. 비타민 B$_{12}$는 수면을 조절하는 멜라토닌 호르몬의 생성을 도와 불면증 개선에도 사용할 수 있다. 미생물에 의해 만들어지며 장기적으로 채식을 하는 경우 부족하기 쉽고 위산 분비 억제제를 오래 먹는 경우도 비타민 B$_{12}$의 흡수가 저해되어 부족할 수 있다. 동물성 단백질, 고기, 굴, 조개류에 많이 들어 있다.

일일 권장섭취량 : 19세 이상 남/여 2.4㎍

두피 속피부를 위한 비타민

• 비타민 B$_7$(비오틴)

비오틴은 피부를 아름답게 지켜주는 비타민으로 단단한 손톱과 건강한 모발 유지에 도움을 준다. 비오틴은 비타민 B$_7$으로 비타민 H라고도 부르는데 독일어인 Haut(피부)의 앞 글자를 따서 명명한 이름이다. 그만큼 피부에 중요한 비타민으로 피부에 염증이 있거나 탈모가 심할 때 꼭 필요하다. 비오틴이 부족하면 피부 발진과 탈모가 생기고 손톱이 잘 자라지 않는다. 에너지대사에 보조효소로 작용하며 결핍 시 지루성 피부염, 탈모, 결막염, 무기력증, 우울증 등이 올 수 있다. 장내 유익균에 의해 생성되므로 항생제 복용으로 감소될 수 있다. 비오틴은 땅콩, 계란, 소나 돼지의 간 등에서 많이 섭취할 수 있다. 특히 날계란에 있는 아비딘^{avidin}이라는 단백질은 비오틴과 결합해서 흡수를 방해하므로 비오틴 흡수를 위해서는 계란을 익혀서 먹어야 한다.

일일 충분섭취량 : 19세 이상 남/여 30㎍

속피부의 지혈과 붉음증 개선을 위한 비타민

• 비타민 K

지혈작용으로 잘 알려진 비타민 K는 속피부의 혈관이 손상되거나 상처 등으로 속피부 안까지 손상될 때 중요한 비타민이다. 비타민 K는 간에서 혈액응고 인자들이 합성될 때 필요하고 합성된 혈액응고 인자들을 활성화하는 역할을 한다. 상처가 나거나 타박상을 입어서 혈관이 손상되어 출혈이 나면 비타민 K가 제 역할을 해야 출혈이 빨리 멈추고 속피부가 재생될 수 있는 단계로 넘어간다.

비타민 K가 혈색소인 헤모시데린^{hemosiderin} 생성을 억제하여 멍을 풀어주기 때문에 비타민 K 크림을 만들어서 멍이나 모세혈관이 확장되어 붉어진 피부를 개선하기 위해 사용하기도 한다.

식물을 먹으면 필로퀴논^{phylloquinone}(비타민 K_1)을 얻게 되고 동물이나 생선을 먹으면 메나퀴논^{menaquinone}(비타민 K_2)을 얻게 된다. 특히 장내 세균에 의해서도 합성된다. 장내 세균은 메나디온^{menadione}(비타민 K_3)을 합성하고 우리 몸속 조직에서 메나퀴논으로 전환된다. 둘 다 비타민 K인데 식물에서 취할 수 있는 필로퀴논의 형태가 더 유용하다. 필로퀴논의 비타민 K는 무청, 파슬리, 시금치, 브로콜리, 완두콩 등의 푸른 잎채소에 많으며 열에는 비교적 안정적이나 빛에 노출되면 파괴된다.

비타민 A나 비타민 E를 과하게 섭취하면 비타민 K의 흡수율이 낮아져서 혈액응고 인자가 줄어들면서 출혈이 생길 수 있다.

일일 충분섭취량 : 19세 이상 남자 75µg/여자 65µg

속피부를 위한 면역 비타민

• 비타민 D

비타민 D는 햇빛을 받으면 체내 세포에서 콜레스테롤 유사전구체 (7-디하이드로콜레스테롤)로부터 만들어져 혈액을 타고 소장에 가서 칼슘 흡수를 돕는다. 또한 혈액을 지나면서 비타민 D 수용체 단백질에서 떨어져 나온 활성형 비타민 D가 세포 안으로 이동하면서 유전자 발현을 조절하는 것으로 알려져 있다. 과거에는 뼈를 튼튼하게 해주는 비타민으로 생각했던 비타민 D가 면역작용을 하는 호르몬의 역할이 새롭게 조명되고 있다. 비타민 D는 뼈를 튼튼하게 해주는 역할뿐 아니라 피부에 나타날 수 있는 질환 예방까지 기대해볼 수 있는 비타민이다.

비타민 D는 햇빛만 잘 받아도 우리 몸에 필요한 $5\mu g$(200IU) 정도의 양을 얻을 수 있다. 그러나 요즘처럼 야외활동이 적은 현대인은 햇빛을 받기 어렵고 자외선 차단제를 사용하면서 비타민 D가 부족해지기 쉬우므로 반드시 음식을 통해 충분히 섭취해야 한다. 또 위산분비 억제제나 혈압 약을 오래 복용하는 경우에도 부족하기 쉽다. 근력이 떨어지고 잦은 감염증과 피로감, 우울증, 다리가 무거워진 느낌 같은 근육통증이 있을 때는 비타민 D 결핍 가능성을 고려해봐야 한다. 비타민 D는 표고버섯이나 목이버섯, 꽁치, 연어 등에 많이 들어 있다. 일주일에 2~3회 10~15분씩 팔다리에 햇빛을 받기만 해도 우리 몸에 필요한 비타민 D를 얻을 수 있다. 다만 자외선 B의 파장대 (290~320nm) 영역에서 비타민 D가 만들어지므로 빛을 막는 유리창이나 양산 등이 없는 개방된 곳에서 햇빛을 받아야 효과가 있다. 그리고 피부색이 검은 사람은 비타민 D 합성이 적게 되므로 햇빛에 노출하는 시간을 30분 이상 늘려야 한다.

일일 충분섭취량 : 19세~64세 남/여 10μg, 65세 이상 남/여 15μg

속피부의 노화방지 비타민

• 비타민 E

비타민 E는 중요한 면역 비타민이다. 토코페롤이라고 하면 화장품 성분으로 많이 쓰여서 한 번쯤은 들어봤을 것이다. 토코페롤이 바로 비타민 E다. 비타민 E는 피부 속 염증과 싸우고 적혈구를 만든다. 특히 비타민 K가 몸속에서 활성화되는 데 비타민 E가 꼭 필요하다.

비타민 E는 피부 속 세포가 산화되는 것을 막아주는 항산화 비타민으로 유명하다. 쉽게 말해 살아 있는 동안 세포가 부패하지 않도록 해준다고 생각하면 된다. 비타민 E는 소장세포에서 흡수된 후 림프를 따라 흐르다가 혈액으로 들어간 뒤 몸의 각 조직과 간으로 운반된다. 비타민 E는 간에 축적되지 않고 지방조직에 모인다. 비타민 E는 지용성으로 몸속 체내지방이 많은 부위에 가서 항산화 작용을 한다. 인체의 대사과정 중 생기는 활성산소에 의해 산화되어 피부에 해로운 지방(과산화지질)으로 바뀌는 것을 막아준다. 곧 비타민 E는 인지질이 이중으로 되어 있는 세포막이 손상되지 않도록 해서 단백질, 지방, DNA 손상을 줄여준다.

세포가 늙지 않게 막아주는 비타민 E는 젊음의 비타민이다. 세포막이 산화되면 피부 속을 구성하는 세포는 약해지고 세포가 구성하고 있는 탄력섬유 또한 함께 약해져서 노화가 빨라진다. 피부노화를 막아주는 비타민 E는 속피부에게 참으로 고마운 비타민이다.

다행히 비타민 E는 음식으로 쉽게 섭취할 수 있다. 비타민 E는 정제하지 않은 식물성 기름이나 아몬드, 땅콩, 호박, 연어, 고등어, 올리브, 아보카도, 계란노른자에 많이 들어 있는데 일부 동물성 기름과 유제품에는 거의 들어 있지 않다. 우유를 많이 마신다고 해서 비타민 E를 많이 섭취할 수 없는 이유다. 비타민 E는 산소나 빛 그리고 높은 열에 쉽게 파괴되어 가공식품에서 섭취하기 어려우므로 높은 열을 가하지 않은 신선한 식품을 섭취하자.

비타민 E가 함유된 식품을 섭취하기 어려운 경우 비타민 E 제제를 복용할 수 있다. 비타민 E는 천연비타민 E가 흡수율이 좋으며 적은 양부터 시작해서 꾸준히 복용하는 것이 좋다. 단 일부 철분약을 같이 복용하면 비타민 E가 파괴될 수 있으므로 7시간 이상 시간차를 두고 복용해야 한다.

천연비타민 E는 디알파토코페롤 d-alpha tocopherol 앞에 알파, 베타, 감마, 델타 표시가 쓰여 있으며, 합성비타민 E는 성분표시에 디엘알파토코페롤 dl-alpha tocopherol 로 표시된다.

일일 충분섭취량 : 19세 이상 남/여 12mg α-TE

미네랄로 속피부 세포대사를 돕자

우리 몸을 구성하는 산소, 탄소, 수소, 질소를 뺀 나머지 5%를 차지하는 것이 미네랄이다. 비록 몸에서 차지하는 비율은 적은 양이지만 몸속 다양한 곳에서 미네랄은 절대적으로 필요한 성분이다. 피부를 구성하는 세포 또한 미네랄이 부족해지면 세포의 대사작용이 제대로 이루어지기 어렵다. 특히 칼슘, 인, 마그네슘은 주로 뼈나 치아를 만들어 몸의 구성성분이 된다.

미네랄 중 나트륨이나 칼륨 같은 성분은 물질이 삼투압으로 세포막을 통해 이동할 수 있도록 하는데 이는 세포의 체액 이동에서 중요한 성분이다. 마라톤을 하거나 높은 산을 오를 때 이온음료나 소금을 약간 탄 물을 먹는 이유가 나트륨이 부족해지면 삼투압 조절이 제대로 안 되어 세포기능에 문제가 생기기 때문이다. 한국인은 전통 음식인 된장이나 김치에 나트륨이 충분히 있기 때문에 나트륨이 부족한 사람이 많지는 않다. 우리가 평소 먹는 음식에는 다양한 미네랄이 함유되어 있어 몸속에서 여러 가지 작용을 하며 건강과 피부를 지켜준다. 내가 먹는 음식 중 미네랄을 골고루 섭취하고 있는지 한번 점검해보고 식단을 조절해보자.

칼슘(Ca)

우리 몸 중 뼈를 구성하는 미네랄은 바로 칼슘이다. 칼슘은 세포분열을 조절하고 호르몬 분비를 돕기 때문에 피부세포 분열에서 절대 부족해지면 안 된다. 만약 부족해지면 몸의 항상성을 유지하기 위해 뼈 속의 칼슘을 대체해서 사용하기 때문에 골다공증이 생기게 된다. 칼슘은 우리가 흔히 먹는 우유, 요구르트, 치즈 등에 많이 함유되어 있다.

칼슘은 골밀도 향상에 필수적인 영양소이며 혈압을 조절하는 데

도 중요한 역할을 한다. 칼슘이 부족하면 부갑상선 호르몬과 칼시트리올(비타민 D의 활성 호르몬)이 분비되어 인체에 필요한 칼슘을 채워주는데 이 과정에서 지방도 늘어나 살이 찌고 동맥을 압박하여 혈압이 올라갈 수 있다. 그 외에도 칼슘은 관절통, 우울증 등을 개선하는 데도 도움을 준다.

일일 권장섭취량 :

남자 19세~49세 800mg, 50~64세 750mg, 65세 이상 700mg

여자 19세~49세 700mg, 50세 이상 800mg

칼륨(K)

칼륨은 나트륨과 함께 삼투압을 조절해서 체액의 전해질 균형을 유지하고 근육의 수축이완을 조절한다. 칼륨은 표피의 칼슘 농도가 줄어들어 각질형성세포가 재생될 때 세포막 안쪽에서 물의 이동이 쉽도록 펌프 역할을 돕는다. 또한 심장근육을 이완하여 부정맥을 예방하고 장의 연동운동이 좋아져 식욕 개선에 도움이 된다. 칼륨이 많이 들어 있는 시금치, 바나나, 감자 등을 평소에 골고루 섭취하는 것이 좋다.

일일 충분섭취량 : 19세 이상 남/여 3.5g

인(P)

인은 DNA의 재료나 에너지 단위인 APT의 재료가 되고 세포막을 구성하는 인지질의 재료가 된다. 속피부를 구성하는 세포의 막을 튼튼하게 하기 위해서 꼭 필요한 것이 인이다.

인은 세포막과 세포벽을 구성하는 성분이며 칼슘과 함께 뼈와 치아를 구성하는 미네랄이다. 세포의 에너지대사에서 비타민 B가 활성화될 때 보조효소로 작용하고 생체 신호 전달에 중요한 역할을 한다. 인은 우유, 소나 돼지의 간에 함유되어 있다.

일일 권장섭취량 : 19세 이상 남/여 700mg

아연(Zn)

　감이나 쇠고기에 함유된 아연은 DNA나 단백질을 합성하는 데 필요하고 생식 기능을 유지하고 혀의 감각을 유지하도록 돕는다. 아연은 세포의 노화를 방지하고 생식기관 발달에 도움을 주며 나이가 들수록 퇴화하는 흉선의 기능을 올려주어 면역을 강화해주는 작용을 한다. 또한 단백질 대사에 관여하여 피부의 상처를 빨리 회복해주고 탄력섬유인 콜라겐 형성에도 도움을 준다.

일일 권장섭취량 :
남자 19세~49세 10mg, 50세 이상 9mg/여자 19세~49세 8mg, 50세 이상 7mg

요오드(아이오딘, I)

　다시마, 대구, 톳 등에 함유된 요오드는 발육을 촉진하고 생명 유지에 필요한 에너지 반응을 촉진한다. 요오드는 갑상선의 기능을 유지하는 데 중요한 역할을 하며 부족하면 신체의 대사활동이 감소되고 변비나 지방이 축적된다.

일일 권장섭취량 : 19세 이상 남/여 150μg

마그네슘(Mg)

마그네슘은 혈압을 낮추고 기분을 상승시키며 신경 사이의 정보 전달을 돕고 에너지 생산도 돕는다. 칼슘의 흡수를 도와 뼈를 건강하게 해주고 근육을 이완해주는 작용을 하므로 근육의 경련이나 만성 통증, 두통, 변비, 스트레스로 인한 불안 증상, 고혈압과 심장 질환을 예방하는 데도 도움을 준다.

일일 권장섭취량 :

남자 19세~29세 350mg, 30세 이상 370mg/여자 19세 이상 280mg

나트륨(Na)

나트륨은 체액의 산과 알칼리의 균형을 조절하고 나트륨/칼륨 펌프를 통해 삼투압을 유지하며 영양소의 흡수와 근육과 신경의 자극 전달에도 중요한 역할을 한다. 나트륨 과잉으로 올 수 있는 고혈압, 뇌졸중, 심장 질환, 골다공증, 위암 등을 예방하기 위해서는 가공식품 섭취를 줄이는 것이 중요하다.

일일 충분섭취량 : 남/여 19세~64세 1.5g, 65~74세 1.3g, 75세 이상 1.1g

철분(Fe)

철분은 몸속에 산소를 운반하는 헤모글로빈의 성분을 이루고 혈액이 운반한 산소를 근육에 보내는 색소단백질인 미오글로빈의 성분이다. 갱년기 이후에 철분이 부족하면 갑상선과 흉선의 기능이 떨어져 피로감과 불면증이 오기 쉬우며 위궤양이나 장 질환이 있는 경우에도 철분이 부족할 수 있다.

일일 권장섭취량 :

남자 19~64세 10mg, 65세 이상 9mg

여자 19~49세 14mg, 50~74세 8mg, 75세 이상 7mg

망간(Mn)

망간은 피부나 관절의 연골조직, 신경조직의 건강을 유지하기 위해 필요한 영양소다. 망간 부족으로 기억력이 떨어질 수 있으며 귀에서 소리가 나는 이명이 생길 수 있다. 밤이나 토란줄기 등에 함유된 망간은 뼈의 발육을 촉진하고 항산화 작용을 한다.

일일 충분섭취량 : 19세 이상 남자 4.0mg/여자 3.5mg

구리(Cu)

낙지나 소의 간에 함유된 구리는 콜라겐을 만드는 것을 돕고 머리카락 합성을 돕고 항산화 작용을 한다. 구리는 튼튼한 관절과 건강한 피부를 유지하기 위해 필요한 영양소다. 구리는 비타민 C의 작용을 도와 콜라겐을 합성하고 상처를 치료하는 작용을 한다.

일일 권장섭취량 : 19세 이상 남/여 800μg

셀레늄(셀렌, Se)

마늘, 브로콜리에 있는 셀레늄은 갑상선 호르몬을 만들고 노화를 방지하는 항산화 작용을 함으로써 질병에 대한 면역력을 지켜주고 바이러스나 암, 각종 만성질환을 예방하는 데 도움을 준다.

일일 권장섭취량 : 19세 이상 남/여 60μg

염소(Cl)

소금에 들어 있는 염소는 살균을 하는 위산의 성분이 되고 신경 사이의 정보 전달을 돕고 체액의 삼투압 조절을 한다.

일일 충분섭취량 : 남/여 19~64세 2.3g, 65~74세 2.0g, 75세 이상 1.7g

몰리브덴(Mo)

콩이나 두부, 소나 돼지의 간에 함유된 몰리브덴은 몸속에 발생한 물질을 최종 노폐물인 요산으로 바꾸는 작용을 촉진한다.

일일 권장섭취량 : 남자 19~29세 30μg, 30세 이상 25μg/여자 19세 이상 25μg

크롬(Cr)

김, 다시마, 톳 등에 함유된 크롬은 탄수화물, 지방에서 에너지를 얻는 반응을 돕는다.

일일 충분섭취량 : 19세 이상 남자 35μg/여자 25μg

★ 보건복지부, (사단법인)한국영양학회 : 한국인 영양소 섭취기준(2015)
권장섭취량 : 1일 연령별로 권장되는 영양소 섭취량으로 평균 필요량을 근거로 산출.
충분섭취량 : 권장섭취량을 산출할 수 없는 경우 역학조사 결과를 토대로 건강인의 영양소 섭취수준을 기준으로 산출.

부족한 비타민과 미네랄을 섭취해서 면역을 올리자

비타민을 음식으로 섭취해서 피부에 다양한 역할을 하도록 하면 좋지만 바쁜 직장생활과 일상생활로 음식을 제대로 섭취하지 못한다면 비타민제가 도움이 될 수 있다. 그러나 아무리 좋은 비타민이라도 매일 먹는 균형 잡힌 음식과는 비교할 수 없다. 끼니를 인스턴트 식품으로 때우고 비타민제 한 알로 영양소를 다 채울 수는 없기 때문이다. 아무리 좋은 비타민제를 복용한다고 해도 음식을 통해서 섭취하는 것만 못하다는 사실을 짚고 넘어가자. 현대인은 자연 그대로의 음식이 아닌 가공식품 위주로 먹기 때문에 칼로리는 높고 비타민은 적어서 건강뿐 아니라 피부 상태도 악화되고 있다. 또한 환경오염이 심각해지면서 토양도 오염이 되어 점점 더 수확 작물들의 영양소가 고갈되므로 별도의 비타민과 미네랄 보충제가 필요하다.

부족한 비타민과 미네랄을 영양제로 섭취하는 것이 좋은 방법이 될 수 있지만 섭취하는 방법을 모르고 여러 종류를 한꺼번에 복용해서 오히려 안 먹느니만 못한 부작용이 생길 수 있다. 추천하는 방법은 앞에서 다룬 식단들과 영양소들을 살펴본 후 부족한 비타민을 따로 복용하는 것이다.

특히 피부를 위한 비타민은 몇 가지를 꼽을 수 있다. 피부에 각질층이 두꺼워져서 거칠어진 피부에는 비타민 A가 좋다. 비타민 A는 피부에 과도한 각질이 생기지 않도록 해준다. 비타민 C와 비타민 E는 항산화제로 피부의 기미를 예방하는 데 도움이 된다. 비타민 C는 앞에서도 이야기했듯이 피부 탄력을 유지하는 콜라겐 합성에 필수다.

비타민과 미네랄을 고갈시키는 약

소모되는 비타민	복용하는 약
비타민 B_1	위산분비 억제제, 제산제, 항전간제, 피임약, 이뇨제, 커피와 홍차, 강심제, 천식 치료제
비타민 B_2	알코올, 항생제, 항우울제, 피임약, 항히스타민제
비타민 B_3	항생제, 이뇨제, 소염진통제, 피임약, 결핵약, 통풍약, 변비약
비타민 B_6	알코올, 항생제, 피임약, 골다공증 치료제, 면역 억제제
비타민 B_7	알코올, 니코틴, 항생제, 피임약, 진정제, 설파제, 날계란
비타민 B_9	당뇨약, 피임약, 이뇨제, 스테로이드제, 항전간제, 진정제, 크론씨병 치료제
비타민 B_{12}	알코올, 항생제, 위산분비 억제제, 콜레스테롤 저하제, 통풍약, 당뇨약, 피임약, 관절염 치료제
비타민 C	스테로이드 약물, 피임약, 소염진통제
비타민 D	위산분비 억제제, 제산제, 스테로이드, 혈압약, 항진균제, 진정제, 결핵 치료제, 마그네슘 함유 변비약, 골다공증 치료제

소모되는 미네랄	복용하는 약
칼슘	위산분비 억제제, 제산제, 스테로이드 약물, 아스피린, 항생제, 통풍약, 강심제, 이뇨제, 진정제, 항전간제, 마그네슘 포함 변비약
칼륨	알코올, 항생제, 카페인, 녹내장 치료제, 천식 치료제, 이뇨제, 혈압약, 변비약, 스테로이드, 진정제, 통풍약, 면역 억제제, 파킨슨병 치료제, 과도한 소금 섭취
아연	위산분비 억제제, 제산제, 혈압약, 이뇨제, 스테로이드, 피임약, 콜레스테롤 저하제, 골다공증 치료제, 결핵 치료제, 커피, 홍차, 카페인, 칼슘 과잉 섭취
마그네슘	스테로이드, 혈압약, 콜레스테롤 저하제, 면역 억제제, 강심제, 항생제, 이뇨제, 골다공증 치료제, 피임약, 설파제
철분	항생제, 이뇨제, 소염진통제, 위산분비 억제제, 아스피린, 진정제, 콜레스테롤 저하제, 설파제, 갑상선 치료제, 홍차
셀레늄	피임약, 천식 치료제, 스테로이드, 설파제

피부의 항산화 작용에 좋은 영양제로는 베타카로틴과 비타민 C, 코엔자임큐텐CoQ10, 아연 등이 좋다. 또한 비타민과 미네랄은 장기적으로 복용하는 약이 있으면 약에 의해 비타민과 미네랄 소모가 커질 수 있으므로 필요에 따라 영양제를 보충해야 한다.

비타민과 미네랄의 올바른 복용법

대부분의 비타민은 식후에 복용하는 것이 좋다. 공복에 복용하면 위장 벽을 자극하여 울렁거림 같은 위장 장애를 느낄 수 있고 소변으로 배출되어 체내 이용률이 떨어질 수 있다. 수용성 비타민(비타민 B, 비타민 C)은 과량을 하루 한 번 복용하는 것보다 식사 때마다 나누어서 복용하는 것이 효과적이다. 지용성 비타민(비타민 A, 비타민 D, 비타민 E)은 지방 성분과 함께 복용했을 때 흡수가 좋아진다. 하루 한 번 복용할 경우 아침식사 후에 복용하는 것이 좋다. 미네랄은 섬유질이 많은 음식과 함께 복용하면 흡수가 방해될 수 있으니 한 시간가량 차이를 두고 복용하는 것을 권장한다. 칼슘은 비타민 D, 마그네슘과 함께 복용하면 장내 흡수가 좋아지고 반면 인이나 철분, 아연을 칼슘과 함께 복용하면 서로 흡수를 방해한다. 철분은 공복에 비타민 C와 함께 복용하는 것이 가장 흡수가 잘되지만 위장 장애가 있다면 흡수율은 좀 떨어지더라도 식후에 복용하는 것이 좋다.

건강식품의 일일섭취량

비타민	일일섭취량	미네랄	일일섭취량
비타민 A	210~1,000µg RE	셀레늄	16.5~135µg
비타민 B$_1$	0.36~00mg	요오드	45~150µg
비타민 B$_2$	0.42~40mg	망간	0.9~3.5mg
비타민 B$_{12}$	0.72~2,000µg	마그네슘	94.5~250mg
비타민 C	30~1,000mg	철분	3.6~15mg(6세 이하는 과량 섭취하지 않도록 주의)
비타민 D	1.5~10µg	아연	2.55~12mg
비타민 E	3.3~400mg α-TE	구리	0.24~7.0mg
비타민 K	21~1,000µg	칼슘	210~800mg
나이아신	니코틴산 : 4.5~23mg 니코틴산아미드 : 4.5~670mg	몰리브덴	7.5~230µg
엽산	120~400µg	칼륨	1.05~3.7g
판토텐산	1.5~200mg	크롬	0.015~9mg
비오틴	9~900µg		

★ 식약처 자료 참조.

흡수 장애가 있는 경우 천연비타민을 먹는 것이 좋다?

천연비타민과 합성비타민의 효과에 대해서는 어떤 것이 좋다기보다는 제품에 따라 효과가 다르게 나타날 수 있다. 예를 들어 천연비타민이라고 광고하는 제품도 알약으로 정제를 만드는 과정에서 첨가되는 부형제들은 천연원료가 아니라서 100% 천연이라고 할 수 없기 때문이다. 천연비타민은 천연이라는 이유로 합성비타민에 비해 가격이 훨씬 비싸다. 하지만 흡수율과 효능 모두 체내에서 차이가 없다는 것이 전문가들의 의견이다. 단 천연비타민 E인 디알파토코페롤이 합성비타민 E에 비해 생물학적 활성이 더 좋고 천연원료가 만들어지는 제형에 따라 생체 이용률이 달라질 수 있다. 천연비타민을 고를 때는 이름만 천연이 아닌지 꼼꼼히 살펴보아야 한다. 합성비타민을 구입할 때는 건강 상태에 따라 활성형 형태가 좋을지 여부를 약사와 상담하여 선택하는 것이 좋다. 활성형 비타민은 생체 이용율이 높은 형태로 비타민 B_{12}인 시아노코발라민은 메코발라민으로 비타민 B_1인 티아민은 푸르설티아민과 벤포티아민으로 표기된다.

푸르설티아민(Fursultiamine)
(활성비타민B_1, KP)
리보플라빈부티레이트(Riboflavin butyra
(활성비타민B_2, KP)
피리독살포스페이트수화물(Pyridoxal ph
(활성비타민B_6, KP)
히드록소코발라민아세트산염(Hydroxocc
acetate)(활성비타민B_{12}, KP)
아스코르브산(직타용)(Ascorbic acid for [
(비타민C, 별규)(아스코르브산으로서 70.0r
토코페롤아세테이트2배산(Tocopherol a
(비타민E, KP)(토코페롤아세테이트로서 20.0m

비오틴 (USP) ⋯⋯⋯⋯⋯⋯
시아노코발라민1000배산(KP) ⋯⋯
(시아노코발라민으로서 4.9 µg)
우르소데옥시콜산 (KP) ⋯⋯⋯⋯
피리독신염산염 (KP) ⋯⋯⋯⋯⋯
리보플라빈 (KP) ⋯⋯⋯⋯⋯⋯⋯
폴산 (KP) ⋯⋯⋯⋯⋯⋯⋯⋯⋯
산화마그네슘 (KP) ⋯⋯⋯⋯⋯⋯
(마그네슘으로서 24.12 mg)
셀레늄함유건조효모 (KP) ⋯⋯⋯⋯
(셀레늄으로서 25 µg)
티아민질산염3배산 (KP) ⋯⋯⋯⋯
(티아민질산염으로서 5 mg)
토코페롤아세테이트2배산 (KP) ⋯⋯

노화방지는 보조식품으로 해결되지 않는다

인간의 최고령으로 기록된 수명은 프랑스의 잔 칼망으로 122세다. 122세의 나이는 인간의 최고 수명의 지표가 되었다.

현대인은 더 건강하고 오래 살기 위해 다양한 노화방지 보조식품을 먹는다. 2004년 서울대 가정의학과가 국내 200여 종의 노화방지 보조식품의 효능을 연구해 검증결과를 내놓았다. 그런데 DHEA, 멜라토닌, 코엔자임큐텐, 리포이드산은 과학적인 근거가 없거나 초보적인 동물실험을 하여 인간에게 적용했을 때 효과가 있다고 하기 어려운 I등급을 받았다. 글루코사민은 효과에 대한 상반된 견해인 C등급, 로열젤리는 C/D 등급을 받았다. D등급은 권하지 말아야 할 제품이다. 인간이 젊음을 유지하기 위해 먹는 보조식품이 음식보다 못하다는 검증결과라고 볼 수 있다.

지금 재생의학 연구로 미용, 의료 등의 분야에서 활발하게 진행되는 줄기세포 연구 또한 인간의 젊음을 유지하고 생명을 연장하고자 하는 인간의 욕망에서 비롯된 것이다.

그러나 결국 인간이 건강하기 위해서 호르몬이나 건강보조식품 등 과학적으로 검증되지 않은 제품들에 의존하는 것보다는 건강한 음식을 먹고 해로운 것을 절제하고 즐겁게 운동하는 것이 아직은 최고의 노화방지 해법이라고 할 수 있다.

콜라겐 화장품이 효과가 있다?

피부 속 탄력 하면 콜라겐이 떠오를 만큼 이슈가 되면서 다양한 콜라겐 제품들이 앞다투어 출시되고 있다. 마시는 콜라겐, 콜라겐 서플리먼트, 콜라겐 화장품, 콜라겐 팩 등 다양한 제품에 콜라겐을 집어

넣어 상품화하고 있다. 특히 콜라겐 화장품은 탄력에 좋다고 하는 화장품 기초라인이나 에센스에는 빠지지 않고 들어가는 성분이다.

그러나 콜라겐은 아무리 발라도 진피로 바로 가지 못한다. 피부 겉에 바르는 콜라겐 분자는 너무 크기 때문에 피부에 흡수조차 되지 않는다. 화장품 안의 콜라겐은 피부 표면에 작용해서 공기 중의 수분을 끌어당기는 보습제 역할을 할 뿐이다. 더구나 화장품 원료로 사용하는 콜라겐은 대부분 식물성 콜라겐이며 피부 속 콜라겐을 이루는 여러 종류의 콜라겐 중 하나를 대체할 수 있는 것도 아니다.

화장품으로 콜라겐을 피부에 바르는 것보다 콜라겐을 합성하는 세포인 섬유모세포를 촉진하여 피부 스스로 콜라겐을 재합성할 수 있도록 하는 것이 좋다. 그러기 위해서 콜라겐 합성에 필요한 양질의 단백질과 비타민이 풍부한 야채와 과일을 섭취하고 규칙적인 생활로 몸의 항상성을 지켜야 한다.

콜라겐 화장품의 효과는 아니지만 피부 속 콜라겐을 보호할 수 있는 화장품이라면 자외선 차단제와 자외선으로부터 콜라겐 손상을 줄여주는 펩타이드가 강화된 제품을 들 수 있다. 그러나 콜라겐 화장품의 효과를 보여주는 화장품은 아니며 콜라겐 보호 차원의 화장품이라고 볼 수 있다.

속피부 면역의 70%는 장 건강이 좌우한다

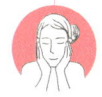

우리는 평소에 장과 피부의 연관성을 크게 인지하지 않고 살아간다. 피부의 건강을 위해서는 장 속을 건강하게 하고 장 면역력을 높여야 한다. 장이 좋지 않아서 설사나 변비가 심한 사람이 피부가 좋다고 느낀 적은 별로 없다. 겉으로 드러나지 않는 장은 생활 속에서 외면받고 소외되기 쉬운 기관이다. 피부질환이 생기면 병원에서 치료를 받으면서도 정작 장 건강은 잘 돌보지 않는다. 그러다 보니 장의 상태가 심각해지고 나서야 겨우 병원을 찾는 경향이 있다. 실제 내과를 찾는 사람들 중 위와 장의 문제로 병원을 찾는 사람이 거의 절반에 가깝다.

'장의 건강은 곧 피부의 건강이다.'라고 말할 수 있는 만큼 장 건강은 피부와 밀접한 관계가 있다. 장 면역력의 균형이 깨지면 피부 면역력이 떨어지면서 피부 속에 트러블이 생기거나 염증이 더 잘 생긴다.

그중에서도 소장은 점막에 있는 파이어판 Peyer's patch에 약 70%의 림프구가 있어서 면역력에 중요한 역할을 한다. 림프구는 장 속에서 병원균을 발견하면 림프구의 일부가 면역 항체를 만들어서 병원균의 침입을 막는다. 이것이 장관면역 시스템이다. 우리 몸의 장관면역 시스템이 균형을 이루고 있다면 질병이 생기더라도 좀 더 수월하게 이겨낼 수 있다. 이러한 장관면역 시스템은 피부가 다양한 알레르기로부터 면역을 갖게 하는 중요한 역할을 한다.

피부가 다양한 알레르기를 이겨내기 위해서는 장 속에서 알레르기와 싸울 수 있는 항체를 잘 만들어내야 한다. 그러나 피부를 위한다는 명목으로 사용하던 살균제품이나 항균제품들로 인해 장 속의 면역세포가 항체를 만들 수 있는 기회는 점점 줄어들고 피부에 아토피나 알레르기가 생기기도 한다. 너무 깨끗한 환경에서는 장 면역력을 높이기 어렵다. 군인이 적을 만나서 많이 싸워봐야 전투력을 높여 다음에 더 잘 싸울 수 있는 것처럼 장 속의 면역세포가 싸워볼 수 있는 기회를 많이 줘야 한다. 병원성 세균에 노출되지 않은 생쥐는 균에 노출된 생쥐보다 오히려 항체를 만드는 면역 글로불린의 양이 적었다는 연구보고가 있다.

어릴 때부터 자연을 가까이 하고 미생물도 접하고 지내야 장 속에 미생물에 대항할 수 있는 항체가 생기고 면역력도 좋아질 수 있다.

장은 피부 건강을 유지해주는 에너지의 원천이다

장은 음식물을 원료로 활용해서 세포대사 활동에 필요한 영양분으로 쪼개서 피부로 보내는 원료 공장이다. 공장이 잘 돌아가야 물건을 잘 공급받을 수 있는 것처럼 공장 가동에 문제가 생기면 거래처에서 물건을 공급받는 데 차질이 생기게 된다. 만약 장에 문제가 생기면 필요한 영양분이 흡수되지 못하거나 불필요한 물질이 흡수되어 세포에 해로운 영양을 끼치게 된다.

단백질 음식을 먹으면 위, 십이지장, 장에서 차례차례 아미노산으로 분해되어도 결국 흡수되는 곳은 장이다. 아미노산은 속피부인 진피를 탄력 있게 해주는 콜라겐을 만들 때 필요한 재료다. 그러나 장이 아미노산을 제대로 흡수할 수 없다면 아무리 단백질이 풍부한 음식을 먹어도 결국 변으로 배출될 수밖에 없다. 콜라겐 재료가 부족한데 탄력 있는 속피부를 만든다는 것은 건축 재료가 부족한 집을 짓겠다는 소리나 다름없다. 한마디로 속피부 부실공사다. 속피부의 재료가 부족한 상태에서 만든 기둥은 부실해서 무너지기 쉽고 덮여 있는 겉피부도 함께 무너지게 된다.

장이 영양분을 잘 흡수하기 위해서는 장 세포가 튼튼해야 한다. 장 속의 세포를 약하게 만드는 식품 첨가물이나 인스턴트 식품은 피하는 것이 좋다.

장내 유익균이 잘 살 수 있는 환경을 만들자

장 세포만 튼튼하다고 피부 속 세포로 전해질 수 있는 영양소가 흡수되는 것은 아니다. 장 속에 잘게 쪼개진 음식물을 화학적으로 분해할 수 있어야 한다. 그 역할을 돕는 것이 바로 장 속에 살고 있는 세균들이다.

장에는 인간과 공생관계를 이루며 살고 있는 세균들이 많다. 장 속에 살고 있는 세균은 우리가 먹은 음식물을 먹이로 삼아 증식하면서 아미노산, 비타민, 지방산 등으로 분해한다. 장은 세균이 분해해놓은 영양분을 흡수하고 각각 필요한 곳으로 보낸다.

탐 크루즈가 주연을 맡은 영화 〈우주전쟁 The War of the Worlds〉에서 외계인이 지구를 정복하기 위해 침공했으나 결국 지구에 살고 있는 세균에 감염되어 죽는다. H. G. 웰스의 소설을 영화화한 이 작품을 처음 봤을 때 외계인이 지구를 정복하지 못한 이유가 정말 세균 때문이지 않을까? 하고 생각할 정도로 세균에 대해 다른 시각을 갖게 해준 영화였다. 세균은 무조건 나쁘다는 인식에서 우리를 지켜주는 동지 같은 느낌을 갖게 해준 계기였다. 인간이 지구에서 살고 있는 세균에 대한 면역력을 갖지 못하면 영화 속 외계인처럼 죽을 수 있다. 생명을 위협하는 세균의 증식 속도가 어마어마하게 빠르다면 인간은 곧 멸종할 수 있다. 다행히 아직 인간이 지구에 살면서 멸종하지 않은 이유는 지구에 존재하는 다양한 세균에 대항할 수 있는 면역력을 갖게 되었기 때문이다.

그리고 내 몸속을 지킬 수 있는 유익한 세균을 정착시켜서 해로운 세균이 내 몸에 쉽게 자리 잡고 증식할 수 없는 환경을 만들었다. 만약 몸에 정착하고 있는 세균이 줄어들면 어김없이 해로운 세균이 자리를 잡게 되고 몸을 병들게 한다. 장 속에 유익한 균보다 유해한 균이 많으면 유해한 물질이 많이 생기고 장벽으로 흡수되어 속피부 혈관에까지 흐르게 된다.

몸의 건강을 유지할 수 있는 면역 시스템에서 주목해야 할 것이 바로 세균(미생물)이다. 사람의 장에는 수많은 세균이 존재한다. 장에 살고 있는 세균은 500여 종이나 되고 100조 마리 정도다. 장에 존재하는 세균을 모아서 무게를 잰다면 약 1kg으로, 1kg의 요플레가 장에 차 있다고 생각하면 어느 정도 상상이 될 것이다. 장 속에 살고 있는 세균은 지금 이 순간에도 계속해서 증식하고 음식 찌꺼기와 섞여 대변으로 배출된다. 대변 중 3분의 1 정도가 장 속에 살고 있던 세균이라는 사실은 참으로 놀랍다. 장 속의 세균이 대변으로 빠져 나가는 만큼 장에는 대체할 수 있는 균들이 증식해서 자리를 채워야 장 속 건강을 지킬 수 있다.

장 속에 존재하는 세균의 종류와 비율에 따라 건강의 정도가 확연한 차이를 보인다. 장 속에는 유익한 균과 유해한 균뿐 아니라 때때로 유익한 역할과 유해한 역할을 동시에 하는 균이 살고 있다. 예를 들어 박테로이스균은 외부 유해균이 체내에 침투하는 것을 막고 면역 기능을 자극하여 음식의 소화 흡수를 돕는다. 그러나 부패물질이나 발암물질을 생산해서 건강에 해로운 역할도 한다.

장 속에 병원균(녹농균, 비브리오균, 포도상구균, 클로스트리디움균, 유황환원세균 등)이 늘어나면 급성질환이 생기면서 건강이 악화된다.

유익균은 좋은 역할만 하는 균으로 락토바실러스균과 비피더스균이 여기에 속한다. 유익균들은 여러 모로 건강에 도움이 되기 때문에 평소에 꾸준히 섭취하면 좋다. 그런데 스트레스를 받거나 나쁜 음식을 먹으면 몸속 좋은 균이 부족해지고 유해균이 많아져서 질병을 일으키게 된다. 그렇다고 유해균이 모두 사라져야 장이 건강해지는 것은 아니다. 우리가 해롭다고 여기는 대장균은 소장에서 내려온 음식 찌꺼기를 분해해서 일부 비타민 B군, 비타민 K, 아미노산 같은 몸에 이로운 성분을 공급해주기도 하기 때문이다. 장 속에 아군 역할을 하는 유익균 80% 정도, 적군 역할을 하는 유해균 20% 정도로 비율을 이루는 것이 좋다.

장 속의 음식물을 분해하는 정도는 장 속에 어떤 세균이 더 많이 있느냐에 따라 달라진다. 체중을 줄이려면 장 속 세균을 바꿔야 한다면 어떻게 하겠는가?

고든 박사는 비만인 경우와 마른 경우 장 내에 존재하는 세균이 다르다는 것을 생쥐 실험으로 밝혀냈다. 비만인 생쥐의 장에는 페르미쿠테스균이 박테로이데스균보다 훨씬 많았고 마른 생쥐의 장에는 반대로 박테로이데스균이 상대적으로 많았다. 비만인 생쥐의 장내 세균을 마른 생쥐의 장에 주입하면 마른 생쥐의 체지방이 47% 증가하고 마른 생쥐의 장내 세균을 다시 주입하면 체지방이 20% 줄어들었다.

장 속 세균총의 종류만 바꿔도 다이어트가 된다면 좀 더 과학적인 다이어트를 할 수 있다. 장 속에 살고 있는 세균총은 태어나서부터 지금까지 끊임없이 바뀌고 있다.

유산균 전문가인 미츠오카 토모타리는 사람이 처음 태어나면 장내에 대장균이 살다가 모유를 먹으면서 유익한 비피더스균 수가 늘어나고 나이가 들면서 유해균이 다시 늘어나고 장 속 세균총의 균형이 깨진다고 했다. 따라서 나이가 들수록 장 속에 유산균이 살기 좋은 환경을 만들어 유익한 균이 급격히 줄어들지 않도록 하는 것이 좋다.

그러나 이러한 장내 면역 시스템의 균형이 항생제를 복용하면서 일시적으로 깨지기도 한다. 항생제는 우리 몸에 해로운 유해균뿐 아니라 자가면역 시스템의 관리자인 유익균까지 파괴하기 때문이다. 그래서 항생제를 먹으면 장 속의 면역 시스템이 깨지면서 설사를 하기도 하고 내성균이 생기기도 한다. 더구나 어릴 때부터 여러 종류의 항생제를 먹다 보면 비타민이 부족해지고 혈액응고에 필요한 비타민 K 흡수도 지장을 받아 혈액응고가 되지 않는 현상이 생긴다. 몸의 건강을 유지하기 위해서는 장 속에 내게 유리한 유익균이 잘 살 수 있는 환경을 만들어주는 것이 중요하다.

유산균 제제를 먹고 장 건강을 지키자

현대인은 불규칙한 생활과 많은 가공식품을 섭취함으로써 장 속의 세균총이 건강하지 못하다. 장 속 세균총을 건강한 환경으로 만들어야 건강을 지킬 수 있다. 장 속 세균총을 건강하게 만드는 방법 중 하나는 유익한 균이 있는 음식을 섭취해서 장 속으로 유익한 균을 계속 보내는 것이다.

유익한 균이 있는 음식은 우리 주변에서 쉽게 찾을 수 있다. 유익균의 최고 강자는 유산균으로 장 건강에 없어서는 안 될 존재다. 세계적인 장수마을의 사람들도 유산균이 많은 음식을 주로 먹는 것으로 나타났다. 유산균은 포도당을 에너지로 쓰고 젖산을 분비하여 산성의 환경을 유지하여 장내 유해한 균이 증식하지 못하도록 한다. 그러나 유산균이 살아서 장에 모두 도달하기는 어렵다. 위에서 분비하는 위산에 의해 대부분이 죽기 때문이다. 그러나 유산균이 죽는다 해도 장에 도착하면 유산균과 비피더스균이 많이 늘어나기 때문에 먹는 것이 장 건강에 도움이 된다.

요즘은 유산균을 산소가 없는 조건에서 배양하여 분말 상태로 만들어서 여러 건강보조식품이나 유제품에 첨가하기도 한다.

특히 프로바이오틱스는 장내 유익균이 늘어나도록 돕는 살아 있는 균으로 유산균을 섭취했을 때 대장까지 무사히 살아서 도착한 후 장내 환경을 균형 있게 개선해준다. 하지만 강력한 위산과 담즙산에 죽지 않고 장까지 도달할 수 있어야 프로바이오틱스 제품으로 인정받을 수 있다. 프로바이오틱스 제품은 식품 매장에 가면 쉽게 구입할 수 있다.

프로바이오틱스 연구는 의학, 약학, 미용, 식품 등 다양한 분야에서 진행되고 있다. 아이를 출산하기 6개월 전부터 프로바이오틱스를 복용하면 아기의 아토피 발생 비율이 7세까지 감소되었다는 예방적 효과에 대한 연구결과가 보고되었다. 요즘은 락토바실루스 람노서스 lactobacillus rhamnosus가 들어 있는 유산균 제품이 아토피에 좋다고 하여 많이 먹는다. 그러나 아토피 치료용으로 입증된 균주는 아니다. 다만 아토피 피부염이 있는 성인이 락토바실루스 람노서스를 복용했을 때 염증을 일으키는 TH2(T도움세포2)를 활성화하는 인터류킨 4(IL-4 : 면역세포가 분비하는 단백질)가 감소해서 면역과잉이 억제되는 경향을 보였다는 연구결과가 있으나 통계적으로 입증할 만한 수치는 나오지 않았다. 아직 락토바실루스 람노서스 단일균주가 아토피 치료 효과가 있다는 것은 증명되지 않았지만 기존 프로바이오틱스에 락토바실루스 람노서스균이 추가된 제품이라면 좀 더 시너지가 있을 것이라 본다.

그러나 장으로 유산균을 보내는 방법이 성공한다고 해도 장내 유익균이 잘 증식할 수 있는 먹이가 없다면 아무 소용이 없다. 유산균의 먹이가 될 수 있는 수용성 식이섬유나 올리고당, 프로피온산균에 의한 유청 발효물, 당알코올 등을 이용해서 장내 유익균의 먹이를 늘려주는 프리바이오틱스뿐 아니라 유산균과 비피더스균을 이용한 프로바이오틱스를 합한 신바이오틱스(synbiotics)를 활용한 방법으로 장내 세균 환경을 개선하는 방법이 주목받고 있다.

장내 세균 중 17.8%였던 비피더스균이 올리고당을 먹고 1주 후에는 38.7%, 2주 후에는 45.9%까지 올라갔다. 이후 올리고당을 먹지 않았을 때 실험 전 비피더스균의 수치와 비슷하게 돌아갔다. 장내 유산균을 활성화하기 위해서는 증식하기 좋은 조건을 만들어주어야 한다는 것을 알 수 있다. 유산균 증식에 도움이 되는 연구는 지금도 계속되고 있다.

유산균을 먹을 때는 유산균 증식에 도움이 되는 과일이나 채소, 현미 등을 함께 먹으면 효과가 좋다. 유산균 증식에 도움이 되지 않는 탄산음료나 술, 담배, 카페인이 함유된 음료나 가공식품은 피해야 한다. 대신 김치, 된장, 청국장 등의 발효식품을 섭취하면 더욱 좋다.

김치는 너무 익은 묵은지보다 적당히 발효된 김치에 유산균이 더 많다. 특히 우리가 먹는 김치, 된장 등의 식물성 발효식품에 있는 식물성 유산균은 산에 강하고 장내 증식력이 높은 특성이 있어서 장의 무너진 균형을 바로잡아줄 수 있는 명품 식품이다. 건강한 장을 만드는 것은 바로 건강한 식생활이다.

그럼 유산균은 어느 정도의 기간 동안 먹는 것이 좋을까?

유산균이 장 속에서 잘 정착해 증식해서 균형 있는 환경을 만들기 위해서는 최소 한 달 정도 꾸준히 복용하는 것이 좋다. 복용하는 균으로 장에서 살고 있는 균의 분포를 어느 정도 바꾸기 위해서는 시간이 걸리기 때문이다. 요즘은 유산균의 중요성을 강조하는 매스컴의 영향으로 유산균 음료 마시기가 열풍이다. 그러나 무조건 많이 마시는 것은 장에 좋지 않다. 요즘 연구 중에서는 대장균이 O-157균이 침입했을 때 경계하고 지키는 역할을 하거나 인간이 분해할 수 없는 셀룰로스를 분해해 비타민을 합성하기도 한다는 것이 밝혀지기도 했다. 또한 박테로이데스균으로 면역이 활성화되므로 다른 병원균이 침입했을 때 제거할 수 있도록 돕는 역할을 한다고 한다. 이처럼 유해한 균이 우리 몸에 유익한 일도 하는 것이 종종 발견되면서 장에서 유익균만이 무조건 늘어나는 것이 좋은 것은 아님을 알 수 있다. 장 속의 유산균은 적절히 균형 있게 유익균과 유해균의 비율이 맞춰져야 한다. 만약 너무 이것저것 많은 유산균 제제와 음료를 먹으면 오히려 장내 세균총의 균형이 깨질 수 있고 설사를 유발할 수 있다.

세계 의학계는 지금 유해균을 제거하는 항생제 연구에서 유익균으로 유해균을 다스리는 프로바이오틱스 연구로 옮겨가고 있다. 요즘은

유산균을 효과적으로 먹는 방법

- 장내 균의 분포를 바꾸기 위해서는 한 가지 유산균을 최소 한 달간은 복용해야 한다.
- 유산균은 공복에 충분한 물과 함께 섭취하는 것이 좋다.
- 항생제와 함께 먹을 때는 항생제 사이에 먹는다.(예 : 항생제를 아침과 저녁에 복용 시 유산균은 점심에 먹는다.)
- 유통기한이 지난 유산균은 효능이 거의 없으므로 날짜를 확인하고 먹는다.
- 아침식사를 거르지 않는 식습관이 유산균의 증식을 돕는다.
- 하루 수분 섭취량을 충분히 해서 순환을 돕는다.(약 1.5리터)
- 유산균 증식에 해를 주는 술, 담배, 카페인 등을 피한다.

장내 세균총을 유지하는 데 도움이 되는 영양제

- DHA(모유에 많이 들어 있음), 강황, 코코넛오일, 알파리포익산, 비타민 D

유산균 증식에 도움이 되는 프리바이오틱스가 풍부한 음식

- 치커리, 돼지감자, 마늘, 양파, 대파, 참마 등과 같은 섬유소가 풍부한 채소류와 곡류
- 김치, 된장 등과 같은 발효음식, 프락토올리고당

의사가 항생제를 처방할 때 보조제로 유산균을 함께 처방하기도 하고, 설사 등의 증상이 있을 때 유산균제를 처방해주기도 한다. 그러나 유산균이 아무리 좋다고 해도 건강보조식품일 뿐이며 만병통치약은 아니다. 건강하기 위해서는 건강을 지키기 위한 다양한 노력이 반드시 필요하다는 것을 명심하자.

장 디톡스 마사지로 속피부 면역을 올리자

음식물이 장에서 소화되고 흡수되면서 생기는 가스가 많게는 1.5L 생수병에 가득 채울 수 있는 수준이다. 그런데 장내 배설기능이 원만하지 않아서 변비가 심해지면 음식 찌꺼기가 장내 머무르는 시간이 더 많아져서 고약한 냄새의 가스가 만들어진다. 가스는 무조건 항문까지 이동해서 배출되는 것이 아니라 일부는 흡수되어 혈관을 타고 피부 속에까지 해로운 영향을 미친다.

현대인은 장의 연동운동을 자극해줄 수 있는 운동량이 턱없이 부족하다. 더구나 사무실에서 같은 자세로 앉아서 근무할 경우 운동량이 부족해서 배변활동에 어려움을 겪기도 한다. 이럴 때는 앉아서도 쉽게 할 수 있는 셀프 장 마사지로 장의 연동운동을 돕고 변을 원활하게 배출할 수 있도록 해주는 것이 피부 속에 흐르는 혈액을 깨끗하게 해주는 방법이다. 5분 정도만 시간을 내도 간단하게 할 수 있다. 특히 대장 마사지는 변을 잘 배출할 수 있게 해서 몸에 독소가 쌓이는 것을 줄여준다.

우선 마사지하기 전에 대장과 소장의 위치를 알아두고 변이 많이 정체되는 곳을 알아두자. 소장은 십이지장과 공장, 회장으로 이루어져 있는데 공장에는 융털 같은 모양이 무수히 돋아 있으며 영양분이나 수분이 흡수되어 혈관과 림프관을 통해서 각 세포로 전달되기 때문에 소장의 위치도 기억해서 부드럽게 마사지를 해주는 것이 좋다. 특히 소장의 융털 안쪽에는 노폐물이나 독소 등에 관여하는 림프관이 밀집되어 있어서 소장 마사지만 잘해도 독소 배출과 몸이 붓는 것을 예방하는 데 도움이 된다.

대장은 맹장과 결장 그리고 직장으로 1.5m 정도 이어지는데 특히 결장의 아랫부분과 직장 주변에 변이 정체된다. 대장 마사지를 수시로 해주면 정체되어 있는 변의 흐름을 좋게 해주어 배변하는 데 도움을 줄 수 있다. 평소에 아래쪽 배가 묵직하거나 오랜 시간 동안 앉아서 일을 한다면 꼭 따라해보자.

소장 마사지로 면역력을 높이자

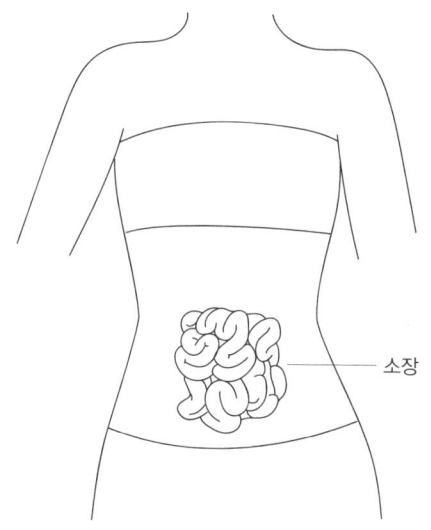

- 소장이 위치한 배꼽 주변 위 주로 마사지해준다.

- 소장 마사지는 편안한 상태로 누워서 하면 효과가 배가된다. 누워서 마사지할 상황이 되지 않는다면 의자에 앉거나 편안히 기대거나 서서 해도 되고, 다음 동작 중 따라하기 쉬운 동작 하나만 해도 된다.

면역력을 높이는 소장 마사지

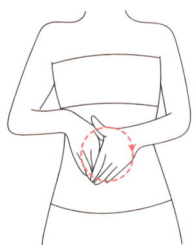 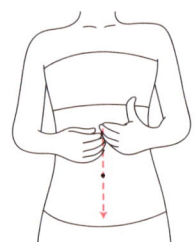 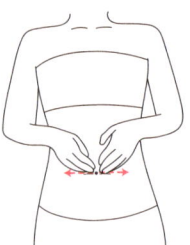 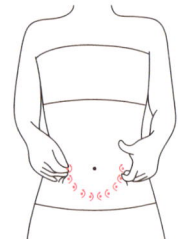

배꼽을 중심으로 화살표 방향으로 둥글게 원을 그리며 마사지한다.

배꼽 중심으로 화살표 아래쪽으로 쓸어준다.

배꼽 중심으로 좌우로 동시에 쓸어준다.

배꼽 아래 기준으로 손가락으로 파주듯 돌리며 눌러준다. 배꼽 아래쪽에서 배꼽 옆으로 U자형으로 올라오며 마사지한다.

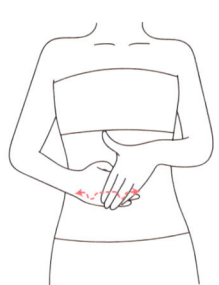 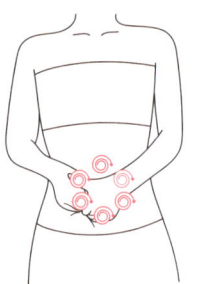 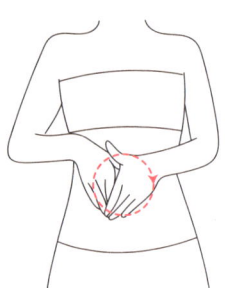

손을 겹쳐서 배꼽을 덮은 후 손바닥 쪽은 밀어주고 손가락 쪽은 끌어당기며 주물러준다.
(손을 바꿔 반대쪽을 해준다.)

배꼽을 중심으로 6곳을 순서대로 깊게 돌리듯 누르며 원을 그려준다.
(동작을 할 때는 숨을 내쉬거나 잠깐 참는다.)

배꼽을 중심으로 바깥쪽에 화살표 방향으로 원을 그리며 마사지하며 마무리한다.

대장 마사지로 독소를 배출하자

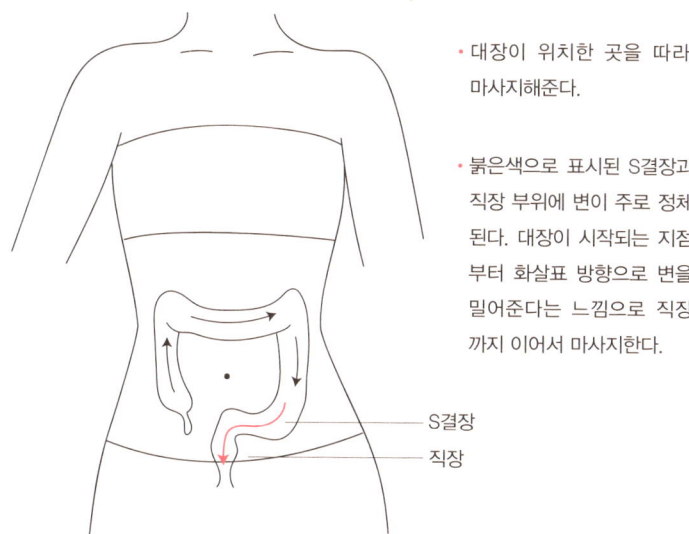

- 대장이 위치한 곳을 따라 마사지해준다.

- 붉은색으로 표시된 S결장과 직장 부위에 변이 주로 정체된다. 대장이 시작되는 지점부터 화살표 방향으로 변을 밀어준다는 느낌으로 직장까지 이어서 마사지한다.

S결장
직장

독소를 배출하는 대장 마사지

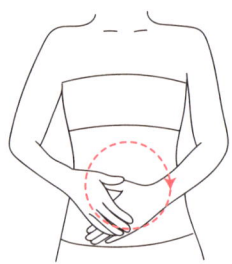

손을 겹쳐서
시계방향으로 원을 돌린다.

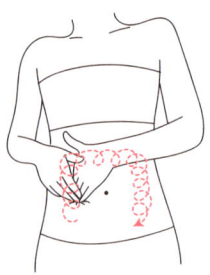

대장 위치 방향대로
오른쪽 배꼽 아래부터
손을 겹쳐 스프링 원을
그리듯 돌려준다.

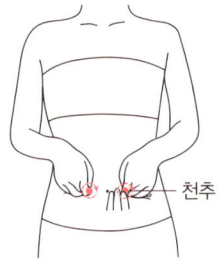

배꼽에서 3손가락 떨어진
천추 자리를 손끝으로
3번씩 3회 돌려준다.
(숨을 크게 들이쉴 때 준비했다가
깊게 내쉴 때 3번 돌려주고
다시 이를 반복해서 2회 더 실시한다.)

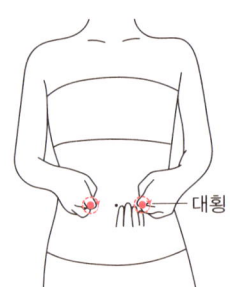

배꼽에서 4손가락 떨어진
대횡 부위를 3번씩 3회 돌려준다.
(숨을 크게 들이쉴 때 준비했다가
깊게 내쉴 때 3번 돌려주고
다시 이를 반복해서 2회 더 실시한다.)

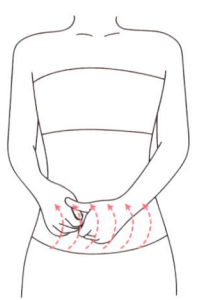

아래로 처진 장을
위로 올려준다.
(숨을 크게 들이쉬고
잠깐 참으며 동작을 하고
'후우~' 하고 숨을 깊게 뱉는다.)

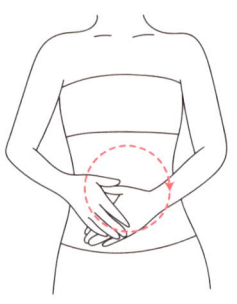

다시 시계방향으로 원을 그려
자극된 부위를 진정시킨다.

책을 마무리하며

●

속피부
사랑에 빠진
당신을
그리며...

속피부가 행복한 당신이 아름다워요

 이 책을 읽은 당신은 피부를 좀 더 논리적인 관점에서 바라보고 관리할 수 있는 길을 이미 찾은 사람이다. 속피부인 진피는 몸속 건강과 겉피부를 이어주는 다리 역할을 한다. 피부를 가꿀 때 겉피부에만 집중했다면 이제 속피부를 직접 가꾸고 속피부를 건강하게 하는 음식과 운동법뿐 아니라 스트레스 관리 등 신체 전반에 영향을 주는 방법들의 중요성을 다시금 깨닫고 실천해야 한다. 어쩌면 이미 느끼고 경험한 피부에 대한 막연한 생각이 뚜렷해지는 계기가 되었을 수도 있다.

 속피부의 중요성과 관리방법을 다양하게 다뤘지만 속피부의 중요성은 많은 사람이 이미 느끼고 경험한 것으로 전혀 생소한 내용은 아니다. 다만 피부를 가꾸고 있는데 왜 피부가 좋아지지 않고 계속 나빠지는지 정확한 원인을 찾고 속피부에 초점을 맞춘 근본적인 방법을 하나씩 실천하는 것이 중요하다.

뷰티 산업 마케팅 전반에 등장하는 '이너뷰티' 또한 이 책에서 강조하는 내용 중 일부다. 비타민, 히알루론산, 콜라겐, 코엔자임큐텐 등 피부에 좋은 성분들을 함유한 다양한 형태의 먹는 화장품이 이너뷰티라는 마케팅에 힘입어 등장했다. 피부 겉보다 속이 중요하다는 인식의 전환으로 먹는 화장품뿐 아니라 건강과 미용, 먹을거리를 포함한 많은 분야에서 이너뷰티 마케팅 붐을 일으키고 있다. '피곤할 땐 비타민제 레모나를 먹었다면 이제는 이너뷰티를 위해 레모나를 먹는다.'로 인식이 전환된 것이다. 피부는 단독으로 예뻐질 수 없으며 생활 속 모든 분야가 피부 속에 영향을 준다는 인식이 뷰티 산업 전반에 반영되고 있다.

당신의 속피부 사랑이 시작됩니다

이 책의 공동 저자 세 사람이 10여 년 동안 각자의 영역에서 활동하면서 느껴왔고 해주고 싶어 하는 이야기들을 다 담기엔 한 권의 책으로 부족해서 못내 아쉬운 점도 있다. 집필하면서 많은 것을 알려주고 싶다는 의욕이 넘쳐 몇 차례 시행착오를 겪었고 중요한 것을 배우는 계기도 되었다. 피부에 대한 근본적인 문제는 겉으로 드러난 피부보다 속피부에 있다는 것을 이야기해주고 싶었다. 또한 속피부를 위해 약이든 피부관리든 천연 DIY^(Do It Yourself)든 어느 하나 치우치지 말라고 강조하고 싶다. 피부를 위해 꼭 필요한 것을 멀리해서 속피부를 오히려 위태롭게 하지 않기를 바란다.

속피부를 가꾸는 가장 빠른 방법은 이 책에 소개했듯이 속피부를 해롭게 하는 것들을 그만두고 속피부를 젊게 하는 방법을 최대한 빨리 실천하는 것이다. 그리고 그 방법을 실행에 옮길 수 있는 사람은 바로 자기 자신이다.

속피부를 위해 무엇을 당장 하라고 강요하는 것은 아니다. 생활 속에서 겪는 모든 것이 피부 속에서 일어나는 변화와 관련이 있다는 것을 알려주고 싶었다. 오늘 내가 먹는 음식이 속피부에 어떤 영향을 주는지 다시 생각해본다면 변화는 시작된 것이다. 또한 매일 반복하는 세안을 얼마나 깨끗하게 하느냐보다 속피부 건강을 위한 안전한 세안이 중요하다는 것을 깨닫고 실천한다면 당신의 속피부 사랑은 이미 시작된 것이다.

속피부를 사랑하는 일은 자신을 위로하고 사랑하는 일이다.
조금씩 속피부 화장시간을 늘려보자.
어느새 속피부와 사랑에 빠진 당신을 발견하게 될 것이다.
속피부를 사랑하는 당신!
그 어느 누가 당신을 사랑하지 않을 수 있을까?

속피부를 사랑하게 된 당신께 감사합니다.
김민정, 김유지, 문연숙

참고문헌

단행본

1. Bartens W, 김희상. 행복의학. 서울: 한국물가정보; 2013.
2. Battaglia S, 권소영, 김성은, 김은정, 김준홍, 유강목. (살바토레의) 아로마테라피 완벽 가이드. 서울: 현문사; 2008.
3. Bowles EJ. The chemistry of aromatherapeutic oils. Crows Nest, NSW: Allen & Unwin; 2003.
4. Brown WH, Iverson BL, Anslyn EV, Foote CS, 화학교재연구회, 김상범, et al. (브라운의) 유기화학. 서울: 사이플러스; 2016.
5. Buckle J. Clinical aromatherapy. St. Louis, MO: Elsevier; 2015.
6. Byrd-Bredbenner C, Moe GL, Berning JR, Kelley DS, 김미경, 왕수경, et al. 생활 속의 영양학. 서울: 라이프사이언스; 2016.
7. Clarke S. Essential chemistry for aromatherapy. Edinburgh: Churchill Livingstone; 2008.
8. Cohen S, Cohen SM, 양병찬. 드럭 머거. 서울: 조윤커뮤니케이션; 2010.
9. Cohen S, 배신자. 24시 약사 피부염 관리. 서울: 조윤커뮤니케이션; 2014.
10. Cooper GM, Hausman RE, 전진석, 김군도, 김병삼, 김영호, et al. 세포학. 서울: 월드사이언스; 2015.
11. Denda M, 장연숙. 제3의 뇌. 서울: 열린과학; 2009.
12. Doan T, Melvold R, Viselli S, Waltenbaugh C, Harvey RA, 이만형, et al. (리핀코트의 그림으로 보는) 면역학. 서울: 바이오사이언스; 2014.
13. Dweck AC, Allured. Formulating Natural cosmetics. Carol Stream, Ill: Allured Pub. Corp; 2011.
14. Esselstyn CB, 강신원. 당신이 몰랐던 지방의 진실. 서울: 사이몬북스; 2015.
15. Flick EW. Cosmetic and toiletry formulations. Norwich, N.Y.: Noyes Publications; 2001.
16. Geddes L, Walker R, Parker S, Davies J, Price D, Meredith S, et al. 인체. 서울: 사이언스북스; 2012.

17. Gillespie D, 이주만. 식물성 기름, 뜻밖의 살인자. 서울: 북로그컴퍼니; 2014.
18. Goodman SR, 이우윤, 황혜진, 박소영, 오경택, 황광우, et al. 의학세포생물학. 서울: 월드사이언스; 2014.
19. Illouz Y, Sterodimas A, 최성덕, 권한진, 김대용, 김웅석, et al. 지방줄기세포와 재생의학. 서울: Hansol(한솔의학서적); 2016.
20. Jablonski NG, 진선미. Skin. 서울: 양문; 2012.
21. Johnson MD, 김윤택, 나종길, 이창호, 이현숙. 인간생물학. 서울: 바이오사이언스; 2013.
22. Johnson RL, Foster S, Low Dog T, Kiefer D, Weil A, 존슨 레,L., et al. 메디컬 허브 백과. 서울: Style조선; 2015.
23. Junger A, 박선령. 클린 거트. 파주: 쌤앤파커스; 2014.
24. Katahira E, 박정임. (혈액·림프액·뇌척수액) 3가지 체액이 내 몸을 살린다. 서울: 라의눈; 2015.
25. KBS 생로병사의 비밀 제, 황진성, 김정은. 피부는 다시 젊어질 수 있다. 고양: 문예춘추사; 2011.
26. Khalsa S, 장성준. 비타민 D 혁명. 서울: 비타북스; 2009.
27. Kitamura K, Nakamura T, Takaku F, 강금희, Nihon NP, 뉴턴코리아 편집부. 건강 검진은 질병을 막는다. 서울: 뉴턴사이언스; 2015.
28. Krebs HA, Sir, Goodwin TW, Biochemical Society (Great Britain). The Metabolic roles of citrate. London: Academic Press; 1968.
29. Lawless J, 한국아로마협회. 아로마 에센셜오일 백과사전. 서울: 현문사; 2002.
30. Lipton BH, 이창희. 당신의 주인은 DNA가 아니다. 서울: 두레; 2014.
31. Logan AC, Treloar V, 진용희. 스킨 다이어트. 서울: 秀subook; 2011.
32. Mark W, Mark S, Paul T, Janeway CA. Immunobiology. New York: Garland Pub; 2001.
33. Murray MT, Pizzorno JE, 정성한, 오홍근. (백과사전) 자연의학. 서울: 전나무숲; 2009.
34. Nestle M, 김명주. 무엇을 먹을 것인가. 서울: 도도; 2014.
35. Netter FH, Anderson BE. The Netter collection of medical illustrations. Philadelphia, Pa.: Elsevier Saunders; 2012.
36. Newton press (日本), 交久瀨伍雄, 가타쿠세 이쓰오, 간가와 겐지, 고미네 마유미, 구리하라 겐조, et al. (아미노산과 단백질) 생명의 만능소재. 서울: 뉴턴코리아; 2010.
37. Nihon NP, Koga D, 강금희, Gojobori T, Nagano K, Tanuma S, et al. 세포의 모든 것. 서울: 뉴턴코리아; 2010.
38. Nihon NP, 강금희. 지능과 마음의 과학. 서울: 뉴턴코리아; 2013.
39. Nihon NP, 강금희, Kawamura K, Konishi Y, Nabekura J, Tamura M, et al. 아기 탄생의 과학. 서울: 뉴턴코리아; 2014.
40. Nyūton Puresu. 인체 21세기 해부학. 서울: 뉴턴코리아; 2006.
41. Paquet D, 파케 도, 지현. 화장술의 역사. 서울: 시공사; 2001.

42. Perlmutter D, 윤승일, 이문영. 장내세균 혁명. 서울: 지식너머; 2016.
43. Press N, 강금희, 뉴턴프레스, 일본 NP, ニュートンプレス. 생명이란 무엇인가? 서울: 뉴턴코리아; 2010.
44. Roizen MF, Oz MC, 유대우. 새로 만든 내몸 사용설명서. 파주: 김영사; 2014.
45. Roizen MF, Oz M, Rome E, 김성훈. 10대의 비밀 비밀의 10대. 파주: 김영사; 2012.
46. Scientific American a division of,Nature America, 김지선, Stix G, Stipp D, Sinclair DA, Yuhas D, et al. 노화의 비밀. 서울: 한림; 2016.
47. Sherwood L, 강영숙, 강태진, 고혁완, 김권섭, 김남득, et al. 인체생리학. 서울: 라이프사이언스; 2016.
48. Shioda S, 이주관, 전소현. 향기치료. 서울: 청홍; 2015.
49. Shirasawa T, Shiga D, 정난진. 기적의 코코넛오일. 서울: DS BOOKS; 2015.
50. Stiens R, 신경완. 깐깐한 화장품 사용설명서. 서울: 전나무숲; 2009.
51. Strand RD, 유호상. (건강수명을 늘리는) 영양의학 가이드. 서울: 푸른솔; 2007.
52. Teicholz N, 양준상, 유현진. 지방의 역설. 서울: 시대의창; 2016.
53. Tisserand R, Young R. Essential oil safety. Edinburgh: Elsevier Ltd; 2013.
54. TV조선 내 몸 사용설명서 제작팀. 내 몸 사용설명서. 서울: 베가북스; 2015.
55. Vanderhaeghe LR, Bouic PJD, 김재일. (모든 병과 싸워 이기는) 30일 면역 사용설명서. 파주: 살림; 2010.
56. Willey JM, Sherwood LM, Woolverton CJ, 김영민, 김경민, 박만성, et al. 미생물학. 서울: 라이프사이언스; 2016.
57. 강금희, Newton Press (日本). Newton highlight. 서울: 뉴턴코리아; 2010.
58. 강금희, Newton Press (日本). Newton highlight. 서울: 뉴턴코리아; 2008.
59. 강금희, Newton Press (日本). Newton Highlight. 서울: 뉴턴코리아; 2006.
60. 강금희, Newton press (日本). Newton highlight. 서울: 뉴턴코리아; 2009.
61. 강금희, Newton press (日本). Newton highlight. 서울: 뉴턴코리아; 2008.
62. 강금희, Newton press (日本). 몸과 질병: 어떻게 하면 치료되는가? 최초의 원인은? 서울: 뉴턴코리아; 2008.
63. 강금희, Newton press (日本). Newton highlight. 서울: 뉴턴코리아; 2007.
64. 강금희, Newton Press (日本). Newton highlight. 서울: 뉴턴코리아; 2010.
65. 강금희, 뉴턴 프레스. 비만의 사이언스. 서울: 뉴턴사이언스; 2014.
66. 강금희, 이세영, 뉴ートンプレス. 인체와 첨단 의학. 서울: 아이뉴턴; 2016.
67. 강금희, 이세영, 일본 NP. 비주얼 생물. 서울: 아이뉴턴; 2016.
68. 강금희, 일본 NP. 인체를 지배하는 메커니즘. 서울: 뉴턴코리아; 2010.
69. 건강사회를위한약사회, 리병도, 변진옥, 송미옥, 안정민, 유경숙, et al. 식후 30분에 읽으세요. 서울: 이매진; 2013.
70. 구희연, 이은주. (많이 바를수록 노화를 부르는) 대한민국 화장품의 비밀. 서울: 거름; 2009.
71. 권오길. (권오길의) 괴짜 생물 이야기. 서울: 을유문화사; 2012.
72. 근등성. 약에게 살해당하지 않는 47가지 방법. 서울: 더난; 2015.

73. 김경영, 배유경, 이은주, 김수미, 김은애, 안선례. (에센스) 화장품학. 파주: 메디시언; 2016.
74. 김관욱. 흡연자가 가장 궁금한 것들. 서울: 애플북스; 2015.
75. 김기연, 노은희. 피부관리학. 파주: 수문사; 2015.
76. 김명숙. 피부관리학. 서울: 현문사; 2009.
77. 김문성. 심리학의 즐거움. 서울: 스마트북; 2015.
78. 김상현. 재미있는 피부이야기. 서울: 정담미디어; 2014.
79. 김생곤. 분자세포 생물학. 광주: 조선대학교 출판부; 2009.
80. 김선미, 양미경, 송인영, 정지숙. (피부미용을 위한) 피부과학. 서울: 현문사; 2005.
81. 김성중, 심정묘, 김기연, 김성중, 김유정, 김정숙, et al. 림프드레니지. 서울: 정담미디어; 2012.
82. 김수현. (당신에게 드리는) 김수현의 식생활백서 100문 100답. 서울: 달뜸; 2012.
83. 김암, 이필량, 박경한, 황종윤, 나성훈, Dorling KP. 임신과 출산. 서울: 사이언스북스; 2014.
84. 김영배, 리순화, 문지선, 심선녀, 이진희, 조지훈, et al. (NCS를 활용한) 두피모발 관리학. 파주: 군자; 2016.
85. 김영숙, 박선주, 윤지성, 이종민, 진태연. 두피모발 관리학. 대전: 대경; 2009.
86. 김용수, 정락희, 김복현, 한승호, 김현희. (생생한 해부학 수업을 위한) 비주얼 아나토미. 서울: 대경북스; 2009.
87. 김자영. 미토콘드리아의 기적. 파주: 청년정신; 2016.
88. 김정환. 약 사용설명서. 서울: 지식채널; 2012.
89. 김지영. 밸런스 뷰티. 서울: 시대고시기획; 2015.
90. 뉴턴 프레스, 강금희. Newton highlight. 서울: 뉴턴코리아; 2008.
91. 뉴턴코리아 편집부. iPS 세포. 서울: 뉴턴코리아; 2013.
92. 뉴턴코리아 편집부. 인체 21세기 해부학. 서울: 뉴턴코리아; 2006.
93. 뉴턴코리아 편집부, 강금희, Newton Press (日本). Newton highlight. 서울: 뉴턴코리아; 2013.
94. 뉴턴프레스, 강금희, 이세영. 놀라운 박테리아. 서울: 아이뉴턴; 2016.
95. 다누마 세이이치, 강금희. 생명 과학 키워드 100. 서울: 뉴턴코리아; 2013.
96. 다카자와 겐지, 다마메 야요이, 박재현, 한경훈. 혈관이 살아야 내 몸이 산다. 서울: 이상미디어; 2011.
97. 대한피부과학회 교과서 편찬위원회. 피부과학. 서울: 여문각; 2008.
98. 레인 닉, 김정은. 미토콘드리아. 서울: 뿌리와이파리; 2009.
99. 모연화. 우리 아이 약, 제대로 알고 먹이나요? 파주: 쌤앤파커스; 2013.
100. 문곡유일, 하야우핑, 중내계광, 서천신일, 다전고, 궁원호평, et al. (재생 의학의 새로운 길) iPS 세포. 서울: 뉴턴코리아; 2011.
101. 문영숙, 허현숙, 김영순, 정경숙, 김용숙, 고민석, et al. 모발과 두피관리 입문. 서울: 훈민사; 2008.
102. 박건. 아토피 관리혁명. 서울: 열린시대; 2016.
103. 박문호. (그림으로 읽는) 뇌과학의 모든 것. 서울: Humanist; 2013.

104. 박병덕, 안성구, 정세규. (피부장벽 전문가가 들려주는) 진짜 피부장벽 이야기. 서울: 지식과감성; 2015.
105. 박병순, 김영주. 압구정 피부과 박병순의 동안 피부 솔루션. 서울: 삼성출판사; 2015.
106. 박선민, 박재영, 부소영. 비만관리학. 서울: 한미의학; 2015.
107. 박성규, 오승호, 최영민, 롤링다이스. (뻐근하고 아픈 몸, 참지 말고) 셀프 마사지. 서울: 북돋움라이프; 2016.
108. 박영철. 금연보건학개론. 서울: 이담북스; 2011.
109. 박영철. 독성학의 분자-생화학적 원리. 파주: 한국학술정보; 2010.
110. 박정현. (박정현의) 뷰티바이블. 서울: 라의눈; 2014.
111. 박철호, 박상언, 우선희, 이희선, 장광진, 최면. 향장소재의 개발과 이용. 서울]: 眞率; 2010.
112. 박치영, 유옥희. 피부가 살아야 내 몸이 산다. 서울: 이상; 2013.
113. 사카이 다츠오, 판정 건웅, 조미량, 정성헌. (재밌어서 밤새 읽는) 인체 이야기. 서울: 더숲; 2014.
114. 상도암, 이진원. 혈관을 튼튼하게 만드는 23가지 습관. 서울: 태웅출판사; 2015.
115. 생리학 교재편찬위원회. (보건의료인을 위한) 인체생리학. 서울: 에듀팩토리; 2016.
116. 서재걸. (서재걸) 슈퍼유산균의 힘. 고양: 위즈덤하우스; 2014.
117. 서재걸, 이상민. (서재걸의) 해독 주스. 서울: 맥스미디어; 2012.
118. 소림효가, 허만중, Gott JR, 고바야시 다카요시, 곤도 다카오, 도미오카 겐지, et al. (인체 구조와 기능 완전 파악) 인체 21세기 해부학. 서울: 뉴턴코리아; 2007.
119. 송환, 허정록, 홍재기, 이계영, 이성내, 이동자. (생활 속의) 아로마테라피. 파주: 형설라이프; 2012.
120. 식품의약품안전평가원. 화장품 위해평가 가이드라인. 서울: 진한엠앤비; 2017.
121. 앨리스 로버츠, 린다 게데스, 리처드 워커, 스티브 파커, 저스틴 데이비스, 대니얼 프라이스, et al. 인체. 서울: 사이언스북스; 2017.
122. 약학정보원, 양덕숙, 정경인, 유경숙, 이미경, 심은주, et al. 맞춤 OTC 선택가이드. 서울: 조윤커뮤니케이션; 2016.
123. 양종구. 스트레스 zero 운동법. 서울: 미래를소유한사람들; 2008.
124. 오조굴효, 흑목양자, 중입미남, 전소정일, 고전상지, 풍전돈, et al. (생명과학의 기초) DNA. 서울: 뉴턴코리아; 2009.
125. 오촌 강, 박동일, 김숙이. 장을 클린하라. 서울: 스토리유; 2011.
126. 유봉규. 약물치료 핸드북. 서울: 군자; 2013.
127. 유태우. 닥터U의 여자의 물. 서울: 웅진리빙하우스; 2013.
128. 윤정로, 정규원, 조성겸. 생명과학기술의 이해, 그리고 인간의 삶. 대전: 궁미디어; 2012.
129. 이경원. 우리집 주치의 자연의학. 서울: 동아일보사; 2015.
130. 이근애, Dickenson D, 이은희. 인체 쇼핑. 서울: 태일소담; 2012.
131. 이나경. 화장품에 대한 50가지 거짓말. 서울: 북하우스; 2014.
132. 이마이 가즈아키, 오카자키 요시히데, 박재현. 입으로 숨쉬지 마라. 서울: 이상미

디어; 2013.
133. 이상준, 김현주, 신민경. (당신의 상식이) 피부를 죽인다. 서울: 쌤앤파커스; 2012.
134. 이상희, 윤신영. 인류의 기원. 서울: 사이언스북스; 2015.
135. 이송정. 리얼스킨. 서울: 구민사; 2014.
136. 이애란, 현경화, 조아랑, 오영숙. (미용과 건강을 위한) 활용아로마테라피. 파주: 광문각; 2015.
137. 이유나. 아기피부 안심케어. 서울: 미디어윌; 2012.
138. 이윤경. (귀차니즘이) 피부를 망친다. 파주: BM 성안당; 2012.
139. 이은주. 대한민국 좋은 화장품 나쁜 화장품. 서울: 거름; 2015.
140. 이재남, 이혜영, 이정희. 피부과학. 서울: 구민사; 2017.
141. 이재열. 우리 몸 미생물 이야기. 서울: 우물이 있는 집; 2004.
142. 이주희, 이홍미, 한성림, 김혜경, 박경애, 김영호. (대사를 중심으로 한) 생화학. 파주: 교문사; 2010.
143. 이준남. 영양보충제. 서울: 세홍; 2008.
144. 이지현. 내 약 사용 설명서. 서울: 세상풍경; 2016.
145. 일본 뉴턴 프레스, 강금희. 아기 탄생의 과학. 서울: 뉴턴코리아; 2014.
146. 일본 NP, 강금희, 이세영, 뉴턴 프레스. 감각. 서울: 아이뉴턴; 2016.
147. 임은진, 김은희, 송다해, 김은주, 하성이. 두피·모발관리학. 파주: 메디시언; 2015.
148. 전형주, 김성남. (알기 쉬운) 피부미용과 영양. 서울: 효일; 2013.
149. 정상방보, 근등성, 빈육랑, 촌강결, 송본광정, 명취춘언, et al. 건강의 배신. 파주: 돌베개; 2014.
150. 정진호. 피부가 능력이다. 서울: 청림Life; 2016.
151. 정현진. My Wannabe 스킨케어 북. 서울: 조선앤북; 2011.
152. 정혜신, 최지현. 명품 피부를 망치는 42가지 진실. 고양: 위즈덤스타일; 2013.
153. 조길호. 약이 되는 약 이야기. 파주: 서해문집; 2014.
154. 조장희, 김영보. Newton highlight. 서울: 뉴턴코리아; 2014.
155. 조태동, 송진희. 허브 & 아로마라이프. 서울: 대원사; 2003.
156. 屋暢聡, 강금희, 이세영. Newton highlight. 서울: 아이뉴턴; 2016.
157. 천병수, 허정록, 손은선, 이용행, 이선옥. (신전개) 피부과학. 서울: 유한문화사; 2010.
158. 천촌효, 가와오카 요시히로, 가토 시로, 가토 야스유키, 고조보리 다카시, 구라네 이치로, et al. 바이러스와 감염증. 서울: 뉴턴사이언스; 2015.
159. 최경임, 허순득, 장정현, 오정선, 김소희, 이인애. 화장품학. 서울: 光文閣; 2006.
160. 최대균. 기적의 메이크업. 서울: 백도씨; 2012.
161. 최병철. 일반약 임상약학. 서울: 약사공론; 2012.
162. 北村聖, 林直樹, 강금희. Newton highlight. 서울: 뉴턴코리아; 2010.
163. 탁상숙. 파이토케미컬을 먹어라. 고양: 다봄; 2015.
164. 페르낭데즈 리, 르투르미 프, 박은진. 흡연 심리. 서울: NUN; 2011.
165. 평야경사, 시택경사, 징은미. 피부도 단식이 필요하다. 서울: 전나무숲; 2014.
166. 피부재생관리연구회. 여드름의 치료방법과 피부재생관리. 서울: 고려의학; 2000.

167. 하병조. 화장품 성분. 파주: 수문사; 2017.
168. 하세가와 조준, 황미숙. (한 달에 한 번 상쾌하게 예뻐지는) 여자의 그날. 서울: 행복한 내일; 2013.
169. 하야반굉, 장빈가효, 각화전신, 중입미남, 중촌정구, 중굴풍, et al. 성을 결정하는 X와 Y. 서울: 뉴턴코리아; 2007.
170. 하전아규, 齋藤勝, 長野敬, 木村資生, 三中信宏, 강금희. 다윈 진화론. 서울: 뉴턴코리아; 2009.
171. 한국약학교육협의회 예방약학분과회. (질환별로 본) 건강기능식품학. 서울: 신일북스; 2013.
172. 한국해부생리학 교수협의회. 인체해부학. 서울: 현문사; 2017.
173. 한국해부생리학교수협의회, 용준환, 이인모, 이정수, 정영태, 조광필. 생리학. 서울: 정담; 2000.
174. 한상길. 향료기술 용어집. 아산: 순천향대학교출판부; 2011.
175. 함익병, 옥지윤. 피부에 헛돈 쓰지 마라. 서울: 중앙북스; 2015.
176. 항천심, 김경주, 이종욱. 생각하는 피부. 서울: 논형; 2014.
177. 허원. 바이오 대박넝쿨. 서울: 북크온; 2016.
178. 허현회. 우리는 매일 독을 마시고 있다. 서울: 라의눈; 2015.
179. 허현회. 병원에 가지 말아야 할 81가지 이유. 서울: 라의눈; 2014.
180. 홍동표. RBDM 금연법. 서울: 북랩; 2015.
181. 홍성민. (홍성민 원장이 말하는) 튼살과 흉터. 고양: 제이앤씨커뮤니티; 2010.
182. 화전문서, 임정희, 미카미 쿄헤이, 나마무라 히로에. (누구나 쉽게 배우는) 아로마테라피 교과서. 서울: 이아소; 2013.
183. 宇津木龍一, 윤지나. 화장품이 피부를 망친다. 파주: 청림라이프; 2013.
184. 후지타 고이치로, 노경아. 장내 유익균을 살리면 면역력이 5배 높아진다. 서울: 예인; 2014.
185. 小原秀雄, 金子信博, 香坂玲, 松井孝典, 大串隆之, 樋口広芳, et al. 생물 다양성. 서울: 뉴턴코리아; 2011.
186. 甲賀大輔, 伍條堀孝, 長野敬, 田沼靖一, 宮園浩平, 酒井壽郎, et al. Newton highlight. 서울: 뉴턴코리아; 2010.

학술지

1. NutraDex. 피부에 탄력을 더하는 엘라스틴. NutraDex Report. June, 3, 2016.
2. Sugiyama-Nakagiri Y, Sugata K, Iwamura M, Ohuchi A, Kitahara T. Age-related changes in the epidermal architecture around facial pores. J Dermatol Sci. 2008;50(2):151-4.
3. 고재완, 김신한, 김영구, 강진문, 이상주, 정원순, et al. 튼살에 대한 임상적 고찰 (초). 초록집. 2010;48(20):212-.
4. 고주연, 김낙인, 이주홍, 이준영, 성경제, 노영석. 한국형 여드름 중증도 시스템을 이

용한 경구 이소트레티노인(Roaccutane(R))의 여드름 치료 효과 평가 및 환자의 만족도에 대한 연구 = The Efficacy of Oral Isotretinoin (Roaccutane(R)) in the Treatment of Acne by Using the Korean Acne Grading System. 大韓皮膚科學會誌. 2009;47(3):287-94.
5. 권혜진, 박장순. 생활습관의 복합적 요인이 피부 건조함에 미치는 영향. 디지털융복합연구. 2016;14(3):473-81.
6. 김계현. 폐경과 피부 = Menopause and Skin. 대한폐경학회지. 2011;17(2):63-7.
7. 김금란, 김주섭. 피부 유·수분 상태가 피부 착색지수에 미치는 영향 = The Effect of Sebum and Moisture Condition of Skin on the Facial Pigmentation. 대한피부미용학회지. 2009;7(1):101-13.
8. 김도영, 신용승, 공도연, 편복양. 아토피피부염 환아와 정상아에서의 Lactobacillus casei 균주의 비교 연구 = Comparison of Lactobacillus ccusei in Stool between Children with Atopic Dermatitis and Normal Controls. 소아알레르기 및 호흡기학회지. 2004;14(2):160-6.
9. 김샤샤, 신규옥, 윤영한, 김기영. 진공흡입기와 초음파 미용기기를 활용한 마사지의 팽창선조 개선 효과 = Improvement Effect on Stretch Marks Skin by Using of Vacuum Suction and Ultrasonic Apparatus Massage. 한국미용학회지. 2009;15(1):303-11.
10. 김선미. 스트레스와 비만. 스트레스硏究. 2004;12(3):17-20.
11. 김영근, 김병수, 이승철, 윤성필, 이주흥. 아토피 피부염 환자의 생활 환경 및 생활 습관에 대한 연구 = The Environment and Lifestyles of Atopic Dermatitis Patients. 大韓皮膚科學會誌. 1999;37(8):983-91.
12. 김정기, 이지해, 배일홍, 서대방, 이상준. 콜라겐 펩타이드의 피부 장벽 보호 효과. 한국식품과학회지. 2011;43(4):458-63.
13. 김정기, 이지해, 양미숙, 서대방, 이상준. 콜라겐 펩타이드의 피부 광노화 예방 효과. 한국식품과학회지. 2009;41(4):441-5.
14. 김태홍. 광독성과 광알레르기. 피부과 전문의를 위한 Update in Dermatology. 2005;3(2):22-6.
15. 김태홍. 약물에 의한 광과민반응 = The Photosensitive Response by Drug. 環境保全硏究所報. 1994;2(1):99-104.
16. 김효진, 이경수, 이기택. 달맞이꽃 종자유와 미강유로부터 효소적 합성한 재구성지질의 이화학적 특성 분석 = Synthesis and Characterization of Structured Lipids from Evening Primrose Seeds Oil and Rice Bran Oil. 한국식품영양과학회지. 2010;39(8):1156-64.
17. 류은주, 오강수. 스트레스에 의한 탈모환자 모발의 형태학적 비교 = Morphological Comparison of Alopecia Patients' Hair by Stress. 한국디자인문화학회지. 2012;18(2):89-100.
18. ´박영립 박. 아토피피부염. Korean Journal Pediatrics. 2006;49(6):589-92.
19. 박형무, 배도환, 김계현. 대한폐경학회 제2차 학술대회 : 일반연제 : 폐경기 여성에서 호르몬대체요법이 혈중 Anticoagulation 에 미치는 영향. 대한폐경학회 학술대

회자료집. 1993;-(1):32-.
20. 변희진, 이승호, 김지은, 김연경, 조광현. 인공피부모델에서 지방조직 유래 중간엽 줄기세포가 표피와 기저막 형성에 미치는 효과 = The Effects of Adipose Tissue-Derived Mesenchymal Stem Cells on the Formation of Epidermis and Basement Membrane in Artificial Skin Models. 大韓皮膚科學會誌. 2008;46(9):1186-93.
21. 서대헌, 윤현선, 계영철, 김낙인, 김명남, 노영석, et al. 포스터 전시 : 한국인 여드름 환자의 여드름 치료에 대한 인식 조사. 대한피부과학회 학술발표대회집. 2009;61(2):186-.
22. 신경훈, 이혜숙, 김관철. 종설 : 피지 생성과 여드름. 한국피부장벽학회지. 2008;10(1):56-60.
23. 예영민, 장광천, 최선희, 이정민, 유혜수, 박경희, et al. 만성 두드러기의 진단과 치료: 전문가 의견서 = REVIEW : KAAACI Work Group report on the management of chronic urticaria. Allergy Asthma & Respiratory Disease. 2015;3(1):3-14.
24. 유박린, 심우영. 스트레스와 탈모= Stress and Alopecia. 스트레스硏究. 2007;15(2):85-91.
25. 이소연, 이정용, 장성옥, 강미진, 송영화, 김병주, et al. 원저 : 성인 아토피피부염 환자에서 Lactobacillus rhamnosus (Lcr35)의 면역학적 변화 = The Immunologic Effects of Lactobacillus rhamnosus (Lcr35) Supplements in Adult Patients with Atopic Dermatitis. 천식 및 알레르기. 2008;28(2):128-33.
26. 이승훈, 강재훈, 강대중, Lee S, Kang J, Kang D. 한국인 모유영양아의 분변에서 분리한 Lactobacillus rhamnosus IDCC 3201의 항 알레르기 효과. 미생물학회지. 2016;52(1):18-24.
27. 이우건, 김봉현, 전선우, 김규석, 남혜정, 김윤범, et al. PubMed를 통해 살펴 본 최신 여드름 치료 연구 경향 최근 3년 간 북미, 유럽 논문을 중심으로. 한방안이비인후피부과학회지. 2011;24(2):41-56.
28. 장우선, 김찬웅, 김성은, 김범준, 김명나. 원저 : 알코올 섭취가 피부 생리에 미치는 영향 = Original Article : Effects of Alcohol Intake on the Skin Physiology. 大韓皮膚科學會誌. 2010;48(11):948-54.
29. 정지연 한. 화장품의 경피 흡수에 대한 최신 연구 동향. 대한피부미용학회지. 2014;12(5):597-605.
30. 정혜정, 김경호, 윤재일, 박미연, 안지영. 증례 : 건선을 동반한 아토피 피부염 = Case Report : A Case of Atopic Dermatitis with Psoriasis. 大韓皮膚科學會誌. 2014;52(6):417-20.
31. 최희정. 비타민 D 작용에 대한 새로운 조명 = New Insight into the Action of Vitamin D. Korean Journal of Family Medicine. 2011;32(2):89-96.
32. 타다오사이토, 임광세. Lactobacillus rhamnosusGG의 면역조절작용과 장내 정착성 = Immunogenicity and Survival Strategy of Lactobacillus rhamnosus GG. 한국유가공기술과학회지. 2012;30(1):31-6.

학위논문

1. 강다인. 세안제의 종류와 세안 방법이 안면 피부의 클렌징 효과와 유·수분에 미치는 영향 [dissertation]. 서울: 건국대학교 산업대학원; 2015.
2. 고연화. 갱년기 여성의 식습관이 체지방, 혈중지질, 칼슘, 최대산소섭취량에 미치는 영향 [dissertation]. 서울: 國民大學校 大學院; 1995.
3. 공희경. 피부유형별 딥 클렌징의 효과 [dissertation]. 부산: 고신대학교; 2011.
4. 국정수. 아토피 피부염의 식이요법에 대한 문헌적 고찰 [dissertation]. 울산: 울산대학교 교육대학원; 2007.
5. 권선용. 비대흉터와 켈로이드의 예방 및 흉터 개선에 대한 국소 실리콘 겔과 국소 트레티노인 크림의 비교 연구 [dissertation]. 익산: 원광대학교 일반대학원; 2013.
6. 김영은. 효과적인 피부관리를 위한 피부관리 절차 제안 [dissertation]. 서울: 建國大學校 産業大學院; 2003.
7. 김은희. 스트레스와 피부상태와의 상관성에 관한 연구 [dissertation]. 서울: 숙명여자대학교 원격대학원; 2004.
8. 김정현. 만성적 자외선 노출조사에 의해 분비되는 진피유래 싸이토카인이 피부과색소침착에 미치는 영향 [dissertation]. 인천: 인하대학교 일반대학원; 2009.
9. 김진영. 음주 및 스트레스가 여성의 피부건강에 미치는 영향 [dissertation]. 서울: 삼육대학교 보건복지대학원; 2010.
10. 김희경. 알코올중독환자의 피부장벽 변화 연구 [dissertation]. 익산: 원광대학교 일반대학원; 2014.
11. 남한희. 스트레스 요인이 청소년 우울과 비행에 미치는 영향 [dissertation]. 군포: 한세대학교; 2012.
12. 명수경. 아토피 피부염 아동의 식습관,생활환경,체질의 조사 연구 [dissertation]. 인천: 인천대학교 교육대학원; 2014.
13. 박미라. 석류가 갱년기 장애를 유도한 흰쥐의 혈 중 지질 및 결합 조직의 collagen 함량에 미치는 영향 [dissertation]. 부산]: 신라대학교; 2002.
14. 박봉선. 여성들의 생활습관과 안면 피부상태와의 관련성 연구 [dissertation]. 대구: 계명대학교 대학원; 2012.
15. 박현선. 靈聖的인 마사지가 皮膚와 心身에 미치는 效果에 대한 考察 [dissertation]. 논산: 建陽大學校 保健福祉大學院; 2009.
16. 변나리. 흑초 필링이 여드름 피부에 미치는 효과 [dissertation]. 서울: 중앙대학교 의약식품대학원; 2014.
17. 변지원. 기미병변에서 섬유아세포 기원 인자의 발현과 기미 발생기전에서 색소형성의 역할 [dissertation]. 인천: 인하대학교 대학원; 2014.
18. 송경희. 멜라닌 생성 억제에 대한 Azelaic Acid와 항산화제의 병용 효과 [dissertation]. 서울: 숙명여자대학교 대학원; 2011.
19. 송인영. 피부의 콜라겐 합성능 및 제I형 콜라겐 mRNA와 TGF-β1 mRNA 발현에 전기자극이 미치는 영향 [dissertation]. 대구: 계명대학교 대학원; 2004.
20. 신승준. 켈로이드 및 비후성 반흔의 소인에 관한 임상적 고찰 [dissertation]. 수원:

아주대학교 일반대학원; 2007.
21. 신은정. 성인 여드름 환자와 정상인의 여드름에 관한 지식 정도와 생활습관 및 피부 관리실태 비교 [dissertation]. 서울: 성신여자대학교; 2011.
22. 양은진. 리포좀을 이용한 화장품 제형기술과 경피흡수 기전에 관한 고찰 [dissertation]. 서울: 建國大學校 産業大學院; 2003.
23. 양현옥. 여드름의 인지도에 관한 연구 [dissertation]. 서울: 연세대학교 보건대학원; 1996.
24. 이길영. 스트레스가 여성의 피부색과 피부 수분에 미치는 영향 [dissertation]. 서울: 숙명여자대학교 원격대학원; 2010.
25. 이옥화. 폐경 후 여성에서의 영양소 섭취상태, 식사의 질 및 갱년기 증상에 관한 연구 [dissertation]. 용인: 경희대학교; 2012.
26. 이유민. 스킨케어 유형에 따른 소비자 선호도와 만족도에 관한 연구 [dissertation]. 서울: 성신여자대학교; 2011.
27. 이윤수. 피부관리실을 찾는 고객의 피부관리 선호도 연구 [dissertation]. 서울: 숙명여자대학교 원격대학원; 2005.
28. 이은주. 클렌징 방법이 피부의 유·수분 상태에 미치는 영향 [dissertation]. 서울: 건국대학교 산업대학원; 2012.
29. 이종희. In vitro 모델에서 지방유래줄기세포가 UVB로 광노화시킨 섬유모세포에 미치는 영향 [dissertation]. 서울: 연세대학교 대학원; 2010.
30. 이혜숙. 갱년기 여성의 호르몬 대체요법 경험에 관한 연구 [dissertation]. 서울: 중앙대학교 대학원; 2001.
31. 이희진. 채소와 과일, 생선 섭취 강조 영양중재교육에 따른 아토피 피부염 영유아의 중증도 변화 연구 [dissertation]. 서울: 국민대학교 대학원; 2012.
32. 임선형. 클렌징제형에 따른 피부상태와 만족도 [dissertation]. 서울: 서경대학교 미용예술대학원; 2010.
33. 전영식. 여드름 화장품의 소비자행동에 대한 실증적 연구 [dissertation]. 서울: 고려대학교; 2002.
34. 정수진, 정수진. 아토피피부염 환아의 식품알레르기 진단과 식사요법에 의한 질환개선 및 영양상태 개선효과 [dissertation]. 전주: 전북대학교 대학원; 2009.
35. 정연경. 생활스트레스와 대인관계문제가 청소년 우울에 미치는 영향 [dissertation]. 인천: 인천대학교 교육대학원; 2009.
36. 정인. 성인여드름 피부의 자외선차단제 사용 실태 및 물리적 자외선차단제의 세안 방법에 따른 세정력 비교 연구 [dissertation]. 서울: 건국대학교 산업대학원; 2013.
37. 정태환. 현미, 쌤미, 올리브유, 들기름, 아마씨유의 섭취가 mouse의 체중과 지질 대사에 미치는 영향 [dissertation]. 서울: 삼육대학교 대학원; 2012.
38. 정혜란. 중년여성의 폐경에 대한 태도와 갱년기 증상간의 관계 분석연구 [dissertation]. 서울: 고려대학교 대학원 간호학과 간호교육전공; 1985.
39. 조성만. 스트레스 요인과 대처방안에 관한 실증 연구 [dissertation]. 화성: 수원대학교 교육대학원; 2001.
40. 차진영. 여드름 관리의 만족도와 사후관리의 필요성 [dissertation]. 서울: 숙명여

자대학교 원격대학원; 2006.
41. 최수미. Deep Cleansing 방법에 따른 피부상태 변화 [dissertation]. 광주: 광주여자대학교; 2006.
42. 최혜주. 서울, 경기 20-30대 임신부의 임신부 전용 화장품에 대한 인지 및 수요에 관한 연구 [dissertation]. 서울: 건국대학교 산업대학원; 2011.
43. 한길. 혈소판 풍부혈장과 흉터하부박리술이 진피재생에 미치는 효과 [dissertation]. 대구: 계명대학교 대학원; 2014.
44. 한상철. The effect and action mechanism of docosahexaenoic acid (DHA) in a mouse model of atopic dermatitis [dissertation]. 제주: 제주대학교 대학원; 2015.
45. 한혜진. 흡연의 여부가 혈관탄성, 산소포화도, 심폐지구력에 미치는 영향 [dissertation]. 논산: 건양대학교; 2009.
46. 梁承烈. 경혈 자극 및 피부저항 계측 시스템 개발에 관한 연구 [dissertation]. 용인: 명지대학교; 2001.

기타

1. ewg, sunscreen [Internet]. Available from: https://www.ewg.org/search/site/sunscreen
2. 대한화장품협회, 화장품관련안전정보 [Internet]. Available from: https://www.kcia.or.kr/cid/Document/Menu/FRAME.asp
3. 대한화장품협회, 화장품바로알기 [Internet]. Available from: https://www.kcia.or.kr/_Document/data/data_060L.asp
   대한화장품협회, 화장품성분사전 [Internet]. Available from: https://www.kcia.or.kr/cid/
4. 식품의약품안전처, 미세플라스틱 [Internet]. Available from: http://www.mfds.go.kr/index.do?mid=675&seq=33645&cmd=v
5. 식품의약품안전처, 화장품 위해평가 [Internet]. Available from: http://www.mfds.go.kr/index.do?mid=1677&cd=215&pageNo=8&seq=18350&cmd=v
6. 식품의약품안전처, 기능성화장품 [Internet]. Available from: http://www.mfds.go.kr/index.do?mid=1677&seq=30154&sitecode=1&cmd=v&cd=215
7. 식품의약품안전처 온라인 의약도서관, [Internet]. Available from: http://drug.mfds.go.kr/html/menuLinkBody.jsp?p_menuId=0203#
8. 아토피아, [Internet]. Available from: http://atopia.co.kr
9. 여성환경연대, 화장품 때문에 아픈 플라스틱바다 [Internet]. Available from: http://ecofem.or.kr/facetofish/

나는 속피부에 화장한다

1판 1쇄 펴낸날 2018년 3월 20일

지은이 김민정, 김유지, 문연숙

펴낸이 하연수
펴낸곳 **기획출판 거름**

주소 55101 전라북도 전주시 완산구 서학로 55-2(동서학동)
전화 063-283-2122 팩스 0303-3443-5008
이메일 keorum1@naver.com
출판등록 1979년 6월 28일 (제7-11호)

ISBN 978-89-340-0410-3 13590

* 책값은 뒤표지에 있습니다.
* 잘못 만들어진 책은 구입하신 곳에서 바꾸어 드립니다.
* 이 책은 저작권법에 따라 보호받는 저작물이므로 무단 전재와 복제를 금합니다.

국립중앙도서관 출판예정도서목록(CIP)

나는 속피부에 화장한다 : 예쁜 피부 만드는 속피부의 비밀 /지은이 : 김민정, 김유지, 문현숙. -- 전주 : 거름, 2018 p. ; cm 참고문헌 수록 ISBN 978-89-340-0410-3 13590 : ₩23000 피부 관리[皮膚管理] 593.242-KDC6 646.726-DDC23	CIP2018006535